기초의학 문제집

혼자 공부하는

해부학, 생리학
병리학, 약리학

기초 의학 문제집

Contents 차례

001 인체의 부위를 정중면과 평행으로 나누는 면은?

① 정중면   ② 시상면   ③ 전두면

④ 횡단면   ⑤ 관상면

☑ 정답 ②

☑ 문헌 이인모 외, Basic Medicine 기초의학, 학지사메디컬, 2019, p.5

☑ 해설

▶ 정중면 : 신체나 장기의 정중선을 지나는 면으로 하나만 존재한다.

▶ 시상면 : 정중면과 평행이며 인체의 부위를 세로로 해서 좌 · 우로 나누는 면.

▶ 전두면 : 시상면과 수직이며 인체의 부위를 세로로 해서 전 · 후로 나누는 면.

▶ 횡단면 : 시상면과 전두면에 수직이며 신체나 장기를 상 · 하로 나누는 면.

▶ 관상면 : 전두면과 같다.

002 인체의 해부학적 위치로'시상면'이란?

① 횡단면과 평행인 면

② 인체를 횡으로 나누는 면

③ 관상면과 직각을 이루는 면

④ 인체를 좌우로 지나는 수평면

⑤ 인체를 좌우로 지나는 수직면

☑ 정답 ⑤

☑ 문헌 이인모 외, Basic Medicine 기초의학, 학지사메디컬, 2019, p.5

☑ 해설

▶ 수직면 중에서 좌우대칭이 되는 절단면을 정중시상면이라고 한다.

003 인체 표면에서 가깝거나 얕은 부위의 해부학적 명칭으로 옳은 것은?

① 안(내)　　　　　　② 말초　　　　　　③ 안쪽(내측)

④ 몸쪽(근위)　　　　⑤ 얕은부위(천부)

☑ 정답 ⑤

☑ 문헌 강병우 외, 응급구조사 기초의학, 군자출판사, 2014, p.6

☑ 해설

▶ 인체 표면에서 가깝거나 얕은 부위의 해부학적 명칭은 얕은부위(천부)이며, 상대적으로 깊은부위는 심부라 한다.

004 인체의 위치와 방향 용어가 옳지 않은 것은?

① 피부는 골격보다 얕은부위(천부)에 있다.

② 팔꿈치는 손목보다 몸쪽(근위부)에 있다.

③ 발등은 정강뼈보다 몸쪽(근위부)에 있다.

④ 심장은 복장뼈(흉골) 보다 등쪽(배측)에 있다.

⑤ 무릎은 넙다리(대퇴)의 먼쪽(원위부)에 있다.

☑ 정답 ③

☑ 문헌 강병우 외, 응급구조사 기초의학, 군자출판사, 2014, p.5

☑ 해설

▶ 등쪽(배측) : 뒤

몸쪽(근위부) : 몸통(체간)과 가까운 부위

먼쪽(원위부) : 몸통(체간)에서 먼 부위

얕은부위(천부) : 인체 표면에서 가깝거나 얕은 부위

005 생명체의 특성이 아닌 것은?

① 생식　　　　　　② 운동　　　　　　③ 조직화

④ 물질대사　　　　⑤ 물질반응

☑ 정답 ⑤

☑ 문헌 박희진 외, Paramedics 기초의학, 에듀팩토리, 2019, p.12

☑ 해설

▸ 생명체의 특성 : 조직화, 물질대사, 조절과 항상성 유지, 성장과 생식, 반응과 적응, 운동

006 무생물을 제외한 모든 생물체의 공통적인 특성으로 옳지 않은 것은?

① 대사　　　　　　　② 성장　　　　　　　③ 생식
④ 움직임　　　　　　⑤ 감정표현

☑ 정답 ⑤

☑ 문헌 박희진 외, Paramedics 기초의학, 에듀팩토리, 2019, p.12

☑ 해설

▸ 모든 생명체는 무생물에서는 볼 수 없는 생명현상이라는 복잡하고도 미묘한 현상을 유지
하기 위하여 성장, 생식, 반응, 움직임 및 대사라는 공통된 기본적 특성을 갖고 있다. 더불
어 고등동물일수록 더욱 세분화된 기능 즉 호흡, 소화, 흡수, 배설 및 순환과 같은 더 많은
특성을 추가적으로 가지고 있다.

007 항상성(homeostasis)조절기전에 대한 설명으로 옳지 않은 것은?

① 생식에 의한 조절
② 체액의 순환을 통한 조절
③ 신경 및 호르몬에 의한 조절
④ 세포 대사산물의 배출에 의한 조절
⑤ 외상 후 스트레스에 의한 감정표현

☑ 정답 ⑤

☑ 문헌 박희진 외, Paramedics 기초의학, 에듀팩토리, 2019, p.13

☑ 해설

▸ 항상성 : 생물체의 외부환경이 변하더라도 체내의 상태를 일정하게 유지하려는 성질.

008 양성되먹이기 조절로 볼 수 있는 것은?

① 체온저하 시 혈류량 감소 ② 체온저하 시 근육의 전율

③ 고온에서의 땀 분비촉진 ④ 분만을 위한 옥시토신의 분비

⑤ 음식 섭취에 의한 위장운동

☑ 정답 ④

☑ 문헌 박희진 외, Paramedics 기초의학, 에듀팩토리, 2019, p.13

☑ 해설

▶ 양성되먹이기 조절은 자극에 대한 반응이 자극이 존재하는 동안 지속되며, 반응의
크기도 점진적으로 증가되는 체계이다. 즉, 높아진 인자는 더욱 높게, 낮아진 인자는 더욱
낮아지게 작용하는 것.

예 분만을 위한 자궁수축이 일어날 때 추가적인 긴장증가와 옥시토신 등을 분비하는 작용
이다.

009 기초대사율의 측정조건으로 옳은 것은?

① 숙면을 취한 후 ② 실내온도 27℃일 때

③ 식후 18시간이 경과된 후 ④ 식후 18시간이 경과된 후

⑤ 정신적 긴장상태가 아닐 때

☑ 정답 ⑤

☑ 문헌 이인모 외, Basic Medicine 기초의학, 학지사메디컬, 2019, p.212

☑ 해설

▶ 기초대사율의 측정조건 : 실내온도 20℃ 내외일 때, 정신적 긴장상태가 아닐 때, 식후 12시
간이 경과된 후, 식후 12시간이 경과된 후

010 지방대사와 단백질 대사의 공통과정으로 옳은 것은?

① 코리회로 ② 구연산회로 ③ 케톤체형성

④ 오르니틴회로 ⑤ 글리코겐 분해

☑ 정답 ②

☑ 문헌 박희진 외, Paramedics 기초의학, 에듀팩토리, 2019, p.17

☑ 해설

▸ 코리회로 : 운동 시 젖산의 일부가 간에서 포도당 신합성을 통해 포도당으로 변해 운동 시 소모된 에너지원과 근육 글리코겐을 보충하는데, 이러한 뼈대근육과 간사이의 왕복운동 오르니틴회로 : 유독한 암모니아를 무독한 요소로 만드는 회로

011 다음과 같이 CO_2가 증가된 상태의 증상으로 옳은 것은?

> • $CO_2(\uparrow) + H_2O \rightarrow H_2CO_3(\uparrow) \rightarrow H^+(\uparrow) + H_2O$

① 호흡성 산증　　　　　② 대사성 산증　　　　　③ 호흡성 알칼리증

④ 대사성 알칼리증　　　⑤ 케톤체 형성증

☑ 정답 ①

☑ 문헌 박희진 외, Paramedics 기초의학, 에듀팩토리, 2019, p.22

☑ 해설

▸ 호흡성 산증은 CO_2가 정체되었을 때, pH는 감소되고 CO_2는 증가할 때, 폐나 뇌의 호흡중추에 문제가 있어 환기가 방해를 받을 때 발생한다.

012 과도한 산과 알칼리에 대한 체액의 생리학적인 완충 조절현상으로 옳은 것은 ?

① 항상성　　　　　　② 삼투성　　　　　　③ 확산성

④ 되먹이기　　　　　⑤ 수용성

☑ 정답 ①

☑ 문헌 박희진 외, Anatomy & Physiology, 군자출판사, 2015, p.2

☑ 해설

▸ 항상성(homeostasis) : 정상단계가 교란될 때 정상상태로 회복하기위해 일어나는 다양한 생리학적인 조절현상.

013 아데노신3인산(adenosine triphosphate, ATP)의 설명으로 옳지 않은 것은?

① 1ATP는 약 3Cal의 열량을 방출한다.

② 모든 생물의 세포내에 풍부하게 존재한다.

③ 아데노신에 인산기가 3개 달린 유기화합물이다.

④ 생물의 에너지 대사에 매우 중요한 역할을 한다.

⑤ ADP와 Pi로 분해 될 때는 다량의 에너지가 방출된다.

☑ 정답 ①

☑ 문헌 박희진 외, Anatomy & Physiology, 군자출판사, 2015, p.18

☑ 해설

  ▸ 1ATP는 약 7.4Cal의 열량을 방출한다.

014 환원과 산화에 관한 설명이다. (A)와 (B)의 용어로 옳은 것은?

| • 원자나 분자가 전자를 얻을 때는 (A)되었다고 하며, 전자를 잃을 때는 (B)되었다고 한다. |

	①	②	③	④	⑤
A	포화	산화	해리	환원	이화
B	해리	환원	포화	산화	동화

☑ 정답 ④

☑ 문헌 박인국, 생리학, 라이프사이언스, 2003, p.64.

☑ 해설

  ▸ 많은 산화-환원 반응에서 전자쌍, 즉 유리전자 또는 수소원자쌍이 환원제로부터 산화제에 전이된다.

015 과다 구토로 혈액안의 유리수소농도가 감소하여 혈액의 pH가 증가되는 산-염기의 반응 식으로 옳은 것은?

① $HNO_3 \rightarrow H^+ + NO_3^-$

② $H^+ + NO_3^- \rightarrow HNO_3$

③ $H^+ + HCO_3^- \rightleftarrows H_2CO_3$

④ $H^+ + HCO_3^- \rightarrow H_2CO_3$

⑤ $H_2CO_3 \rightarrow H^+ + HCO_3^-$

☑ 정답 ⑤

☑ 문헌 박희진 외, Paramedics 기초의학, 에듀팩토리, 2019, p.22

☑ 해설

▶ 과다 구토는 혈액속의 유리수소농도를 감소시켜 혈액 pH가 증가할 수 있다.

016 흡열반응을 하는 화학반응식으로 옳은 것은?

① $C_6H_{12}O_6 + 6O_2 \rightarrow 6CO_2 + 6H_2O$

② $6CO_2 + 6H_2O \rightarrow C_6H_{12}O_6 + 6O_2$

③ ADP → AMP + 인산

④ AMP → 아데노신 + 인산

⑤ $NH_4^+ \rightarrow NH_3 + H^+$

☑ 정답 ②

☑ 문헌 박희진 외, Paramedics 기초의학, 에듀팩토리, 2019, p.14

☑ 해설

▶ 에너지원을 형성하는 과정을 동화작용이라 하며 흡열반응을 한다.

017 동화작용을 하는 화학반응식으로 옳은 것은?

① $6CO_2 + 6H_2O \rightarrow C_6H_{12}O_6 + 6O_2$

② $C_6H_{12}O_6 + 6O_2 \rightarrow 6CO_2 + 6H_2O$

③ ADP → AMP + 인산

④ ATP → AMP + 2인산

⑤ $NH_4^+ \rightarrow NH_3 + H^+$

☑ 정답 ①

☑ 문헌 박희진 외, Paramedics 기초의학, 에듀팩토리, 2019, p.14

☑ 해설

▶ 에너지원을 형성하는 과정을 동화작용이라 한다.

018 기초대사율을 감소시킬 수 있는 요인으로 옳은 것은?

① 정서상태   ② 호르몬   ③ 약물

④ 체온   ⑤ 수면

☑ 정답 ⑤

☑ 문헌 이인모 외, Basic Medicine 기초의학, 학지사메디컬, 2019, p.212

☑ 해설

▶ 체온이 1℃ 상승할 때마다 대사율은 약 10% 증가하며, 고령, 수면, 영양부족, 저체온증 등은 기초대사율을 감소시키는 요인이다.

019 약물투여 시 꼭 확인해야 할 내용으로 옳은 것은?

① 환자, 성별   ② 시간, 나이   ③ 문서화, 나이

④ 약물, 체중   ⑤ 용량, 시간

☑ 정답 ⑤

☑ 문헌 박희진 외, Paramedics 기초의학, 에듀팩토리, 2019, p.26

☑ 해설

▶ 약물투여의 6가지원칙(six rights of medication administration) : 약물, 시간, 용량, 환자, 경로, 문서화

020 액체약물의 경구투여 과정으로 옳은 것은?

① 컵에 붓기 전에 흔들면 안된다.

② 액체 약물은 먹기 좋게 희석한다.

③ 뚜껑은 안쪽이 바닥을 향하도록 놓는다.

④ 약컵에 약물을 부을 때 라벨이 있는 곳을 잡는다.

⑤ 용량은 약 컵의 약물이 있는 가장 높은 점을 읽는다.

☑ 정답 ④

☑ 문헌 구본기 외, 임상약리학, 정문각, 2005, p.97

☑ 해설

▸ 용량은 약컵의 약물이 있는 가장 낮은 점을 읽는다.

　액체 약물은 임의로 희석하지 않는다.

　컵에 붓기 전에 흔들어 준다.

　뚜껑은 안쪽이 위를 향하도록 놓는다.

021 두 가지 약물을 병용하여 투여했을 때 그 작용이 각 약물의 산술적 합보다 크게 나타나는 작용은?

① 주작용　　　　　② 흥분작용　　　　　③ 협동작용

④ 길항작용　　　　⑤ 전신작용

☑ 정답 ③

☑ 문헌 박희진 외, Paramedics 기초의학, 에듀팩토리, 2019, p.30

☑ 해설

▸ 두 가지 약물을 병용하여 투여했을 때 그 작용이 각 약물의 산술적 합보다 크게 나타나는 작용을 협동작용이라고 한다.

022 약물 투여 시 상용되는 약자의 의미가 옳은 것은?

① hs – 매시간　　　② OD – 소량　　　　③ pc – 식전

④ qd – 매일　　　　⑤ qid – 1일 3회

☑ 정답 ④

☑ 문헌 박희진 외, Paramedics 기초의학, 에듀팩토리, 2019, p.30

☑ 해설

▸ hs : 취침시

　OD : 과량

　pc : 식후

　qid : 1일 4회

023 정맥 수액주입 시 수액주입이 안될 경우 적절한 조치는?

① 의사에게 보고 한다.　　　　　　　② 환자를 측위로 눕힌다.

③ 새로운 주입을 시행 한다.　　　　　④ 수액세트를 묶고 공기를 제거 한다.

⑤ 주사바늘의 혈관벽 접촉여부를 확인 한다.

☑ 정답 ⑤

☑ 문헌 구본기 외, 임상약리학, 정문각, 2005, p.131

☑ 해설

▶ 수액 주입이 안 될 경우에는 튜브의 꼬임이나 주사바늘의 혈관벽 접촉여부를 확인한다.

024 피부나 점막을 통해 흡수되는 약물의 양에 영향을 미치는 요인으로 옳은 것은?

① 약물 투여 시간　　　② 약물의 단위나 역가　　　③ 약물성분의 다양성

④ 약물의 산성도　　　　⑤ 약물 적용 부위의 넓이

☑ 정답 ⑤

☑ 문헌 구본기 외, 임상약리학, 정문각, 2005, p.132

☑ 해설

▶ 피부나 점막을 통해 흡수되는 약물의 양에 영향을 미치는 요인 :

- 약물 적용 부위의 넓이

- 약물의 농도나 강도

- 피부에 남아있는 시간

▶ 약물의 흡수에 영향을 미치는 요소

- 약물의 용해도

- 약물의 농도

- 약물의 pH

- 흡수 부위

- 흡수 표면적

- 흡수 부위에로의 혈액공급

- 생체 이용률

025 국소적 약물투여를 할 때의 처치로 옳지 않은 것은?

① 투여자는 장갑을 착용한다.

② 로션은 잘 흔들어 사용한다.

③ 흐르는 약물은 닦지 않는다.

④ 크림은 면봉 막대로 바른다.

⑤ 이전에 투여한 약물의 잔여물은 제거한다.

☑ 정답 ③

☑ 문헌 구본기 외, 임상약리학, 정문각, 2005, p.133

☑ 해설

▶ 국소적 약물투여 방법 :

- 투여 부위를 청결히 한다.

- 투여자는 장갑을 착용한다.

- 로션은 잘 흔들어 사용한다.

- 이전에 투여한 약물의 잔여물은 제거한다.

- 연고나 크림은 설압자나 면봉 막대로 바른다.

- 흐르는 여분의 약물은 닦아낸다.

026 점막투여 시 흔히 투여하는 부위가 아닌 곳은?

① 볼내   ② 설하   ③ 호흡기 점막

④ 눈   ⑤ 소기관지 내막

☑ 정답 ⑤

☑ 문헌 구본기 외, 임상약리학, 정문각, 2005, p.140

☑ 해설

▶ 점막투여 시 흔히 투여하는 부위 :

- 볼내, 설하, 호흡기 점막, 눈, 질 내막, 코, 귀 등 7군데

027 약물 흡수속도가 가장 빠른 투여경로는?

① 정맥   ② 기관   ③ 설하   ④ 근육   ⑤ 경구

☑ 정답 ①

☑ 문헌 범진필, 임상약리학, 청구문화사, 2016, p.36

☑ 해설

▶ 투여 경로에 따른 약물 흡수속도 비교

　- 경구, 피하 : 느림

　- 국소, 근육 : 중간

　- 설내, 설하, 직장, 기관, 흡입 : 빠름

　- 골내, 정맥, 심내 : 즉시

028 약물 흡수속도가 가장 느린 투여경로는?

① 정맥   ② 기관   ③ 설하   ④ 근육   ⑤ 피하

☑ 정답 ⑤

☑ 문헌 범진필, 임상약리학, 청구문화사, 2016, p.35

☑ 해설

▶ 투여 경로에 따른 약물 흡수속도 비교

　- 경구, 피하 : 느림

029 약물이 흡수부위에서 작용부위까지 분포되는데 미치는 영향으로 옳지 않은 것은?

① 심혈관 기능   ② 국소적 혈류   ③ 약물 저장소

④ 생리적 장벽   ⑤ 약물의 산성도

☑ 정답 ⑤

☑ 문헌 김세은 외, 응급약리학, 한미의학, 2003, p.27

☑ 해설

▶ 약물이 흡수부위에서 작용부위까지 분포되는데 미치는 영향

　- 심혈관 기능, 국소적 혈류, 약물 저장소, 생리적 장벽

030 체내에 투여된 약물이 체외로 배출될 때 영향을 미치는 요소가 아닌 것은?

① 지속시간　　　　　② 최고농도　　　　　③ 약물의 산성도

④ 약물의 반감기　　　⑤ 약물의 축적작용

☑ 정답 ③

☑ 문헌 김세은 외, 응급약리학, 한미의학, 2003, p.31

☑ 해설

▶ 체내에 투여된 약물이 체외로 배출될 때 영향을 미치는 요소

- 약물의 반감기 : 반감기(half-life)는 체내의 총 약물량이 반으로 줄어드는데 걸리는 시간

- 축적작용 : 재투여되지 않은 약물은 반감기의 5배가 지나면 거의 제거되지만, 규적으로 재투
여된 약물은 반감기의 5배가 지나면 체내에서 일정한 총량, 즉 정상 상태에 도달하게 된다.

- 약물 지속시간 : 지속시간은 약물농도가 치료작용을 일으킬 수 있는 만큼 존재하는 시간이다.

- 최고농도 : 약물농도가 증가하여 많은 약물이 작용부위에 도달하여 치료작용이 증가되는
농도

- 클리어런스(clearance) : 신체로부터 약물이 제거되는 것으로, 낮은 클리어런스 속도를 갖
는 약물은 느리게 제거된다.

031 약물의 작용기전이다. (   )안의 A와 B의 용어로 옳은 것은?

• 약물과 세포내 효소의 세포수준에서의 상호작용을 (A)(이)라하고, A결과 신체에 반응
이 나타나는 것을 (B)(이)라 한다.

	①	②	③	④	⑤
A	약물효과	약물작용	작용발현	약물작용	길항작용
B	약물작용	약물효과	약물작용	작용발현	축적작용

☑ 정답 ②

☑ 문헌 김세은 외, 응급약리학, 한미의학, 2003, p.33

☑ 해설

▶ 인슐린을 투여할 때 기대되는 약물작용은 세포막을 통한 포도당 수송이고, 혈중 포도당 농
도의 감소는 약물효과이다.

032 수용체와 결합한 효능제의 설명으로 옳은 것은?

① 축적작용을 돕는 약물

② 반응속도를 조절하는 약물

③ 수용체의 기능을 촉진시키는 약물

④ 작용지속시간을 유지시켜주는 약물

⑤ 약물의 반감기를 조절하는 약물

☑ 정답 ③

☑ 문헌 범진필, 임상약리학, 청구문화사, 2016, p.60

☑ 해설

▶ 약물이 수용체에 친화성을 갖고 수용체의 기능을 촉진시킬 때 그 약물을 효능제(agonist)라고 한다.

033 치료계수(치료지수, therapeutic index)의 설명으로 옳은 것은?

① 약물 효능의 백분율

② 치료역치의 백분율

③ 투여초기와 말기의 작용지속시간 차이

④ 최소유효농도와 독성농도의 차이

⑤ 최고유효농도와 최소유효농도의 차이

☑ 정답 ④

☑ 문헌 박희진 외, Paramedics 기초의학, 에듀팩토리, 2019, p.28

☑ 해설

▶ 유효량과 중독량 사이의 차이가 매우 적은 디지털리스와 같은 약물은 치료계수가 낮다고 하며, 날록손과 같은 약물은 차이가 크기 때문에 치료계수가 높다고 한다.

034 약물이 생체에 영향을 미치는 약리작용으로 옳지 않은 것은?

① 부작용　　　② 억제작용　　　③ 국소작용　　　④ 선택작용　　　⑤ 이화작용

☑ 정답 ⑤

☑ 문헌 박희진 외, Paramedics 기초의학, 에듀팩토리, 2019, p.29

☑ 해설

▶ 약리작용의 종류 : 흥분과 억제작용, 직접과 간접작용, 전신과 국소작용, 일반과 선택작용, 작용과 부작용.

035 중독은 일으키나 죽음에는 견딜 수 있는 용량은?

① 최소유효량　　② 중독량　　③ 최대유효량　　④ 치료량　　⑤ 내량

☑ 정답 ⑤

☑ 문헌 범진필, 임상약리학, 청구문화사, 2016, p.61

☑ 해설

▶ 중독은 일으키나 죽음에는 견딜 수 있는 용량을 내량(tolerated dose)이라고 한다.

036 동물실험에서 50%가 사망할 수 있는 용량의 표시로 옳은 것은?

① 50LD　　② OD_{50}　　③ LD_{50}　　④ ED_{50}　　⑤ 50ED

☑ 정답 ③

☑ 문헌 강병우 외, 응급구조사 기초의학, 군자출판사, 2014, p.606

☑ 해설

▶ 50%치사량은 LD_{50}, 50%유효량은 ED_{50}으로 표시한다.

037 약물에 대해 다음과 같은 특징을 보이는 체질은?

- 유전적 요인에 의해 약물대사 장애가 일어나는데 기인한다.
- 약물대사에 관여하는 효소에 유전 장애가 있는 경우가 있다.
- 보통 사람에게서는 중독작용을 나타내지 않는 양에서 비정상적인 반응을 보인다.

① 과민반응　　② 특이체질　　③ 내성체질　　④ 약물의존　　⑤ 민감성체질

☑ 정답 ②

☑ 문헌 범진필, 임상약리학, 청구문화사, 2016, p.66

> ▶ Cholinesterase결핍에 의해 succinylcholine에 의한 호흡억제가 과장되어 나타난다 든가 glucose-6-인산탈수효소의 결핍에 의해 primaquine, aminopyrine, sulfa제 등에 의해 급성용혈성 빈혈이 일어나는 경우는 특이체질 때문이다.

038 약물의 반복사용에 의해 약물에 대한 감수성이 비정상적으로 저하되어 상용량으로는 효과가 나타나지 않는 성질은?

① 축적작용　　　　② 약물의존성　　　　③ 내성

④ 상가작용　　　　⑤ 길항작용

☑ 정답 ③

☑ 문헌 범진필, 임상약리학, 청구문화사, 2016, p.66

☑ 해설

> ▶ 내성이 생긴 경우는 약물을 증량하거나 바꾸어야 효과가 나타난다.

039 어떤 종류의 약물을 반복 투약한 결과 투약의 중지가 어렵게 된 경우는?

① 내성　　② 의존성　　③ 상승작용　　④ 상가작용　　⑤ 길항작용

☑ 정답 ②

☑ 문헌 범진필, 임상약리학, 청구문화사, 2016, p.66

☑ 해설

> ▶ 약물의존성은 습관성과 탐닉성으로 구별하며 양자를 일괄하여 약물의존성이라고 한다.

040 다음과 같은 특징을 갖는 주사는?

> • 투여량은 보통 0.5~2mL이다.
> • 주로 자극성이 약한 수용액을 투여한다.
> • 약물은 주사부위의 모세혈관에서 흡수된다.

① 피하주사　　　　② 근육내주사　　　　③ 정맥내주사

④ 동맥내주사　　　　⑤ 지주막하강주사

☑ 정답 ①

☑ 문헌 범진필, 임상약리학, 청구문화사, 2016, p.35

☑ 해설

▶ 흡수는 내복보다 신속하고, 약용량은 경구투여의 1/3∼1/2로서 충분하다.

041 다음과 같은 특징을 갖는 약물투여는?

> • 용량조절이 어렵다.
> • 휘발성약물 투여 시 사용한다.
> • 폐의 상피세포를 자극할 수 있다.
> • 폐포상피에서 흡수되어 혈중으로 들어간다.

① 흡입　　　　　　　② 주사　　　　　　　③ 경구투여

④ 설하투여　　　　　⑤ 직장내투여

☑ 정답 ①

☑ 문헌 범진필, 임상약리학, 청구문화사, 2016, p.38

☑ 해설

▶ 기관지천식환자에게 Isoproterenol과 그 유도체를 흡입시키면 기관지근을 확장하고 호흡곤란
을 개선한다.

042 다음과 같은 처방전에서 밑줄 그은 (Sig.) 부분이 의미하는 뜻은?

> Rx 1
> 　Kaolin 2.0g / Tannalbin 1.0g / Bismuth subnitrate 1.0g / lactose 1.1g/#3
> 　Sig. tid. p.o, p.c for 3days

① 내용　　　② 조제법　　　③ 용법　　　④ 용량　　　⑤ 부작용

☑ 정답 ③

☑ 문헌 범진필, 임상약리학, 청구문화사, 2016, p.76

☑ 해설

▶ 용법(signature): 약품의 복용방법을 표시한다.

043 약물의 제형에 따른 분류에서 고체약물은?

① solutions　　　　② suspensions　　　　③ spirits

④ suppositories　　　⑤ syrups

☑ 정답 ④

☑ 문헌 박희진 외, Paramedics 기초의학, 에듀팩토리, 2019, p.34

☑ 해설

　▶ 고체약물 : suppositories(좌약)

044 응급약리학에 상용되는 약자의 조합이 아닌 것은?

① bid-bis in die(1일 2회)

② od-over dose(과량)

③ qh-quisque hora(매시)

④ io-intra osseous(구강내 투여)

⑤ tid-ter in die(1일 3회)

☑ 정답 ④

☑ 문헌 박희진 외, Paramedics 기초의학, 에듀팩토리, 2019, p.35

☑ 해설

　▶ IO-intra osseous(골내 투여)

045 1ppm이 의미하는 값으로 옳은 것은?

① 1/100　　　　　② 1/1,000　　　　　③ 1/10,000

④ 1/100,000　　　⑤ 1/1,000,000

☑ 정답 ⑤

☑ 문헌 박희진 외, Paramedics 기초의학, 에듀팩토리, 2019, p.35

☑ 해설

　▶ 1ppm(parts per million) = 농도 단위로 1/1,000,000을 의미

046 102℉를 ℃로 환산하면?

① 10.2℃　　　② 38.9℃　　　③ 74.4℃　　　④ 84.4℃　　　⑤ 126℃

☑ 정답 ②

☑ 문헌 박희진 외, Paramedics 기초의학, 에듀팩토리, 2019, p.36

☑ 해설

▶ ℉를 ℃로 변환하는 식 : (℉-32) × 5/9 = ℃

　℃를 ℉로 변환하는 식 : (℃ × 5/9) + 32 = ℉

047 40℃를 ℉로 환산하면?

① 48℉　　　② 84℉　　　③ 104℉　　　④ 124℉　　　⑤ 140℉

☑ 정답 ③

☑ 문헌 박희진 외, Paramedics 기초의학, 에듀팩토리, 2019, p.36

☑ 해설

▶ ℉를 ℃로 변환하는 식 : (℉-32) × 5/9 = ℃

　℃를 ℉로 변환하는 식 : (℃ × 5/9) + 32 = ℉

048 정맥주사의 단점으로 옳은 것은?

① 작용발현이 빠르다.

② 약물의 변하가 적다.

③ 근육주사나 피하주사보다 국소자극이 적다.

④ 일단 주사한 후에는 다시 배출이 불가능하다.

⑤ 조직괴사 우려가 있는 약물도 투여가 가능하다.

☑ 정답 ④

☑ 문헌 범진필, 임상약리학, 청구문화사, 2016, p.36

☑ 해설

▶ 정맥주사의 단점

- 직접 순환기내로 흡수되므로 부작용에 따른 위험성

- 혈액응고나 용혈현상을 일으킬 위험성이 있는 약물은 사용할 수 없다.

- 일단 주사한 후에는 다시 배출이 불가능하다.

- 감염 우려가 있다.

- 주사 시 공기유입 우려가 있다.

049 투약 단계를 나열한 것이다. 투약이 이루어질 때까지의 과정으로 옳은 것은?

가. 사정   나. 진단   다. 계획   라. 수행   마. 평가

① 가, 나, 다, 라, 마　　② 가, 나, 다, 마, 라　　③ 가, 다, 나, 라, 마

④ 나, 가, 다, 라, 마　　⑤ 마, 라, 나, 가, 다

☑ 정답 ①

☑ 문헌 범진필, 임상약리학, 청구문화사, 2016, p.26

☑ 해설

▶ 투약은 사정, 진단, 계획, 수행, 평가 순으로 시행하여야 한다.

001 인체의 구성과 기능을 수행하는 최소단위로 옳은 것은?
① 기관　　　② 근육　　③ 조직　　④ 골격　　⑤ 세포

☑ 정답 ⑤
☑ 문헌 대한해부학회, 알기쉬운 사람해부학, 현문사, 2019. p.18
☑ 해설
　▸ 인체의 기본 구성 : 세포 → 조직 → 기관 → 기관계 → 인체

002 구조, 기능 및 발생기원이 비슷한 세포의 집단은?
① 조직　　　② 기관　　③ 기관계　　④ 세포체　　⑤ 골격계

☑ 정답 ①
☑ 문헌 대한해부학회, 알기쉬운 사람해부학, 현문사, 2019. p.18
☑ 해설
　▸ 기관 : 몇 종류의 조직이 모여서 일정한 형태를 갖추고 기능을 수행하는 것.
　▸ 기관계 : 일련의 기능을 하기위한 기관의 모임.
　▸ 세포체 : 세포내의 원형질 부분.
　▸ 골격계 : 일련의 기능을 하기위한 골격의 모임.

003 세포가 가지고 있는 공통적인 특성에 대한 설명으로 옳지 않은 것은?
① 유전물질로 DNA를 포함하고 있다.
② 대부분의 세포는 단백질 합성기구를 가지고 있다.
③ 세포의 종류에 관계없이 한 세포에는 반드시 하나의 핵이 존재한다.
④ 단백질과 지질 이중층으로 구성되어 있고 세포막으로 둘러싸여 있다.
⑤ 살아있는 생명체를 구성하는 형태적, 기능적으로 가장 작은 단위이다.

☑ 정답 ③

☑ 문헌 해부학편찬위원회, 사람해부학, 범문에듀케이션, 2019. p.26

☑ 해설

▸ 세포의 특징

- 세포는 살아있는 생명체를 구성하는 형태적, 기능적으로 가장 작은 단위

- 단백질과 지질 이중층으로 구성된 세포막으로 싸여 있음

- 유전물질로 DNA를 포함하고 있음

- 대부분의 세포는 단백질 합성기구를 가지고 있음

- 에너지 전환장치를 가지고 있음(ATP형태로 저장)

- 세포의 종류에 따라 한 개 또는 여러 개의 핵이 존재한다.

004 용액에 관한 설명이다. A, B, C에 적절한 용어는 ?

> • 혈장과 같은 삼투질 농도를 가진 용액을 (A)이라 하고 삼투질 농도가 높은 용액을 (B), 낮은 용액을 (C)이라고 한다.

	①	②	③	④	⑤
A	등장성	등장성	삼투성	확산성	이온성
B	저장성	고장성	고장성	삼투성	삼투성
C	고장성	저장성	저장성	등장성	등장성

☑ 정답 ②

☑ 문헌 김종연 외, 알기쉬운 인체생리학, 고문사, 2018, p.27

☑ 해설

▸ 0.9% NaCl용액은 용액속의 삼투작용 입자가 세포 속으로 이동하지 않고 대사 되지 않으므로 등장성으로 남는다.

005 세포막을 구성하는 주성분은?

① 인지질, 탄수화물   ② 인지질, 단백질   ③ 단백질, 탄수화물

④ 인지질, 핵산   ⑤ 단백질, 핵산

☑ 정답 ②

☑ 문헌 강병우 외, 응급구조사 기초의학, 군자출판사, 2014, p.217

☑ 해설

▶ 세포막과 세포소기관을 둘러싸고 있는 막은 주로 인지질과 단백질이다.

006 세포막에 있는 단백질의 기능으로 옳지 않은 것은?

① 수용체　　② 펌프기능　　③ 운반체 기능　　④ 이온의 통로　　⑤ 삼투압 조절

☑ 정답 ⑤

☑ 문헌 강병우 외, 응급구조사 기초의학, 군자출판사, 2014, p.218

☑ 해설

▶ 세포막에 있는 단백질의 기능

- 이온을 능동적으로 수송하는 펌프기능

- 전기화학적 경사에 따라 물질을 수송하는 운반체 기능

- 이온통로로 작용하여 활성될 때 세포 내외로 이온의 이동을 허용한다.

- 신경전달물질 및 호르몬과 결합하여 생리적 변화를 일으킨다.

- 막의 표면에서 효소로써 작용한다.

- 항체의 가공과 자가세포의 인식

007 단백질 합성과 관련이 있는 세포내 미세구조는?

① 골지체, 중심체　　　　　　　② 액포, 조면소포체

③ 용해소체, 활면소포체　　　　④ 리보솜, 조면소포체

⑤ 소포체, 사립체(미토콘드리아)

☑ 정답 ④

☑ 문헌 강병우 외, 응급구조사 기초의학, 군자출판사, 2014, p.232

☑ 해설

▶ 활면소포체 : 비극성물질대사

▶ 조면소포체 : 단백질합성

▸ 사립체(미토콘드리아) : ATP합성

▸ 리보솜 : 단백질합성

▸ 골지체 : 탄수화물 합성과 가공

▸ 중심체 : 핵분열

▸ 액포 : 물질 저장과 방출

▸ 염색질 : 유전암호

008 사립체(미토콘드리아, mitochondria)의 기능으로 옳은 것은?

① 호흡작용   ② 소화작용   ③ 유전기능

④ 체내수분조절   ⑤ 음세포작용

☑ 정답 ①

☑ 문헌 김종연 외, 알기쉬운 인체생리학, 고문사, 2018, p.18

☑ 해설

▸ 사립체(미토콘드리아)에서는 호흡작용이 일어나 ATP가 생성된다.

009 세포내로 들어온 독성물질을 분해하는 곳으로 옳은 것은?

① 핵   ② 핵소체   ③ 골지체

④ 과립세포질세망   ⑤ 무과립세포질세망

☑ 정답 ⑤

☑ 문헌 김종연 외, 알기쉬운 인체생리학, 고문사, 2018, p.18

☑ 해설

▸ 어떤 독성물질에 자주 노출되면 이를 분해하기위해 간세포의 무과립세포질세망이 많아진다.

010 조직의 중간미세섬유 단백질의 갯수로 옳은 것은?

① 2개   ② 3개   ③ 4개

④ 5개   ⑤ 6개

☑ 문헌 이영돈 외, 해부생리학, 라이프사이언스, 2007. p.55

☑ 해설

▸ 중간미세섬유 단백질 : 케라틴(keratin), 비멘틴(vimentin), 데스민(desmin), 신경미세섬유 (neurofilament), 아교세포섬유산성단백(GFAP, glial fibrillary acidic protein)

011 호기성 세포호흡결과 발생하는 최종산물로 옳은 것은?

① ATP   ② 지질   ③ 단백질

④ 포도당   ⑤ 일산화탄소

☑ 정답 ①

☑ 문헌 이영돈 외, 해부생리학, 라이프사이언스, 2007. p.40

☑ 해설

▸ 호기성 세포호흡은 연료로 글루코오스를 사용하고 산소를 필요로 하여 ATP, 이산화탄소, 물 등을 생산한다.

012 호기성 세포호흡과정으로 옳지 않은 것은?

① 해당과정   ② 전환반응   ③ 산화과정

④ 전자전달계   ⑤ 시트르산회로

☑ 정답 ③

☑ 문헌 이영돈 외, 해부생리학, 라이프사이언스, 2007. p.41

☑ 해설

▸ 호기성 세포호흡에 의한 ATP생산 과정으로 해당과정, 전환반응, 시트르산회로(TCA 회로), 전자전달계 과정을 거친다.

해당	전환반응			
⇓	⇓			
글루코오스 ⟶	피루브산 ⟶	아세틸 조효소 ⟶	시트르산회로 ⟶	전자전달계

013 인체에서 나트륨(Na⁺)이 가장 많이 분포되어있는 부위로 옳은 것은?

① 뼈　　② 원형질　　③ 세포외액　　④ 세포내액　　⑤ 치밀결합조직

☑ 정답 ③

☑ 문헌 김종연 외, 알기쉬운 인체생리학, 고문사, 2018, p.28

☑ 해설

　▸ 세포외액에 약 91%가 존재한다.

014 인체에서 칼륨(K⁺)이 가장 많이 분포되어있는 부위로 옳은 것은?

① 뼈　　② 원형질　　③ 세포외액　　④ 세포내액　　⑤ 치밀결합조직

☑ 정답 ④

☑ 문헌 김종연 외, 알기쉬운 인체생리학, 고문사, 2018, p.28

☑ 해설

　▸ 세포내액에 약 89.6%가 존재한다.

015 세포내 소기관과 기능의 연결이 옳지 않은?

① 중심소체 – 세포분열　　　　　② 사립체(미토콘드리아) – ATP생산

③ 리보소체(리보솜) – 단백질 합성　　④ 소포체(세포질세망) – 호흡작용

⑤ 용해소체(리소좀) – 가수분해 효소 함유

☑ 정답 ④

☑ 문헌 강병우 외, 응급구조사 기초의학, 군자출판사, 2014, p.222

☑ 해설

　▸ 소포체는 과립소포체(조면소포체)와 무과립소포체(활면소포체)가 있으며, 과립소포체는 표면에 리보솜을 가지고 있고 무과립소포체는 리보솜이 없다. 무과립소포체는 스테로이드 호르몬생성과 불활성에 관련된 효소반응의 부위 가로무늬 근세포의 Ca^{2+}저장 부위를 제공하며 과립소포체는 단백질 합성이 왕성한 세포와 외분비선과 내분비선 같은 분비가 활발한 세포에 많이 존재한다.

016 해당작용의 설명으로 옳지 않은 것은?

① 세포질에서 일어난다.

② 포도당이 분해되는 대사회로이다.

③ 해당작용 초기에 4분자의 ATP가 사용된다.

④ 1분자의 포도당으로부터 2분자의 순 ATP가 생산된다

⑤ 1분자의 포도당으로부터 2분자의 피루브산이 생성된다.

☑ 정답 ③

☑ 문헌 박희진 외, Anatomy & Physiology, 군자출판사, 2015, p.284

☑ 해설

▶ 1분자의 포도당으로부터 4분자의 ATP가 생산되어, 해당작용 초기에 2분자의 ATP가 사용되므로 순 ATP의 생산량은 2분자이다.

017 크렙스회로(Kreb's cycle, TCA 회로)에서 FAD(flavin adenine dinucleotide)의 환원 물질은?

① FADH   ② $FADH_2$ ③ NAD   ④ NADH   ⑤ $NADH_2$

☑ 정답 ②

☑ 문헌 박희진 외, Anatomy & Physiology, 군자출판사, 2015, p.286

☑ 해설

▶ 3분자의 NAD는 NADH로 환원되고, 1분자의 FAD는 $FADH_2$로 환원된다.

018 시안화물(cyanide)에 의한 피로, 두통, 발작 등의 독성효과와 관련이 있는 대사과정으로 옳은 것은 ?

① 해당작용   ② 젖산회로   ③ 코리회로   ④ 전자전달계   ⑤ 구연산회로

☑ 정답 ④

☑ 문헌 박인국, 생리학, 라이프사이언스, 2003, p.75

☑ 해설

▸ 시안화물의 독성효과는 전자전달계의 산화적인산화반응에서 시토크롬 a3가 전자를 산소에 전이하지 못하도록 막기 때문에 나타난다.

019 심각한 기아상태에서 뇌가 사용하는 에너지원으로 옳은 것은?

① 젖산　　　② 케톤체　　　③ 지방　　　④ 탄수화물　　　⑤ 단백질

☑ 정답 ②

☑ 문헌 한국해부생리교수협의회, 해부생리학(제2판), 현문사, 2016. p.202

☑ 해설

▸ 뇌는 혈액 포도당을 주요 에너지원으로 사용하며, 단식 상태일 때는 글리코겐 분해와 당신생을 통하여 주로 간에 의하여 공급된다. 심각한 기아상태에서는 케톤체를 에너지원으로 사용한다.

020 세포내 구획과 세포외 구획의 수분함량 비로 옳은 것은?

① 약 25 : 75　　② 약 35 : 65　　③ 약 50 : 50　　④ 약 65 : 35　　⑤ 약 75 : 25

☑ 정답 ④

☑ 문헌 박인국, 생리학, 라이프사이언스, 2003, p.84

☑ 해설

▸ 세포내 구획과 세포외 구획의 수분함량 비는 약 67 : 33이며 세포외 구획의 약20% 수분은 심혈관계에 존재하고 그것은 혈장이 차지하고 있다.

021 확산과 삼투에 관한 설명이다. (A)와 (B)의 용어로 옳은 것은?

• 용액 속에 녹아있는 분자와 이온들이 열에너지에 의해 퍼져나가는 현상은 (A)이며, 농도가 높은 용질쪽으로 용매분자가 순확산되는 현상은 (B)(이)라 한다.

	①	②	③	④	⑤
A	삼투	농도경사	삼투	확산	전기적경사
B	확산	전기적경사	평형	삼투	농도경사

☑ 정답 ④

☑ 문헌 김종연 외, 알기쉬운 인체생리학, 고문사, 2018, p.24

☑ 해설

    ▸ 용액에서 입자의 운동에 의해 가스나 물질이 퍼져 나가는 현상을 확산이라 하며, 선택적투

      과성막을 통한 물의 순확산(net diffusion)을 삼투현상(osmosis)이라한다.

022 사망 후 인체의 수축현상이 일어나고 굳어지는데 관여하는 물질로 옳은 것은?

① 칼슘   ② 비타민   ③ 무기염류

④ 탄수화물   ⑤ 단백질

☑ 정답 ⑤

☑ 문헌 박희진 외, Paramedics 기초의학, 에듀팩토리, 2019, p.191

☑ 해설

    ▸ 단백질은 체내에서 분해되면 요소, 요산이 생기고 사후에는 인체의 수축에 관여한다.

023 원형질막의 용액 확산속도요인과 관련이 없는 것은?

① 막의 표면적

② 용액의 온도

③ 용액의 산성도

④ 막을 중심으로 한 농도경사

⑤ 확산물질에 대한 막의 침투성

☑ 정답 ③

☑ 문헌 박희진 외, Paramedics 기초의학, 에듀팩토리, 2019, p.49

☑ 해설

    ▸ 원형질막의 용액 확산속도는 막을 중심으로 한 농도경사, 확산물질에 대한 막의 침투성, 용

      액의 온도, 막의 표면적 등에 달려있다.

024 삼투압의 설명으로 옳지 않는 것은?

① 순수한 물은 삼투압이 0이다.

② 삼투압은 용질의 화학적 성질에 달려있다.

③ 용액의 용질농도가 클수록 삼투압은 커진다.

④ 용매의 이동을 방지하는데 필요한 압력이다.

⑤ 360g/L 포도당 용액은 180g/L 포도당 용액보다 2배의 삼투압을 갖는다.

☑ 정답 ②

☑ 문헌 김종연 외, 알기쉬운 인체생리학, 고문사, 2018, p.26

☑ 해설

  ▸ 삼투압은 용질/용매의 비율에 달려있지, 용질의 화학적 성질에 달려있지 않다.

025 탈수환자의 혈액삼투몰농도의 조절기전이다. 기전의 올바른 순서는?

가. 혈장삼투몰농도 증가	나. 시상하부의 삼투압수용기 자극
다. 뇌하수체후엽의 항이뇨호르몬 방	라. 수분흡수증가

① 가→다→나→라

② 가→나→라→다

③ 가→나→다→라

④ 나→가→다→라

⑤ 다→나→가→라

☑ 정답 ③

☑ 문헌 박인국, 생리학, 라이프사이언스, 2003, p. 89.

☑ 해설

  ▸ 증가된 혈장삼투몰농도는 뇌 시상하부의 삼투압수용기를 자극하고, 삼투압수용기는 뇌하
   수체후엽에 나있는 축삭을 자극하는데, 이는 후엽으로 하여금 항이뇨호르몬(antidiuretic
   hormone : ADH)을 혈액으로 방출하게 한다. ADH는 신장에 작용해 수분보유를 촉진시켜
   적은 양의 농축된 소변이 배설되도록 한다.

026 응급환자에게 고장액의 정맥주사를 투여하였다. 환자의 적혈구에 나타나는 현상으로 옳은 것은 ?

① 용혈

② 팽창

③ 변함없음

④ 원형질 분리

⑤ 둔거치상형성

☑ 정답 ⑤

☑ 문헌 이인모 외, Basic Medicine 기초의학, 학지사메디컬, 2019, p.20

☑ 해설

▶ 저장액속의 적혈구는 물을 흡수해 터지는 용혈현상이 나타나고, 고장액에 적혈구를 넣었을 때는 적혈구 주변에 톱니자국이 나는 둔거치상(crenation)이 나타난다.

027 Na^+/K^+펌프의 설명으로 옳지 않은 것은?

① 2개의 K^+을 세포 안으로 수송한다.

② 3개의 Na^+을 세포 밖으로 수송한다.

③ 죽은 세포에서도 촉진확산에 의해 일어난다.

④ 펌프가 멈추면 Na^+농도에 의해 물의 삼투유입이 촉진된다.

⑤ 세포안으로 확산되어 들어온 Na^+은 세포밖으로 능동 이동한다.

☑ 정답 ③

☑ 문헌 김종연 외, 알기쉬운 인체생리학, 고문사, 2018, p.28

☑ 해설

▶ Na^+/K^+펌프에 의해 2개의 K^+이 세포 안으로 수송되며, 3개의 Na^+이 세포 밖으로 수송되어 세포내부는 음전하를 띠게 된다. 이 수송은 에너지를 필요로 한다. 펌프가 멈추면 세포내에 증가된 Na^+농도에 의해 물의 삼투유입이 촉진되어 세포가 손상된다.

028 세포구조에 관한 내용으로 옳지 않은 것은?

① 핵산은 후형질에 존재한다.

② 세포막은 선택적 투과성이다.

③ 원형질은 핵과 세포질의 총칭이다.

④ 세포 내부는 반투명, 반유동성의 원형질로 차 있다.

⑤ 세포막은 주로 지질분자와 단백질분자가 비공유결합을 한다.

☑ 정답 ①

☑ 문헌 대한해부학회, 알기쉬운 사람해부학, 현문사, 2019. p.23, p.35

☑ 해설

▶ 핵산은 핵 안에 있는 뉴클레오티드이며, 세포의 내부는 반투명, 반유동성의 원형 질로 차 있
으며, 세포막은 지질분자와 단백질분자가 비공유결합을 하고 있는 단위막구조이다.

029 핵에 관한 설명으로 옳은 것은 ?

① 분열하는 세포에 반드시 존재한다.

② 핵막의 성분은 지질과 탄수화물이다.

③ 핵 안에 사립체(미토콘드리아)가 있다.

④ 하나의 세포에 반드시 한 개가 존재한다.

⑤ 핵막은 외부로부터 유입되는 물질을 차단한다.

☑ 정답 ①

☑ 문헌 대한해부학회, 알기쉬운 사람해부학, 현문사, 2019. p.20

☑ 해설

▶ 하나의 세포에 두 개 또는 세 개 이상의 핵이 있는 것을 다핵세포(multinuclear cell)라고 한다.

▶ 사립체(미토콘드리아)는 세포질 안에 존재하며 호흡에 관여한다.

030 세포질세망(소포체)에 관한 설명으로 옳은 것은 ?

① 산화효소를 생성 세포호흡에 관여한다.

② 과립이 있는 부분을 활면소포체라 한다.

③ 표면에 용해소체(lysosome)가 부착되어 있다.

④ 물질의 분비와 저장에 관여하고 점액 등을 형성한다.

⑤ 활면소포체는 스테로이드-호르몬생산과 해독기능이 있다.

☑ 정답 ⑤

☑ 문헌 박희진 외, Paramedic 기초의학, 에듀팩토리, 2019, p.44

☑ 해설

▸ 과립이 있는 부분을 조면소포체, 과립이 없는 부분을 활면소포체라 한다.

031 **사립체(미토콘드리아)에 관한 설명으로 옳은 것은?**

① 가수분해 효소를 다량 함유하고 있다.

② 리보솜을 생산하는 세포내 소기관이다.

③ 조직호흡과 DNA를 생산하는 중심지이다.

④ 내부는 지질과 단백질 층으로 되어있다.

⑤ 호흡에 관여하는 각종 효소를 가지고 있다.

☑ 정답 ⑤

☑ 문헌 박희진 외, Paramedics 기초의학, 에듀팩토리, 2019, p.42

☑ 해설

▸ 사립체(미토콘드리아)는 많은 효소를 가지고 있으며, 세포호흡에 관여한다.

032 **다음과 같은 작용을 하는 세포내 미세구조는 ?**

> • 세포질 내에서 가수분해 효소를 함유하고 있어 지질을 지방산과 글리세롤(glycerol)로 분해한다.

① 사립체　② 골지체　③ 리보솜　④ 용해소체　⑤ 형질내세망

☑ 정답 ④

☑ 문헌 박희진 외, Paramedics 기초의학, 에듀팩토리, 2019, p.46

☑ 해설

▸ 사립체(미토콘드리아)의 주 기능 : 세포호흡

▸ 리보솜(리보소체)의 주 기능 : 단백질 합성

▸ 형질내세망의 주 기능 : 분비물 방출 등의 이동

▸ 골지체의 주 기능 : 형질내세망에서 합성된 분비물의 저장

033 다음과 같은 특징을 갖는 세포내 소기관으로 옳은 것은?

• 크리스타(cristae)구조이다.   • 아데노신3인산(ATP)을 생산한다.
• 난원형, 막대형의 2중막구조 이다.

---

① 골기체   ② 사립체   ③ 리보솜

④ 중심소체   ⑤ 내형질세망

☑ 정답 ②

☑ 문헌 해부학편찬위원회, 사람해부학, 범문에듀케이션, 2019. p.47

☑ 해설

▸ 사립체는 크리스타 구조로 안의 실질은 기질이라고 한다. 호흡작용의 중심지이며 에너지 생산소이다.

034 생물체를 구성하는 형태 및 기능상의 단위로 옳은 것은?

① 세포   ② 조직   ③ 기관

④ 개체   ⑤ 기관계

☑ 정답 ①

☑ 문헌 최명애 외, 인체의 구조와 기능, 현문사, 2017. p.46

☑ 해설

▸ 세포는 있는 곳에 따라 모양과 크기가 다르고 수명이나 기능에 차이가 있다.

035 다음과 같은 특징을 갖는 세포내 소기관으로 옳은 것은?

• 불규칙한 망상구조   • 내분비선에서는 단백질 합성이 왕성하다
• 과립형과 무과립형이 있다.   • 이온의 능동수송과 분비에도 관여한다.

① 사립체   ② 중심소체   ③ 용해소체

④ 형질내세망   ⑤ 리보소체(리보솜)

☑ 정답 ④

☑ 문헌 최명애 외, 인체의 구조와 기능, 현문사, 2017. p.50

☑ 해설

▸ 형질내세망(소포체)에는 리보솜이 붙어있다.

036 세포의 핵 속에 있는 미세구조로 옳은 것은?

① 섬모   ② 염색질   ③ 용해소체

④ 중심소체   ⑤ 내형질세망

☑ 정답 ②

☑ 문헌 해부학편찬위원회, 사람해부학, 범문에듀케이션, 2019. p.43

☑ 해설

▸ 핵은 핵막으로 싸여있고 핵소체(인), 염색질, 핵형질 등을 함유한다.

037 섬모가 있는 거짓중층섬모원주상피를 많이 볼 수 있는 인체 내 부위로 옳은 것은?

① 식도   ② 기관   ③ 배막   ④ 가슴막   ⑤ 심장막

☑ 정답 ②

☑ 문헌 대한해부학회, 알기쉬운 사람해부학, 현문사, 2019. p.35

☑ 해설

▸ 가슴막(흉막), 심막, 복막, 식도, 폐포, 사구체낭, 활액낭, 성대, 질 등은 편평상피세포가 많은 부위이다.

038 세포와 기질은 적으며 교원섬유가 많고 건, 인대, 건막 등에서 볼 수 있는 결합조직으로 옳은 것은?

① 소성결합조직　　　　② 치밀결합조직　　　　③ 규칙성결합조직

④ 탄력결합조직　　　　⑤ 세망결합조직

☑ 정답 ②

☑ 문헌 대한해부학회, 알기쉬운 사람해부학, 현문사, 2019. p.43

☑ 해설

▶ 치밀결합조직은 소성결합조직과 함께 고유결합조직에 속한다.

▶ 치밀규칙결합조직 : 아교섬유가 치밀하고 섬유방향이 일정한 조직. 힘줄, 인대 치밀불규칙 결합조직 : 피부의 진피

039 한 개의 단위막주머니 구조로 된 세포내 미세구조는?

① 액포, 염색질

② 용해소체, 액포

③ 용해소체, 소포체

④ 골지체, 중심체

⑤ 소포체, 미토콘드리아

☑ 정답 ②

☑ 문헌 해부학편찬위원회, 사람해부학, 범문에듀케이션, 2019. p.45

☑ 해설

▶ 소포체 : 소관

▶ 미토콘드리아(사립체) : 이중막

▶ 골지체 : 납작한 주머니 덩어리

▶ 중심체 : 두개의 막대모양 중심소체

▶ 액포 : 막주머니

▶ 염색질 : 단백질과 DNA로 된 섬유상 가닥

040 다음과 같은 특징을 갖는 세포내 소기관으로 옳은 것은?

> • 크리스타(cristae)구조 • 호흡효소 함유 • 에너지대사 소기관 • ATP 생산

① 용해소체(lysosome)

② 골기체(Golgi body)

③ 사립체(mitochondria)

④ 중심소체(centriole)

⑤ 리보소체(ribosome)

☑ 정답 ③

☑ 문헌 이인모 외, Basic Medicine 기초의학, 학지사메디컬, 2019, p.11

☑ 해설

▶ 사립체는 크리스타 구조로 안의 실질은 기질이라고 한다. 호흡작용의 중심지이며 에너지 생산소이다.

041 리보솜(ribosome)의 해부학적 구조로 옳은 것은?

① 층판구조

② 단백질 RNA분자

③ 막대형의 DNA분자

④ 3층의 단위막구조

⑤ 주름이 있는 크리스타(crista)구조

☑ 정답 ②

☑ 문헌 이인모 외, Basic Medicine 기초의학, 학지사메디컬, 2019, p.14

☑ 해설

▶ 150~200Å크기의 작은 단백질 RNA분자로 되어있다.

042 핵을 이루는 해부학적 구조로 옳지 않은 것은?

① 핵막   ② 핵형질   ③ 핵소체

④ 염색질   ⑤ 세포질그물

☑ 정답 ⑤

☑ 문헌 이인모 외, Basic Medicine 기초의학, 학지사메디컬, 2019, p.15

☑ 해설

▸ 핵막 : 핵을 애위싸는 막

핵형질 : 핵소체와 염색질

핵소체 : RNA가 많다

염색질 : 유전에 관여한다.

043 결합조직세포로 옳지 않은 것은?

① 대식세포   ② 비만세포   ③ 지방세포

④ 섬유아세포   ⑤ 흡수상피세포

☑ 정답 ⑤

☑ 문헌 이인모 외, Basic Medicine 기초의학, 학지사메디컬, 2019, p.23

☑ 해설

▸ 결합조직의 6가지 세포 : 섬유아세포, 대식세포, 지방세포, 비만세포, 백혈구, 형질 세포.

044 인체의 조직 중 결합조직으로 옳은 것은?

① 지방, 혈액   ② 심장근, 혈관벽   ③ 난관벽, 피지선

④ 코의 점막, 골격근   ⑤ 소화관벽, 교감신경

☑ 정답 ①

☑ 문헌 이인모 외, Basic Medicine 기초의학, 학지사메디컬, 2019, p.23

☑ 해설

▸ 지방은 고유결합조직이며, 혈액은 액상결합조직이다.

045 신체의 표피나 체강, 맥관의 내표면 등을 덮는 막성조직으로 옳은 것은 ?

① 상피조직　　② 결합조직　　③ 근육조직　　④ 신경조직　　⑤ 소성조직

☑ 정답 ①

☑ 문헌 이인모 외, Basic Medicine 기초의학, 학지사메디컬, 2019, p.23

☑ 해설

▶ 상피조직 : 신체의 표피나 체강, 맥관의 내표면 등을 덮는 막성조직.

▶ 결합조직 : 각종 조직간이나 기관 사이를 결합 또는 채우고 있는 조직.

▶ 근육조직 : 근세포가 모인 조직.

▶ 신경조직 : 흥분의 충동을 전달하는 조직.

▶ 소성조직 : 주로 서로 교차하는 섬유로 이루어진 결합조직

046 결합조직을 이루는 것은 ?

① 심근　　② 혈액　　③ 골격근　　④ 평활근　　⑤ 질 내벽

☑ 정답 ②

☑ 문헌 박희진 외, Paramedics 기초의학, 에듀팩토리, 2019, p.68

☑ 해설

▶ 평활근, 골격근, 심근 등은 근육조직이며, 질 내벽은 중층편평의 상피조직이다.

047 세포막의 구성성분 중 가장 많은 량을 차지하는 유기물로 옳은 것은?

① 인지질(phospholipid)　　② 당지질(glycolipid)　　③ 단백질(protein)

④ 탄수화물(carbohydrate)　　⑤ 콜레스테롤(cholesterol)

☑ 정답 ③

☑ 문헌 김종연 외, 알기쉬운 인체생리학, 고문사, 2018, p.19

☑ 해설

▶ 세포막의 구성성분은 위치에 따라 성분이 약간씩 다르나, 단백질 : 60%(75%), 지질 : 35%(20%), 탄수화물: 5% 등 이다.

048 동물세포막에서 가장 많은 부분을 차지하는 지질(lipid)로 옳은 것은?

① 인지질(phospholipid)　　② 당지질(glycolipid)　　③ 단백질(protein)

④ 탄수화물(carbohydrate)　　⑤ 콜레스테롤(cholesterol)

☑ 정답 ①

☑ 문헌 김종연 외, 알기쉬운 인체생리학, 고문사, 2018, p.19

☑ 해설

　① 인지질(phospholipid : 레시틴) : 인(친수성) +지질(소수성) : 60-70%

　② 당지질(glycolipid) : (탄수화물 +지질)

　③ 콜레스테롤(cholesterol) : 전체 지질의 25%

049 세포막에 대한 설명으로 옳은 것은?

① 단백질, 지질, 무기물로 구성되어 있다.

② 유동모자이크막설로 설명되며 투과성 막으로 되어 있다.

③ 일명 모자이크막이라고 하며 인지질 이중층으로 되어 있다.

④ 동물세포막의 두께는 7.5〜10㎛이고, 세포막공은 약 0.8㎛이다.

⑤ 세포의 표면을 덮고 있는 구조로서 세포 내·외의 물질 이동을 조절한다.

☑ 정답 ⑤

☑ 문헌 김종연 외, 알기쉬운 인체생리학, 고문사, 2018, p.19

☑ 해설

　▸ 세포막은 세포의 표면을 덮고 있는 구조로서 세포 내·외의 물질 이동을 조절한다.

050 세포막을 구성하는 단백질의 기능으로 옳지 않은 것은?

① 고정(anchor)　　②식별자(면역)　　③ 운반체　　④ 에너지생산　　⑤ 이온통로

☑ 정답 ④

☑ 문헌 김종연 외, 알기쉬운 인체생리학, 고문사, 2018, p.19

☑ 해설

▸ 세포막 단백질의 기능

  - 고정(anchor) : 세포막을 다른 구조물에 부착시켜 그 위치를 안정시킨다.

  - 식별자(면역) : 당단백질들이 다른 비정상 상태의 물질인 경우 식별 역할

  - 효소 : 세포외액이나 세포내액의 반응을 촉매

  - 운반체 : 특정 용질과 결합하여 세포막을 통과하는 역할

  - 통로 : 무기이온 수송에 관여

  - 수용체 : 리간드(ligand)라고 부르는 특정물질에 결합하고 세포활성도에 영향을 미침

051 세포막(형질막)의 일반적인 기능에 대한 설명으로 옳지 않은 것은?

① 효소의 생산과 이송

② 나트륨과 칼륨의 능동적 운반

③ 확산, 여과, 삼투 등의 물질운반

④ 세포 내부를 세포외액으로 부터 격리

⑤ 동종세포와 이종세포를 구분하는 역할

☑ 정답 ①

☑ 문헌 해부학편찬위원회, 사람해부학, 범문에듀케이션, 2019. p.31

☑ 해설

  ▸ 세포막(형질막)의 기능 : 격리, 물질운반, 동종세포와 이종세포의 구분, 능동적 운반에 관여

052 DNA의 기본 단위로 옳은 것은?

① 뉴런(neuron)　　　　② 구아닌(guanine)　　　　③ 리보솜(ribosome)

④ 뉴클레오티드(nucleotide)　　⑤ 데옥시리보스(deoxyribose)

☑ 정답 ④

☑ 문헌 최명애 외, 인체의 구조와 기능, 현문사, 2017 p.80

☑ 해설

  ▸ DNA의 기본단위는 뉴클레오티드(nucleotide)로서 인산, 당, 염기화합물로 이루어져있다.

053 뉴클레오티드(nucleotide)를 이루는 물질로 옳지 않은 것은?

① 염기　　　② 인산　　　③ 질산　　　④ 아데닌　　　⑤ 5탄당

☑ 정답 ③

☑ 문헌 박희진 외, Paramedics 기초의학, 에듀팩토리, 2019, p.41

☑ 해설

　▶ 뉴클레오티드(nucleotide)는 인산, 5탄당, 염기화합물(adenine, guanine, cytosine, uracil, thymine)로 이루어져있다.

054 핵의 구성성분으로 옳은 것은?

① 사립체(미토콘드리아)　　② 형질내세망(소포체)　　　③ 골지체

④ 용해소체　　　　　　　　⑤ 염색질

☑ 정답 ⑤

☑ 문헌 박희진 외, Paramedics 기초의학, 에듀팩토리, 2019, p.41

☑ 해설

　▶ 핵(nucleus)의 구성

　(1) 핵막(nuclear membrane) : 핵공을 가진 2겹의 반투과성막

　(2) 핵인, 핵소체(nucleolus) : 호염기성을 띠며 RNA와 단백질로 구성, rRNA 합성

　(3) 염색질(chromatin) : DNA와 histon 단백질로 구성, 세포분열시 염색체가 됨

　(4) 핵질(nucleoplasm) : 핵소체와 염색질을 제외한 부분으로 리보솜과 핵산, 핵 구성 물질의 합성에 필요한 분자들과 물로 이루어진 혼합물이다.

055 다음과 같은 특징을 갖는 세포내 소기관으로 옳은 것은?

• 자가복제가 가능하다.
• ATP 생산에 관여 한다.
• 2중막 구조로 내막은 크리스테(cristae)구조이다.
---

① 리보솜　　　　　　　② 골지체　　　　　　③ 용해소체

④ 형질내세망　　　　　⑤ 사립체(미토콘드리아)

☑ 정답 ⑤

☑ 문헌 최명애 외, 인체의 구조와 기능, 현문사, 2017. p.54

☑ 해설

▸ 사립체(미토콘드리아) : 호흡작용의 중추

056 다음과 같은 특징을 갖는 세포내 소기관으로 옳은 것은?

- 리보솜이 부착되어 있지 않음
- 지질, 콜레스테롤 대사에 관여
- 골격근, 심장근 세포에서 Ca^{2+} 저장소
- 고환, 난소 및 부신피질에서 steroid hormone 합성

① 골지체   ② 리보솜   ③ 조면형질내세망

④ 활면형질내세망   ⑤ 사립체(미토콘드리아)

☑ 정답 ④

☑ 문헌 최명애 외, 인체의 구조와 기능, 현문사, 2017. p.52

☑ 해설

▸ 활면형질내세망(매끈세포질그물, 활면소포체)은 리보솜이 부착되어 있지 않다.

057 다음과 같은 특징을 갖는 세포내 소기관으로 옳은 것은?

- 리보솜이 부착되어 세포 내 수송(물질이동 통로)
- 단백질 합성(효소, 핵산 등) 및 peptide호르몬 합성을 담당

① 골지체   ② 리보솜   ③ 조면형질내세망

④ 활면형질내세망   ⑤ 사립체(미토콘드리아)

☑ 정답 ③

☑ 문헌 최명애 외, 인체의 구조와 기능, 현문사, 2017. p.51

☑ 해설

▸ 과립형질내세망(rough endoplasmic reticulum) 은 리보솜이 부착되어있다.

058 다음과 같은 특징을 갖는 세포내 소기관으로 옳은 것은?

> • 지질, 당류, 당단백질 합성
> • 생산된 물질을 세포외로 분비
> • 핵 주위에 위치하며 소포와 층판으로 구성

① 골지체

② 리보솜

③ 조면형질내세망

④ 활면형질내세망

⑤ 사립체(미토콘드리아)

☑ 정답 ①

☑ 문헌 최명애 외, 인체의 구조와 기능, 현문사, 2017. p.52

☑ 해설

▶ 골지체의 주기능은 물질분비기능이다.

059 다음과 같은 특징을 갖는 세포내 소기관으로 옳은 것은?

> • 강력한 가수분해 소화효소를 함유
> • 단일막으로 둘러싸인 둥근 모양의 구조물
> • 세포의 방어작용(백혈구나 대식세포에 많다)
> • 세포 내의 소화작용 담당, 자가용해(autolysis)

① 골지체   ② 리보솜   ③ 용해소체

④ 무과립형질내세망   ⑤ 사립체(미토콘드리아)

☑ 정답 ③

☑ 문헌 이인모 외, Basic Medicine 기초의학, 학지사메디컬, 2019, p.14

☑ 해설

▶ 용해소체(lysosome)는 강력한 가수분해 소화효소를 함유하고 있다.

060 다음과 같은 특징을 갖는 세포내 소기관으로 옳은 것은?

> - 주성분은 단백질(37%)과 RNA(67%)
> - 크고 작은 두 개의 단위체로 과립형 구조
> - mRNA가 전하는 유전정보에 따라 단백질 합성하는 장소

① 골지체

② 리보솜

③ 용해소체

④ 무과립형질내세망

⑤ 사립체(미토콘드리아)

☑ 정답 ②

☑ 문헌 이인모 외, Basic Medicine 기초의학, 학지사메디컬, 2019, p.14

☑ 해설

▶ 리보솜(ribosome)은 mRNA가 전하는 유전정보에 따라 단백질 합성하는 장소이다.

061 다음과 같은 특징을 갖는 세포내 소기관으로 옳은 것은?

> - 과산화수소(H_2O_2)를 물과 산소로 분해
> - 간(liver)과 신장(kidney)의 세포에 많음
> - 크기나 모양이 용해소체(lysosome)과 비슷한 구형의 막성기관

① 리보솜　　　　② 중심소체　　　　③ 미세소관

④ 과산화소체　　⑤ 사립체(미토콘드리아)

☑ 정답 ④

☑ 문헌 이인모 외, Basic Medicine 기초의학, 학지사메디컬, 2019, p.14

☑ 해설

▶ 과산화소체(peroxisome)는 크기나 모양이 용해소체(리소솜)과 비슷한 구형의 막성기관이다.

062 다음과 같은 특징을 갖는 세포내 소기관으로 옳은 것은?

> - 중심소체, 편모, 방추사 등의 기본구조가 됨
> - 세포골격 형성, 세포 내 물질의 이동에 관여함
> - 튜블린(tubulin)으로 구성된 긴 막대기 모양의 소관

① 리보솜

② 중심소체

③ 미세소관

④ 과산화소체

⑤ 사립체(미토콘드리아)

☑ 정답 ③

☑ 문헌 이인모 외, Basic Medicine 기초의학, 학지사메디컬, 2019, p.14

☑ 해설

▸ 미세소관(미세관, microtubule)은 중심소체, 편모, 방추사 등의 기본구조가 된다.

063 다음과 같은 특징을 갖는 세포내 소기관으로 옳은 것은?

> - 방추사를 형성하여 염색체를 이동시킴
> - 9개의 미세소관이 환상으로 배열된 9+0 구조
> - 세포분열시 가장 활발하게 움직이는 세포 소기관
> - 섬모나 편모를 형성하는 기저체(basal body)형성

① 리보솜   ② 중심소체   ③ 미세소관

④ 과산화소체   ⑤ 사립체(미토콘드리아)

☑ 정답 ②

☑ 문헌 이인모 외, Basic Medicine 기초의학, 학지사메디컬, 2019, p.14

☑ 해설

▸ 중심소체(centriole)는 9개의 미세소관이 환상으로 배열된 9+0 구조로 되어있다.

064 다음과 같은 특징을 갖는 세포내 소기관으로 옳은 것은?

> • actin 단백질이 나선상으로 중합
> • 장원섬유, 근원섬유, 신경원섬유 등
> • 세포의 골격, 구조 유지, 수축 및 운동에 관여함

① 리보솜   ② 미세소관   ③ 미세섬유

④ 과산화소체   ⑤ 사립체(미토콘드리아)

☑ 정답 ③

☑ 문헌 김종연 외, 알기쉬운 인체생리학, 고문사, 2018, p.19

☑ 해설

> ▸ 미세섬유(microfilament)는 세포의 골격, 구조 유지, 수축 및 운동에 관여한다.

065 체액의 삼투압과 같은 용액으로 옳은 것은?

① 등장액(isotonic solution)

② 고장액(hypertonic solution)

③ 저장액(hypotonic solution)

④ 현탁액(suspension)

⑤ 유탁액(emulsion)

☑ 정답 ①

☑ 문헌 이인모 외, Basic Medicine 기초의학, 학지사메디컬, 2019, p.20

☑ 해설

> ▸ ① 등장액(isotonic solution) : 체액의 삼투압과 같은 삼투압을 가진 용액
>
>   예) 0.9% NaCl용액인 생리식염수
>
> ② 고장액(hypertonic solution) : 높은 삼투압을 가진 용액
>
>   예) 1.0% NaCl
>
> ③ 저장액(hypotonic solution) : 낮은 삼투압을 가진 용액
>
>   예) 0.8% NaCl

066 핵(nucleus)의 기능이 아닌 것은?

① 대사 조절　　　　② 세포 분열 조절　　　　③ 단백질 합성 조절

④ ATP 생성　　　　⑤ 유전인자의 정보센터

☑ 정답 ④

☑ 문헌 강병우 외, 응급구조사 기초의학, 군자출판사, 2014, p.220

☑ 해설

　▶ 핵의 기능 : 대사 조절, 세포 분열 조절, 단백질 합성 조절, 유전인자의 정보센터

067 RNA염기에서만 볼 수 있는 핵산(nucleic acid)의 구성성분은?

① 티민(thymine)　　　　② 아데닌(Adenine)　　　　③ 시토신(Cytosine)

④ 구아닌(Guanine)　　　　⑤ 우라실(Uracil)

☑ 정답 ⑤

☑ 문헌 박희진 외, Paramedics 기초의학, 에듀팩토리, 2019, p.41

☑ 해설

　▶ RNA 염기 : Adenine, Cytosine, Guanine, Uracil

068 핵산의 구성요소인 (A)의 물질로 옳은 것은?

> 핵산(nucleic acid)은 염기(base), 5탄당(pentose), (A)으로 구성되어있다.

① 인산　　　　② 칼슘　　　　③ 지방

④ 단백질　　　　⑤ 탄수화물

☑ 정답 ①

☑ 문헌 박희진 외, Paramedics 기초의학, 에듀팩토리, 2019, p.41

☑ 해설

　▶ 5탄당을 중심으로 염기와 인산이 결합되어있다.

069 어떤 용질이 세포막을 경계로 한쪽보다 다른 쪽에 더 많이 있을 때 이를 무엇이라고 하는가?

① 전위　　　② 확산　　　③ 분극　　　④ 용액　　　⑤ 농도경사

☑ 정답 ⑤

☑ 문헌 최명애 외, 인체의 구조와 기능, 현문사, 2017. p.62

☑ 해설

▶ 농도경사(농도기울기, concentration gradient)란 어느 한쪽의 물질이 다른 쪽보다 많은 상태이며 보통 막을 경계로 형성된다.

070 Na^+-K^+-ATP분해효소가 기전성인 이유는?

① ATP형태의 에너지가 필요하므로

② 농도기울기를 역행해서 나트륨이 이동하므로

③ 나트륨과 칼륨을 반대방향으로 이동시키므로

④ 나트륨과 칼륨을 같은 방향으로 이동시키므로

⑤ 서로 다른 량의 나트륨과 칼륨을 반대방향으로 이동시키므로

☑ 정답 ⑤

☑ 문헌 이영돈 외, 해부생리학, 라이프사이언스, 2007, p.134

☑ 해설

▶ Na^+-K^+-ATP분해효소는 3개의 Na^+을 세포 밖으로 퍼내고 2개의 K^+을 세포 안으로 들여보내는 기전성 분자펌프이다.

071 유전인자의 주요 구성성분으로 옳은 것은?

① RNA　　　② DNA　　　③ 단백질　　　④ 리보솜　　　⑤ 사립체

☑ 정답 ②

☑ 문헌 박희진 외, Anatomy & Physiology, 군자출판사, 2015, p.26

☑ 해설

▶ DNA는 세포의 핵내에 있으며 유전자의 본체로 유전과 발생학적으로 중요한 역할을 한다.

072 다음 중 재생이 가장 어려운 세포는?

① 간세포　　　　　　　② 근육세포　　　　　　　③ 상피세포

④ 신경세포　　　　　　⑤ 거대세포

☑ 정답 ④

☑ 문헌 최명애 외, 인체의 구조와 기능, 현문사, 2017. p.232

☑ 해설

▶ 신경조직의 최소단위는 신경원이며, 세포체와 돌기로 구성되어있고 세포체란 돌기와 구별할 때 만 사용되는 명칭이며 보통은 신경세포라 한다.

073 다음과 같은 특징을 지닌 세포내 소기관으로 옳은 것은?

• 식균작용을 한다.
• 저산소증이 있을 때 많이 파괴된다.
• 백혈구와 거대 식세포에 많이 존재한다.
• 단백질, 다당류 등을 분해하는 가수분해효소를 가지고 있다.

---

① 중심립(centriole)

② 용해소체(lysosome)

③ 골기체(Golgi complex)

④ 사립체(mitochondria)

⑤ 세포질그물(endoplasmic reticulum)

☑ 정답 ②

☑ 문헌 해부학편찬위원회, 사람해부학, 범문에듀케이션, 2019. p.45

☑ 해설

▶ lysosome : 단백질, 다당류 등을 분해하는 가수분해효소를 가지고 있다.

식균작용을 한다.

저산소증이 있을 때 많이 파괴된다.

백혈구와 거대 식세포에 많이 존재한다.

074 체내 단백질 합성의 중추적인 역할을 하는 세포내 소기관으로 옳은 것은?

① 리보솜(ribosome)　　　② 용해소체(lysosome)　　　③ 골기체(Golgi complex)

④ 중심립(centriole)　　　⑤ 사립체(mitochondria)

☑ 정답 ①

☑ 문헌 해부학편찬위원회, 사람해부학, 범문에듀케이션, 2019. p.45

☑ 해설

▶ 리보솜 : 많은 량의 RNA 및 단백질로 구성된 거대분자

075 생체내에서 일어나는 삼투현상 결과를 설명한 것으로 옳은 것은?

① 50.50% 포도당을 정맥주사 했더니 적혈구가 용혈 되었다.

② 35.50% 포도당을 정맥주사 했더니 적혈구의 변화가 전혀 없었다.

③ 25.50% 식염고장액을 정맥주사 했더니 적혈구가 수축 되었다.

④ 20.85% 식염고장액을 정맥주사 했더니 적혈구가 용혈 되었다.

⑤　0.65% 식염저장액을 정맥주사 했더니 적혈구의 원형질이 분리되었다.

☑ 정답 ③

☑ 문헌 박희진 외, Paramedics 기초의학, 에듀팩토리, 2019, p.50

☑ 해설

▶ 생리적 식염수의 등장은 0.85%이다.

076 세포외 체액에 다량 함유되어있는 이온으로 옳은 것은?

① K^+　　　② Mg^{2+}　　　③ Ca^{2+}　　　④ P^-　　　⑤ SO^{4-}

☑ 정답 ③

☑ 문헌 박희진 외, Paramedics 기초의학, 에듀팩토리, 2019, p.54

☑ 해설

▶ 세포외 체액에 다량 함유 : Cl^-, Na^+, Ca^{2+}

077 인슐린의 간, 근육, 지방조직에 대한 작용으로 옳지 않은 것은?

① 혈당 농도를 저하시킨다.

② 케톤산 농도를 감소시킨다.

③ 지방산 농도를 감소시킨다.

④ 아미노산 농도를 감소시킨다.

⑤ 세포막의 포도당에 대한 투과성을 낮춘다.

☑ 정답 ⑤

☑ 문헌 전국응급구조학과교수협의회, 내과전문응급처치학, 도서출판 한미의학, 2018, p.319

☑ 해설

▶ 인슐린의 생리작용은 다양하지만 주된 표적기관은 골격근, 지방조직, 간장으로 작용이 뚜렷하며 각 세포에서 세포막의 포도당에 대한 투과성을 높이고 있다.

078 부종의 원인으로 옳지 않은 것은?

① 나트륨의 정체

② 림프계의 폐쇄

③ 혈관의 투과성 항진

④ 정맥 정수압의 증가

⑤ 혈장콜로이드 삼투압의 증가

☑ 정답 ⑤

☑ 문헌 박희진 외, Paramedics 기초의학, 에듀팩토리, 2019, p.312

☑ 해설

▶세포외액이 비정상적으로 다량 축적되는 것을 부종이라 하며, 나트륨의 정체, 림프계의 폐쇄, 혈관의 투과성 항진, 정맥 정수압의 증가, 혈장콜로이드 삼투압이 감소되는 경우 등이다.

079 다음과 같은 특징을 갖는 물질로 옳은 것은?

> • 상보적인 수소결합을 하고 있다.
> • 세포의 핵, 엽록체, 미토콘드리아 등에 있다.
> • 유전자의 본체이며, 유전 암호를 가지고 있다.

① DNA(deoxyribonucleic acid)

② RNA(ribonucleic acid)

③ mRNA(messenger RNA)

④ tRNA(transfer RNA)

⑤ rRNA(ribosomal RNA)

☑ 정답 ①

☑ 문헌 김종연 외, 알기쉬운 인체생리학, 고문사, 2018, p.13

☑ 해설

▸ DNA는 2중 나선구조로 되어있으며 A-T은 2중결합, G-C는 3중결합을 하고 있다.

080 다음과 같은 특징을 갖는 물질로 옳은 것은?

> • 세포의 핵소체(인), 리보솜, 세포질에 있다.
> • DNA의 암호를 받아 정보를 전달하여 단백질 합성

① DNA(deoxyribonucleic acid)

② RNA(ribonucleic acid)

③ mRNA(messenger RNA)

④ tRNA(transfer RNA)

⑤ rRNA(ribosomal RNA)

☑ 정답 ②

☑ 문헌 김종연 외, 알기쉬운 인체생리학, 고문사, 2018, p.19

☑ 해설

▸ RNA는 DNA의 암호를 받아 정보를 전달하여 단백질을 합성한다.

081 세포막을 통한 물질 이동현상이 아닌 것은?

① 확산   ② 삼투   ③ 여과   ④ 완충   ⑤ 촉진확산

☑ 정답 ④

☑ 문헌 박희진 외, Paramedics 기초의학, 에듀팩토리, 2019, p.47

☑ 해설

▶ 물질이동은 확산(diffusion), 촉진확산(facilitated diffusion), 삼투(osmosis), 여과(filtration) 등을 통해서 이루어진다.

082 세포막을 통한 물질의 이동 기전 중 확산(diffusion), 삼투(osmosis), 여과(filtration) 등과 같은 이동현상으로 옳은 것은?

① 수동수송   ② 능동수송   ③ 삼투수송   ④ 식세포작용   ⑤ 음세포작용

☑ 정답 ①

☑ 문헌 강병우 외, 응급구조사 기초의학, 군자출판사, 2014, p.218

☑ 해설

▶ 수동수송(passive transport) : 에너지(ATP)소모가 필요 없는 과정으로 단순한 분자들의 운동에 의한 결과로 발생하므로 자발적 이동이라고도 한다.

083 다음과 같은 물질 이동현상으로 옳은 것은?

· 물질분자가 높은 쪽의 용질이 낮은 곳으로 이동하여 최종적으로 농도가 같아지는 현상

① 확산(diffusion)   ② 여과(filtration)

③ 삼투(osmosis)   ④ 촉진확산(facilitated diffusion)

⑤ 능동수송(active transport)

☑ 정답 ①

☑ 문헌 김종연 외, 알기쉬운 인체생리학, 고문사, 2018, p.24

☑ 해설

▸ 물질분자가 높은 쪽의 용질이 낮은 곳으로 이동하여 최종적으로 농도가 같아지는 현상을 확산이라고 한다.

084 다음과 같은 물질 이동현상으로 옳은 것은?

> • 세포막에 있는 특정한 운반단백질과 결합하여 세포막을 통과
> • 농도가 높은 쪽에서 낮은 쪽으로 이동하며, 에너지를 소모하지 않음
> • 확산할 수 있는 최대량이 결정되어 어느 정도 올라가면 더 이상 확산되지 않음

① 확산(diffusion) ② 여과(filtration)

③ 삼투(osmosis) ④ 촉진확산(facilitated diffusion)

⑤ 능동수송(active transport)

☑ 정답 ④

☑ 문헌 김종연 외, 알기쉬운 인체생리학, 고문사, 2018, p.25

☑ 해설

▸ 확산할 수 있는 최대량이 결정되어 어느 정도 올라가면 더 이상 확산되지 않는 경우를 촉진확산(facilitated diffusion)이라고 한다.

085 다음과 같은 물질 이동현상으로 옳은 것은?

> • 여과지를 써서 액체와 고체 입자를 분리할 때 쓰는 방법
> • 내 · 외막에 압력차가 있을 때 막을 통해 액체가 이동하는 현상

① 확산(diffusion) ② 여과(filtration)

③ 삼투(osmosis) ④ 촉진확산(facilitated diffusion)

⑤ 능동수송(active transport)

☑ 정답 ②

☑ 문헌 박희진 외, Paramedics 기초의학, 에듀팩토리, 2019, p.50

☑ 해설

▸ 여과지를 써서 액체와 고체 입자를 분리하는 것을 여과라 한다.

086 다음과 같은 물질 이동현상으로 옳은 것은?

> • 반투막을 경계로 비투과성 용질과 투과성인 용매가 있을 때 반투과막에 미치는 압력

① 확산(diffusion)

② 여과(filtration)

③ 삼투(osmosis)

④ 촉진확산(facilitated diffusion)

⑤ 능동수송(active transport)

☑ 정답 ③

☑ 문헌 이인모 외, Basic Medicine 기초의학, 학지사메디컬, 2019, p.20

☑ 해설

▸ 반투막을 경계로 비투과성 용질과 투과성인 용매가 있을 때 반투과막에 미치는 압력을 삼투압이라 한다.

087 다음과 같은 상태의 용액으로 옳은 것은?

> • 어떤 용액과 삼투압이 같은 경우
> • 물의 이동현상이나 세포모양에 변화를 일으키지 않는다.

① 등장액(Isotonic solution)

② 저장액(Hypotonic solution)

③ 고장액(Hypertonic solution)

④ 현탁액(suspension)

⑤ 유탁액(emulsion)

☑ 정답 ①

☑ 문헌 이인모 외, Basic Medicine 기초의학, 학지사메디컬, 2019, p.20

☑ 해설

▸ 체액의 등장은 0.85~0.9%이다. 이보다 높으면 고장액, 낮으면 저장액이라 한다.

088 다음과 같은 상태의 용액으로 옳은 것은?

> • 어떤 용액보다 낮은 삼투압을 가진 용액

① 등장액(Isotonic solution)

② 저장액(Hypotonic solution)

③ 고장액(Hypertonic solution)

④ 현탁액(suspension)

⑤ 유탁액(emulsion)

☑ 정답 ②

☑ 문헌 김종연 외, 알기쉬운 인체생리학, 고문사, 2018, p.27

☑ 해설

▶ 0.8% NaCl에 적혈구를 넣었을 때, 0.8% NaCl의 용매가 적혈구로 이동하는 현상으로 적혈구는 물을 흡수하여 부풀게 되고 심하면 용혈현상을 초래한다.

089 다음과 같은 상태의 용액으로 옳은 것은?

> • 어떤 용액보다 높은 삼투압을 가진 용액

① 등장액(Isotonic solution)

② 저장액(Hypotonic solution)

③ 고장액(Hypertonic solution)

④ 현탁액(suspension)

⑤ 유탁액(emulsion)

☑ 정답 ③

☑ 문헌 김종연 외, 알기쉬운 인체생리학, 고문사, 2018, p.27

☑ 해설

▶ 1.0% NaCl에 적혈구를 넣으면 적혈구내의 수분이 소금물 쪽으로 스며나가 적혈구는 수축 한다.

090 다음과 같은 물질 이동현상으로 옳은 것은?

> • 운반체 매개이동(carrier mediated transport)
> • 농도나 전기적 경사에 역행하여 일어나는 물질의 이동현상

① 삼투(osmosis)   ② 여과(filtration)   ③ 확산(diffusion)

④ 촉진확산(facilitated diffusion)   ⑤ 능동수송(active transport)

☑ 정답 ⑤

☑ 문헌 한국해부학교수협의회 편, 생리하, 정담미디어, 2005, p.59

☑ 해설
  ‣ Na+-k+pump등은 능동수송에 의해 일어난다.

091 다음과 같은 물질 이동현상으로 옳은 것은?

> • 외부로부터 들어온 병원균이나 거대분자의 이물질 처치를 위한 운반방식

① 여과(filtration)   ② 확산(diffusion)   ③ 용적운반(bulk transport)

④ 능동수송(active transport)   ⑤ 촉진확산(facilitated diffusion)

☑ 정답 ③

☑ 문헌 최명애 외, 인체의 구조와 기능, 현문사, 2017. p.69

☑ 해설
  ‣ 용적운반(대량운반, bulk transport)
    (1) 세포내이입(endocytosis)
        ① phagocytosis(cell eating) : 식세포 작용, 고형 물질을 삼키는 방식
        ex) 세균을 백혈구가 먹는 방식
        ② pinocytosis(cell drinking) : 음세포 작용, 액성 물질을 삼키는 방식
        ex) 효소, 호르몬, 항체 등 작은 물질이 이동, 모세혈관 벽의 세포
    (2) 세포외유출(exocytosis) : 토세포 작용
        ex) 내분비선, 소화선의 물질이 분비 소낭에 싸여 세포 밖으로 이동

092 성인 남성을 기준으로 한 총체액량–세포내액–세포외액의 조성으로 옳은 것은?

① 약 60%–30%–20%

② 약 60%–20%–20%

③ 약 60%–40%–20%

④ 약 70%–20%–10%

⑤ 약 70%–15%–15%

☑ 정답 ③

☑ 문헌 한국해부학교수협의회 편, 생리학, 정담미디어, 2005, p.63

☑ 해설

▸ 총체액량 - 세포내액 - 세포외액의 조성은 60% - 40% - 20% 정도이다.

093 세포내액의 전해질 중 가장 많이 분포되어 있는 것은?

① K^+ ② Mg^{2+} ③ Na^+

④ Cl^- ⑤ H^+

☑ 정답 ①

☑ 문헌 박희진 외, Paramedics 기초의학, 에듀팩토리, 2019, p.54

☑ 해설

▸ 가장 많은 세포내액의 전해질은 K+이다.

094 세포외액의 전해질 중 가장 많이 분포되어 있는 것은?

① K^+ ② Mg^{2+} ③ Na^+

④ Cl^- ⑤ H^+

☑ 정답 ③

☑ 문헌 박희진 외, Paramedics 기초의학, 에듀팩토리, 2019, p.54

☑ 해설

▸ 가장 많은 세포외액의 전해질은 Na+ 이다.

095 모세혈관에서 액체 이동현상으로 옳은 것은?

① 액압, 혈장교질삼투압

② 액압, 조직압

③ 액압, 조직교질삼투압

④ 조직압, 조직교질삼투압

⑤ 혈장교질삼투압, 조직교질삼투압

☑ 정답 ⑤

☑ 문헌 한국해부학교수협의회 편, 생리학, 정담미디어, 2005, p.63

☑ 해설

▸ 모세혈관에서 액체이동은 혈장교질삼투압과 조직교질삼투압에 의한다.

096 화재현장에서 매연을 흡입했을 때 가래를 분비해 내는 상피로 옳은 것은?

① 편평상피　　　② 원주상피　　　③ 입방상피

④ 섬모상피　　　⑤ 중층편평상피

☑ 정답 ④

☑ 문헌 한국해부생리학교수협의회 편, 사람해부학, 현문사, 2012, p.33

☑ 해설

▸ 기도에는 이물질을 수송하는 섬모를 갖는 상피세포가 있다.

097 신경세포를 구성하는 부위가 아닌 것은?

① 네프론　　　② 수상돌기　　　③ 슈반세포

④ 닛슬소체　　　⑤ 랑비에결절

☑ 정답 ①

☑ 문헌 박희진 외, Paramedics 기초의학, 에듀팩토리, 2019, p.70

☑ 해설

▸ 네프론은 신장의 기본단위이다.

098 조직의 기능이 아닌 것은?

① 흡수

② 운반

③ 분비

④ 보호

⑤ 식작용

☑ 정답 ⑤

☑ 문헌 박희진 외, Paramedics 기초의학, 에듀팩토리, 2019, p.71

☑ 해설

▸ 조직의 기능 : 흡수(absorption), 운반(transport), 분비(secretion), 보호(protection), 감각수용(sensory reception)

099 조직손상 시 세포반응의 순서로 옳은 것은?

가. 호중구와 단핵구 자극	나. 호중구 혈구유출
다. 호중구 주화성	라. 호중구에 의한 식작용

① 가→나→다→라

② 가→나→라→다

③ 가→다→라→나

④ 나→다→라→가

⑤ 다→라→가→나

☑ 정답 ①

☑ 문헌 박희진 외, 알기쉬운 병리학, 메디컬코리아, 2007, p.68

☑ 해설

▸ 호중구의 식작용 후에는 농이 형성된다.

100 조직손상 시 혈관반응의 순서로 옳은 것은?

| 가. 혈관이완 | 나. 백혈구의 조직누출로 부종 |
| 다. 부종에 의한 압박으로 통증 | 라. 기능소실 |

① 가→나→다→라

② 가→나→라→다

③ 가→다→라→나

④ 나→다→라→가

⑤ 다→라→가→나

☑ 정답 ①

☑ 문헌 박희진 외, 알기쉬운 병리학, 메디컬코리아, 2007, p.68

☑ 해설

▸ 혈관이 이완되고 모세혈관이 충혈되면 홍조와 열을 초래한다.

101 다음과 같은 특징이 있는 항체는?

| • 혈중에 극소량 있다. | • 아토피성 피부염과 관련이 많다. |
| • 기생충 감염에 대해 효과적인 작용을 한다. | |

① Ig A   ② Ig D   ③ Ig E

④ Ig G   ⑤ Ig M

☑ 정답 ③

☑ 문헌 전국응급구조학과교수협의회, 내과전문응급처치학, 도서출판 한미의학, 2018, p.521

☑ 해설

▸ Ig E는 생체에 대해 나쁜 방향으로 작용하는 일이 많으며, 조직 비만세포에 붙는 성질이 있으며 그것이 나중에 온 항원과 결합하면 수분 내에 히스타민 같은 물질을 분비하여 즉각적인 과민반응을 일으킨다.

102 다음과 같은 특징이 있는 항체는?

> • 세균의 파괴작용을 한다.　　　　• 보체결합, 조효소 역할도 한다.
> • 면역반응에서 최초로 생성 된다.

① Ig A　　　　② Ig D　　　　③ Ig E　　　　④ Ig G　　　　⑤ Ig M

☑ 정답 ⑤

☑ 문헌 전국응급구조학과교수협의회, 내과전문응급처치학, 도서출판 한미의학, 2018,
　 p.521

☑ 해설

　▸ 세균의 파괴작용을 하는데 혈액응집소도 이에 포함된다.

103 인체의 항체(면역글로불린)로 옳은 것은?

① Ig A　　　　② Ig B　　　　③ Ig C　　　　④ Ig F　　　　⑤ Ig H

☑ 정답 ①

☑ 문헌 전국응급구조학과교수협의회, 내과전문응급처치학, 도서출판 한미의학, 2018,
　 p.520

☑ 해설

　▸ 인체의 항체(면역글로불린)는 Ig A, Ig D, Ig E, Ig G, Ig M 등 5가지가 있다.

104 세포성 과민반응이라고 볼 수 있는 예로 옳은 것은?

① 태아적아구 혈증　　　　　　② 꽃가루에 의한 천식

③ 투베르쿨린(tuberculin)반응　　④ 비점막의 선분비물 증가

⑤ 페니실린 주사 후 후두 부종

☑ 정답 ③

☑ 문헌 박희진 외, Paramedics 기초의학, 에듀팩토리, 2019. p.103

☑ 해설

▸ 투베르쿨린액을 피하에 주사하면 지연형 과민반응(세포성)으로 결핵균에 감작된 사람에서는 8~12시간 후에 그곳이 붉어지고 굳어지며, 24~72시간후에 최고로 되고 그 후 점점 줄어든다.

105 이식 시의 거부반응의 기전으로 옳은 것은?

① 자가면역 반응　　　② 항원 매개성 반응　　　③ T세포 매개성 반응

④ B세포 매개성 반응　　　⑤ 개인숙주 면역반응

☑ 정답 ③

☑ 문헌 박희진 외, Paramedics 기초의학, 에듀팩토리, 2019. p.103

☑ 해설

▸ T세포 매개성 반응 : 이식편에서 유리되는 성분으로 감작된 감작 T림프구가 이식된 조직을 거부한다. 조직적합성 검사 상 부적합한 이식편을 이식했을 때 일어난다.

항체 매개성 반응 : 이식편의 거부는 정상에서 대략 2주일 정도에서 일어나지만 경우에 따라서는 2~3일내에 거부되는 경우가 있는데 이것은 항체에 의한다.

106 자가면역질환의 일반적인 현상으로 옳지 않은 것은?

① 청소년기에 주로 나타난다.

② 자가 항체를 인정 할 수 있다.

③ 변성 글로불린의 침착이 있다.

④ 조직학적으로 형질세포 침윤을 본다.

⑤ 코티코 스테로이드 치료가 효과적이다.

☑ 정답 ①

☑ 문헌 변영순 외, 병태생리학, 정담미디어, 2014. p.506

☑ 해설

▸ 위 4가지 외에도 2개 이상의 자가면역질환이 한 개체에서 흔히 중첩되며, 혈청이나 감작 T림프구에 의해 정상동물에 옮겨질 수 있다.

107 후천성 면역결핍 증후군(AIDS)의 특징으로 옳지 않은 것은?

① 동성연애자는 감염의 우려가 매우 높다.

② 수영장 등에서 함께 수영할 때도 감염될 수 있다.

③ HIV(Human Immunodeficiency virus)감염에 의한다.

④ 혈관 내 주사나 산모부터 태아로의 수직전파가 가능하다.

⑤ HIV는 환자의 림프조직, 정액, 질 분비물 등에서 분리할 수 있다.

☑ 정답 ②

☑ 문헌 박희진 외, Paramedics 기초의학, 에듀팩토리, 2019. p.111

☑ 해설

▸ AIDS의 감염기회가 높은 집단은 동성연애자, 마약 등을 혈관내에 주입하는 자, 혈우병 환자로써 지속적인 항혈우병인자를 주사 받는 자 등이다.

108 다음과 같은 특징이 있는 항체는?

> • 허파, 피부, 호염구 표면에 집중해 있다.
> • 알레르기와 아나필락시스 반응에 기여한다.
> • 혈청에서의 정상 농도는 0.01~0.04mg/dL이다.

① Ig A   ② Ig D

③ Ig E   ④ Ig G

⑤ Ig M

☑ 정답 ③

☑ 문헌 박희진 외, Paramedics 기초의학, 에듀팩토리, 2019. p.105

☑ 해설

▸ 환경적 항원들에 저항하는 1차적 방어를 제공하며 IgA에 반응한다고 믿는다.

109 면역 조절 화합물인 세포간 전령 단백질군으로 옳은 것은?

① 사이토카인(cytokine)

② 시토크롬(cytochrome) B

③ 시토크롬(cytochrome) C

④ 단백분해효소

⑤ 단백질키나아제(protein kinase)

☑ 정답 ①

☑ 문헌 이인모 외, Basic Medicine 기초의학, 학지사메디컬, 2019, p.237

☑ 해설

▶ 사이토카인은 생물학적 치료제중에서 가장 큰 군을 이루고 interferons, interleukin 및 조혈
성장 인자를 포함한다.

110 18세 남학생이 감기와 알레르기성 비염으로 비강상피세포가 섞인 콧물을 흐르고 있
다. 이 학생에게서 나타나는 염증의 종류로 옳은 것은?

① 화농성 염증

② 카타르성 염증

③ 섬유소성 염증

④ 장액성 염증

⑤ 출혈성 염증

☑ 정답 ②

☑ 문헌 박희진 외, Paramedics 기초의학, 에듀팩토리, 2019, p.97

☑ 해설

▶ 카타르성 염증(점액성염증)은 점막표층에 일어나는 대체로 가벼운 염증으로 점액상 피로부
터 장액이나 점액의 분비가 현저히 항진된다.

111 다음과 같은 특징을 갖는 비가역적인 세포손상으로 옳은 것은?

> - 뇌조직이 허혈성 손상을 받을 때 볼 수 있다.
> - 뇌경색의 경우 백질에서 전형적으로 나타난다.
> - 강한 가수분해 효소의 작용으로 일어나는 세균성 병소에서 잘 발생한다.

① 응고괴사 ② 액화괴사

③ 지방괴사 ④ 건락성괴사

⑤ 괴저성괴사

☑ 정답 ②

☑ 문헌 박희진 외, Paramedics 기초의학, 에듀팩토리, 2019, p.89

☑ 해설

  ▶ 액화괴사(liquefactive necrosis)는 뇌와 같이 반유동성 조직이 분포되어있는 부위에서 자주 나타나는데 강한 가수분해 효소의 작용으로 단백질 변성보다 용해소체의 작용이 먼저 발생하여 세포가 자가용해(autolysis)된다.

112 제 I 형 과민반응에 의한 자가면역성 질환으로 옳은 것은?

① 약제 알레르기

② 이식 거부반응

③ 전신성 홍반성 낭창

④ Rh혈액형 부적합임신

⑤ 전신성 아나필락시스

☑ 정답 ⑤

☑ 문헌 박희진 외, Paramedics 기초의학, 에듀팩토리, 2019, p.106

☑ 해설

  ▶ 제 I 형 과민반응은 anaphylactic type이라고 한다.

113 제Ⅱ형 과민반응에 의한 대표적인 질환으로 옳은 것은?

① 기관지천식　　　　　② 이식 거부반응

③ 전신성 홍반성 낭창　　④ Rh혈액형 부적합임신

⑤ 전신성 아나필락시스

☑ 정답 ④

☑ 문헌 박희진 외, Paramedics 기초의학, 에듀팩토리, 2019, p.106

☑ 해설

▶ 제Ⅱ형 과민반응은 적혈구, 백혈구, 혈소판 등의 세포표면에 존재하는 항원에 항체와 보체가 작용해서 보체 의존성 과민반응, 항체 의존성 세포매개 독성 반응, 항 수용체 항체에 의한 반응 등 3가지 기전에 의해 세포상해를 일으킨다.

114 종양의 진단에서 가장 정확하고 많이 이용되는 방법으로 옳은 것은?

① 세포학적 검사　　　　② 조직학적 검사　　　　③ 면역조직화학적 검사

④ 분자병리학적 검사　　⑤ DNA배수성 검사

☑ 정답 ②

☑ 문헌 박희진 외, Paramedics 기초의학, 에듀팩토리, 2019, p.76

☑ 해설

▶ 종양은 조직학적 검사가 가장 정확하고 많이 이용되는 방법이다.

115 양성종양의 특징으로 옳지 않은 것은?

① 성장 양상은 확장성이다　　② 출혈이 드물다　　　③ 괴사가 드물다

④ 전이가 없다　　　　　　　⑤ 피막 형성이 없다

☑ 정답 ⑤

☑ 문헌 이용덕 외, 알기쉬운 인체병리학, 학지사메디컬, 2018, p.172

☑ 해설

▶ 양성종양은 피막형성이 있다.

001 염증의 증상으로 볼 수 없는 것은?

① 동통   ② 발열   ③ 종창   ④ 현기증   ⑤ 기능장애

☑ 정답 ④

☑ 문헌 전국응급구조학과교수협의회, (사)한국응급구조학회, 응급구조사를 위한 병리학, 메디컬사이언스, 2018, p.18

☑ 해설

▸ 셀서스(Celsus)가 밝힌 염증의 4대 징후는 발적(조홍), 동통(통증), 발열(열감), 종창이며, 갈레노스(Galenos)는 기능장애를 추가하였다.

002 피부가 외상을 받아 반응을 나타내는 과정이다. A, B, C, D에 해당하는 증상으로 옳은 것은?

> • 신경성에 의한 (A)→유리된 히스타민으로 인하여 소정맥 및 모세혈관이 확장되어 (B)→축삭반사로 소동맥이 확장되어 (C)→혈관투과성 증가로 (D)

	①	②	③	④	⑤
A	발적	창백	종대	조홍	종대
B	창백	발적	조홍	발적	발적
C	종대	조홍	발적	종대	조홍
D	조홍	종대	창백	창백	창백

☑ 정답 ②

☑ 문헌 이한기 외, 병리학, 수문사, 2005, p.20

☑ 해설

▸ 처음 나타나는 창백은 신경성이며, 발적은 유리된 히스타민으로 인하여 소정맥 및 모세혈관이 확장되어 생기고, 조홍은 축삭반사로 소동맥이 확장되어 나타나며, 종대는 혈관투과성 증가로 삼출이 일어나는데 기인한다.

003 염증 시 혈관의 변화로 옳은 것은?

① 혈관확장　　　　　　② 혈관충혈　　　　　　③ 혈관수축

④ 혈류속도 증가　　　　⑤ 세동맥의 일시적 확장

☑ 정답 ①

☑ 문헌 강병우 외, 응급구조사 기초의학, 군자출판사, 2014, p.431

☑ 해설

▶ 세동맥의 일시적 수축 : 약한 경우에는 3～5초 내에 소실되지만 심한 경우에는 수분 간 진행된다.

혈관 확장 : 세동맥에 이어 모세혈관, 소정맥에 일어남으로 혈류가 빨라지고 혈류의 증가가 일어나서 그 부위에 열과 조홍을 일으킨다.

혈류속도의 감소 : 급성염증의 초기에는 확장된 세동맥, 모세혈관, 소정맥을 통하는 혈류의 속도가 대단히 빨라지는데 이것이 수 시간 계속되면, 혈류속도가 지연된다.

004 염증조직에서 세포외의 액체가 증가하는 상태는?

① 팽진　　　② 충혈　　　　동통　　　④ 삼출　　　⑤ 백혈구 침윤

☑ 정답 ④

☑ 문헌 감경윤 외, 알기쉬운 병리학, 메디컬코리아, 2007, p.69

☑ 해설

▶ 염증이 있을 때는 림프관을 통한 조직액의 환류도 증가하므로 결국 혈관에서 유출되는 삼출액의 량도 많아진다.

005 염증이 있을 때 백혈구에서 나타나는 초기반응으로 옳은 것은?

① 산소운반량을 증가시킴

② 혈관투과성을 감소시킴

③ 음성주화성으로 움직임

④ 호중구가 염증부위로 이동

⑤ 혈관수축과 내피세포로부터 분리

☑ 정답 ④

☑ 문헌 박희진 외, Paramedics 기초의학, 에듀팩토리, 2019. p.94

☑ 해설

▸ 염증이 있을 때 혈관투과성 증가, 양성주화성, 혈관확장과 내피세포에 유착되는 현상이 일
어난다.

006 삼출액의 특성이 다음과 같은 염증은?

> • 삼출물 속에 탈락상피가 섞인다.
> • 알레르기성 비염에서 흔히 볼 수 있다.

① 점액성 염증　　　② 출혈성 염증　　　③ 위막성 염증

④ 화농성 염증　　　⑤ 장액성 염증

☑ 정답 ①

☑ 문헌 박희진 외, Paramedics 기초의학, 에듀팩토리, 2019, p.96

☑ 해설

▸ 점액선을 함유하고 있는 조직, 즉 점막에 염증이 생겨 많은 점액을 분비하게 되는 경우.

007 염증반응에 관여하는 대식세포의 작용으로 옳지 않은 것은?

① 인터페론 분비　　　　　　② 백혈구의 삼투압 증가

③ 교원섬유를 용해하는 효소를 유리　　④ 창상치유를 돕는 성장 촉진인자 유리

⑤ 화학주성 및 투과성 인자 유리

☑ 정답 ②

☑ 문헌 변영순 외, 병태생리학, 정담미디어, 2014. p.42

☑ 해설

▸ 대식세포의 작용 : 교원섬유를 용해하는 효소를 유리, 창상치유를 돕는 성장 촉진인자 유리,
리소솜(lysosome)과 인터페론 분비, 화학주성 및 투과성 인자 유리, 탐식 및 소화작용, 프로
스타글란딘 유리 등의 작용 등이 있다.

008 만성염증에서 볼 수 있는 조직학적 변화로 옳지 않은 것은?

① 섬유화   ② 조직의 파괴   ③ 섬유아세포의 증식

④ 단핵세포의 침윤   ⑤ 근조직의 트로포닌 증가

☑ 정답 ⑤

☑ 문헌 변영순 외, 병태생리학, 정담미디어, 2014. p.53

☑ 해설

▸ 만성염증의 조직학적 변화는 장소, 원인과는 상관없이 비교적 일정한 변화를 볼수 있다.

009 염증에 관한 설명으로 옳은 것은?

① 죽은 조직에서도 일어난다.

② 괴사 조직에서도 일어난다.

③ B림프구와 T림프구가 관여한다.

④ 조직외상에 대한 특이적 세포적반응이다.

⑤ 혈액공급을 받는 조직에서만 일어난다.

☑ 정답 ⑤

☑ 문헌 변영순 외, 병태생리학, 정담미디어, 2014. p.49

☑ 해설

▸ 조직에서 염증의 흔적은 개체가 살아있는 동안 손상이 일어났다는 것이며, 염증의 흔적이 발견되지 않는다면 손상이 일어났을 때 이미 사망했다는 증거이다.

010 염증 시 열이 발생하는데 관여하는 물질로 옳은 것은?

① 세로토닌, 브라디키닌

② 브라디키닌, 프로스타글란딘

③ 히스타민, 브라디키닌

④ 내인성 발열인자, 브라디키닌

⑤ 내인성 발열인자, 프로스타글란딘

☑ 정답 ⑤

☑ 문헌 변영순 외, 병태생리학, 정담미디어, 2014. p.53

☑ 해설

▶ 프로스타글란딘과 뉴코트리엔은 염증반응 생산물로 혈관축소, 혈관확장, 혈관투과성 증가, 화학주성과 발열에 관여한다.

▶ 세로토닌(serotonin)은 투과성을 증가시키고, 브라디키닌(bradykinin)은 동통에 관여한다.

011 염증 시 인체에 나타나는 발열기전을 서술한 것이다. A, B, C의 내용으로 옳은 것은?

• 사람의 발열기전은 염증에 대하여 대식세포가 반응하여 발열물질을 유리하면 체온조절 중추인 (A)에 작용한다. 그것이 직접 또는 (B)분비에 의해 혈관 (C)을 일으키고, 열발산이 방지되어 체온이 오르게 된다.

	①	②	③	④	⑤
A	중뇌	시상하부	연수	시상하부	연수
B	브라디키닌	히스타민	브라디키닌	프로스타글란딘	프로스타글란딘
C	이완	수축	이완	수축	이완

☑ 정답 ④

☑ 문헌 박희진 외, Paramedics 기초의학, 에듀팩토리, 2019. p.94

☑ 해설

▶ 사람의 발열기전은 염증에 대하여 대식세포가 반응하여 발열물질을 유리하면 체온조절 중추인 시상하부에 작용한다. 그것이 직접 또는 프로스타글란딘 분비에 의해 혈관수축을 일으키고, 열발산이 방지되어 체온이 오르게 된다.

012 창상의 2차 융합에서 볼 수 있는 조직의 특징으로 옳은 것은?

① 결손이 거의 없다.　　　　　② 치유 후 이완된다.

③ 치유가 오래 걸린다.　　　　④ 육아조직이 거의 없다.

⑤ 반흔이 형성 되지 않는다.

☑ 문헌 이한기 외, 병리학, 수문사, 2005, p.42

☑ 해설

▸ 창상의 1차 융합은 감염이 없는 수술창 및 곧 봉합된 깨끗한 상처에서 일어날 수 있는데 이 때는 아주 소량의 육아조직이 생기고 그 자국도 작다.

2차 융합은 1차 융합과 다음과 같은 차이가 있다.

- 결손이 크고 다량의 염증 삼출물 및 파괴물의 제거가 필요하다.

- 치유가 오래 걸리고 다량의 육아조직 형성이 필요하다.

- 치유 후 수축되고 큰 반흔이 형성되며 피부 부속기관을 상실할 수 있다.

013 창상 치유에 영향을 미치는 국소적 인자로 옳은 것은?

① 연령　　　　　　　　　　　② 영양

③ 혈액성분의 변화　　　　　　④ 손상조직의 종류

⑤ 스테로이드 투여량

☑ 정답 ④

☑ 문헌 이한기 외, 병리학, 수문사, 2005, p.44

☑ 해설

▸ 창상 치유에 영향을 미치는 인자

- 전신적 인자 : 연령, 영양, 혈액성분의 변화, 당뇨병, 스테로이드 투여량

- 국소적 인자 : 손상조직의 종류, 감염, 혈액순환의 부적절, 창상 내 이물질

014 신생아에서 볼 수 있는 원발성 폐포 확장부전의 원인으로 옳은 것은?

① 모체의 마취

② 뇌의 호흡중추 미발육

③ 계면활성제의 결핍

④ 분만과정 혈액흡인

⑤ 산도를 통과할 때 분비물 흡인

☑ 정답 ②

☑ 문헌 이한기 외, 병리학, 수문사, 2005, p.53

☑ 해설

▶ 원발성 폐포확장 부전 : 뇌의 호흡중추 미발육으로 불충분한 호흡

속발성 폐포확장 부전 : 호흡을 하고 며칠 후에 사망했을 때 볼 수 있으며, 신생아가 산도를 통과할 때 분비물이나 혈액을 흡인했을 때, 모체의 마취로 태아의 호흡이 억압되었을 때, 계면활성제가 결핍되었을 때 등에서 볼 수 있다.

015 양성종양의 특징으로 옳은 것은?

① 괴사가 흔하다.　　　　　　② 출혈이 흔하다.

③ 피막형성이 없다.　　　　　　④ 성장속도가 빠르다.

⑤ 세포분열이 없거나 적다.

☑ 정답 ⑤

☑ 문헌 박희진 외, Paramedics 기초의학, 에듀팩토리, 2019, p.73

☑ 해설

▶ 양성종양의 특징 : 성장속도가 느리다. 피막형성이 있다. 출혈이 드물다. 괴사가 드물다. 경계가 명료하다. 세포분열이 없거나 적다. 재발이 드물다. 주위와의 유착이 없다. 색깔이 한결같다. 전이가 없다. 전신적인 영향이 적다.

016 악성종양의 조직학적 특징으로 볼 수 없는 것은?

① 핵분열이 많다　　　② 간질성분이 적다　　　③ 세포밀도가 높다

④ 세포분열이 보통 많다　　⑤ 성장속도가 느리다.

☑ 정답 ⑤

☑ 문헌 박희진 외, Paramedics 기초의학, 에듀팩토리, 2019, p.73

☑ 해설

▶ 세포 이형성(atypia, 비정형성)과 구조 이형성이 고도이다. 출혈 및 괴사가 있는 경우가 많으며 세포의 성질이 미분화이거나 다양성이다.

017 다음과 같은 특징을 보이는 샘암종(선암종, adenocarcinoma)으로 옳은 것은?

> • 점액분비가 심하다.
> • 종양전체가 젤리모양이다.
> • 현미경하에 많은 점액 중에 종양세포가 떠있다.

① 수양암종   ② 낭종암종

③ 점액선암종   ④ 원형세포암종

⑤ 유두관상선암종

☑ 정답 ③

☑ 문헌 박희진 외, Paramedics 기초의학, 에듀팩토리, 2019, p.78

☑ 해설

   ▶ 점액선암종은 점액을 대량 생성하는 샘암으로 단면은 젤라틴과 같이 끈끈하며 비교적 연하고 유방이나 창자 등에서 잘 발생한다.

018 다음과 같은 특징을 보이는 비상피성종양으로 옳은 것은?

> • 폐에 많이 전이된다.
> • 섬유모세포에서 기원하는 악성종양
> • 육안으로 종괴가 크고 출혈 및 괴사를 보인다.

① 점액종   ② 섬유육종

③ 평활근종   ④ 지방육종

⑤ 유두관상선암종

☑ 정답 ②

☑ 문헌 박희진 외, Paramedics 기초의학, 에듀팩토리, 2019, p.79

☑ 해설

   ▶ 섬유육종은 근막이나 피하조직에서 발생하며 악성도가 낮은 것으로부터 중등도, 고도의 것이 있다. 또한 뼈를 파괴하고 주위의 연부조직으로 침윤한다.

019 다음과 같은 특징을 보이는 악성신생물로 옳은 것은?

> • 멜라닌 형성 세포에서 발생 한다
> • 다른 피부암에 비해 전이가 빠르다.
> • 표재확산성, 결절성, 악성 검은 사마귀, 지단 검은 사마귀 등이 있다.

① 흑색종   ② 혈관종   ③ 신경교종   ④ 섬유육종 ⑤ 평활근종

☑ 정답 ①

☑ 문헌 변영순 외, 병태생리학, 정답미디어, 2014. p.71

☑ 해설

▸ 임상적으로 반점과 같은 색조를 띠는 표재확산성 흑색종, 사마귀 같이 나타나는 결절성 흑
색종, 검은 얼룩이 퍼진 것 같은 악성 검은 사마귀 흑색종, 팔다리 말단부에 불규칙한 모양
의 색소반점으로 나타나는 지단 검은 사마귀 흑색종 등이 있다.

020 리이드-스테른베르그(Reed-Sternberg)세포를 관찰할 수 있는 림프종으로 옳은 것
은?

① 흑색종   ② 신경교종   ③ 평활근육종

④ 융모암종   ⑤ 호지킨(Hodgkin)림프종

☑ 정답 ⑤

☑ 문헌 박희진 외, Paramedics 기초의학, 에듀팩토리, 2019, p.81

☑ 해설

▸ 리이드-스테른베르그(Reed-Sternberg)세포 : 호지킨(Hodgkin)림프종 등에서 현미경상으
로 발견할 수 있는 올빼미 눈모양의 거대 변형 세포.

021 만성 골수구성 백혈병과 관련이 있는 염색체로 옳은 것은?

① 18번   ② 20번   ③ 22번

④ X   ⑤ Y

☑ 정답 ③

☑ 문헌 이용덕 외, 알기쉬운 인체병리학, 학지사메디컬, 2018. p.451
☑ 해설

   ▸ 만성 골수구성 백혈병환자의 골수세포에 필라델피아염색체가 존재한다. 필라델피아
(Philadelphia)염색체는 장완의 단축을 특징으로 하는 22번 염색체의 이상이다.

022 세포기질의 상실로 인하여 기관의 필수조직이 감소하거나 세포의 크기가 감소하는
상태로 옳은 것은?

① 변성   ② 위축   ③ 용해

④ 상해   ⑤ 화생

☑ 정답 ②

☑ 문헌 박희진 외, Paramedics 기초의학, 에듀팩토리, 2019, p.85

☑ 해설

   ▸ 위축의 원인은 영양장애, 기능의 저하, 신경지배의 장애, 내분비선의 장애, 혈액공급의 감
소, 노령화 등이다.

023 지방변성을 설명한 것으로 옳은 것은?

① 단백질 대사 장애로 형성된다.

② 지방산, 포도당 등의 과다섭취로 발생한다.

③ 지방이 글리세린으로 변한 상태이다.

④ 호발장기는 폐, 이자, 십이지장 등이다.

⑤ 육안으로는 황색, 침범된 장기는 황반이나 점을 나타낸다.

☑ 정답 ⑤

☑ 문헌 박희진 외, Paramedics 기초의학, 에듀팩토리, 2019, p.88

☑ 해설

   ▸ 전자현미경상으로는 지방소적은 세포기질의 막에 싸이지 않고 그대로 유리되어있다.

024 **다음과 같은 특징을 나타내는 세포의 변화로 옳은 것은?**

> - 한 형의 분화된 조직에서 다른 조직으로 변하는 것.
> - 기관지의 섬모상피세포가 자극에 의해 편평상피세포로 변한다.
> - 스트레스에 민감한 세포가 이를 견딜 수 있는 다른 형으로 대치된다.

① 변성　　　② 위축　　　③ 용해　　　④ 상해　　　⑤ 화생

☑ 정답 ⑤

☑ 문헌 박희진 외, Paramedics 기초의학, 에듀팩토리, 2019, p.88

☑ 해설

　▸ 스트레스에 민감한 세포가 이를 견딜 수 있는 다른 형으로 대치되는 것은 적응성 화생이다.

025 **괴사를 설명한 것으로 옳은 것은?**

① 세포핵이 농축된 상태　　　　　② 세포의 혈액순환장애

③ 죽은 세포가 미이라화 된 상태　　④ 세포의 항상성과 물질대사 변화

⑤ 생체 내에서의 세포나 조직의 사망

☑ 정답 ⑤

☑ 문헌 박희진 외, Paramedics 기초의학, 에듀팩토리, 2019, p.89

☑ 해설

　▸ 괴사는 세포가 항상성을 유지할 수 있는 정도를 넘는 심한 손상을 입었을 때 초래 된다.

026 **알레르기검사나 백신접종 등을 위한 투여로 적합한 것은?**

① 피내　　　② 피하　　　③ 근육　　　④ 정맥　　　⑤ 설하

☑ 정답 ①

☑ 문헌 범진필, 임상약리학, 청구문화사, 2016. p.38

☑ 해설

　▸ 피내주사는 알레르기검사나 백신접종, 알레르기 탈감작, 사마귀제거, 피부봉합, 작은 수술

　　전의 국소마취제 주사 등에 사용된다.

027 근육주사 부위로 적합하지 않은 근육은?

① 삼각근   ② 배둔근   ③ 대퇴직근   ④ 외측광근   ⑤ 가시아래근

☑ 정답 ⑤

☑ 문헌 범진필, 임상약리학, 청구문화사, 2016. p.35

☑ 해설

▶근육주사 부위로 적합한 근육은 삼각근, 배둔근, 대퇴직근, 외측광근, 복둔근 등이다.

028 후천성면역결핍증(AIDS)의 전파경로로 옳지 않은 것은?

① 성교   ② 태반   ③ 혈액   ④ 호흡기계   ⑤ 피하 주사바늘 공유

☑ 정답 ④

☑ 문헌 박희진 외, Paramedics 기초의학, 에듀팩토리, 2019. p.111

☑ 해설

▶ 감염자의 약 75%가 성교에 의해 전파되며, 인간면역결핍바이러스(HIV)에 감염된 혈액은 주
사바늘을 공유함으로써 인체에 주입된다. 또한 HIV는 태반을 통과하여 아이를 감염시킨다.

029 중년남자에서 시행한 검사소견이 다음과 같았다. 이 환자의 진단으로 옳은 것은?

• HIV가 원인균이었다.
• 림프종이 발견되었다.
• 목구멍이 아프고 체중이 감소하였다.

① 하시모토병   ② 악성빈혈   ③ 루포이드 간염

④ AIDS   ⑤ 라이더 증후군

☑ 정답 ④

☑ 문헌 박희진 외, Paramedics 기초의학, 에듀팩토리, 2019, p.111

☑ 해설

▶HIV는 환자의 림프조직, 정액, 질분비물, 타액, 젖, 눈물, 뇌척수액 등에서 분리되며 성적접
촉, 혈관내주사 및 산모로부터 태아로의 수직전파를 통해 감염된다.

030 타액이나 젖과 같은 외분비 내 대부분을 차지하는 항체로 옳은 것은?

① IgA   ② IgD   ③ IgE   ④ IgG   ⑤ IgM

☑ 정답 ①

☑ 문헌 박희진 외, Anatomy & Physiology, 군자출판사, 2015, p.150

☑ 해설

▸ 혈청 속의 대부분 항체는 IgG 타입이며, 외분비 내 대부분은 IgA 이다. IgE 항체는 알레르기
반응에 관여한다.

031 순환 항체 중 가장 많이 존재하여 항체로 옳은 것은?

① IgA   ② IgD   ③ IgE   ④ IgG   ⑤ IgM

☑ 정답 ④

☑ 문헌 최명애 외, 인체의 구조와 기능, 현문사, 2017. p.435

☑ 해설

▸ 혈청 속의 대부분(약 75%) 항체는 IgG 타입이며, 외분비 내 대부분은 IgA 이다.

032 눈, 코, 입안, 기도 및 소화관의 점막 등에 존재하여 국소면역에 관여하는 항체로 옳은 것은?

① IgA   ② IgD   ③ IgE   ④ IgG   ⑤ IgM

☑ 정답 ①

☑ 문헌 박희진 외, Paramedics 기초의학, 에듀팩토리, 2019, p.104

☑ 해설

▸ IgA 는 형질세포에 의해서도 생산되고 분비물에 많이 포함되어있다.

033 즉시 과민반응에서 알레르기 반응에 관여하는 항체로 옳은 것은?

① IgA   ② IgD   ③ IgE   ④ IgG   ⑤ IgM

☑ 정답 ③

☑ 문헌 전국응급구조학과교수협의회, 내과전문응급처치학, 도서출판 한미의학, 2018, p.521

☑ 해설

  ▸ 혈청 속의 대부분 항체는 IgG 타입이며, 외분비 내 대부분은 IgA 이다. IgE 항체는 알레르기 반응에 관여한다.

034 알레르기성 천식이나 아토피성 피부염 등, 즉시형 과민증을 나타내는 아종의 항체로 옳은 것은?

① IgA   ② IgD   ③ IgE   ④ IgG   ⑤ IgM

☑ 정답 ③

☑ 문헌 최명애 외, 인체의 구조와 기능, 현문사, 2017. p.435

☑ 해설

  ▸ 이러한 증상들은 정상적인 IgG 항체 대신 IgE 아종의 항체를 생산하기 때문에 나타난다.

035 다음과 같은 기능을 보이는 림프구로 옳은 것은?

• 이식거부 반응에 관여한다.   • 바이러스와 진균 감염을 방어한다.   • 세포매개 파괴로 희생세포를 죽인다.   • 암에 대한 면역 감시에 작용한다.

① B림프구   ② 살해 T림프구   ③ 보조 T림프구
④ 억제 T림프구   ⑤ 자연살해세포

☑ 정답 ②

☑ 문헌 박희진 외, Anatomy & Physiology, 군자출판사, 2015, p.149

☑ 해설

  ▸ 보조 T림프구와 억제 T림프구는 B세포와 살해 T세포(세포독성 T세포)의 반응을 조절한다.

036 T림프구와 대식세포들이 분비하는 면역반응 조절 폴리펩티드로 옳은 것은?

① 케모카인(chemokine)　　　　　② 코르티존(cortisone)

③ 세크레틴(secretin)　　　　　　④ 세로토닌(serotonin)

⑤ 사이토카인(cytokine)

☑ 정답 ⑤

☑ 문헌 이용덕 외, 알기쉬운 인체병리학, 학지사메디컬, 2018. p.63

☑ 해설

　▸ 림프구의 사이토카인(cytokine)을 림포카인(lymphokine)이라고 한다.

037 항원에 의해 T세포가 만들어내는 단백질 성분으로 옳은 것은?

① 케모카인(chemokine)　　② 림포카인(lymphokine)　　③ 세크레틴(secretin)

④ 세로토닌(serotonin)　　⑤ 인터루킨(interleukin)

☑ 정답 ⑤

☑ 문헌 박희진 외, Anatomy & Physiology, 군자출판사, 2015, p.149

☑ 해설

　▸ 이들 인터루킨(interleukin)은 1차적으로 T세포에 작용한다.

038 체액성 전해질 혼합물의 적용증으로 옳은 것은?

① 감염에 의한 고열　　　　　　② 비타민 B의 결핍

③ 착란 등의 신경장애　　　　　④ 호르몬분비의 불균형

⑤ 설사와 구토에 의한 탈수

☑ 정답 ⑤

☑ 문헌 구본기 외, 임상약리학, 정문각, 2005, p. 507

☑ 해설

　▸ 체액성 전해질 혼합물은 음식물 섭취가 어렵고 설사와 구토에 의한 탈수 시 전해질 균형을 위해 투여된다.

039 D5W 500mL에는 포도당이 몇 g 들어있는가?

① 5 　　　　② 10 　　　③ 15 　　　　④ 20 　　　　⑤ 25

☑ 정답 ⑤

☑ 문헌 김세은 외, 응급약리학, 한미의학, 2003, p. 64

☑ 해설

▸ 5g/100mL × 500mL = (2,500/100)g = 25g

040 등장성 결정질액에 속하는 용액은?

① 덱스트란 　　　　　② 락테이트 링거액 　　　　③ 5% 포도당액

④ 10% 포도당액 　　　⑤ 0.45%염화나트륨액

☑ 정답 ②

☑ 문헌 박희진 외, Paramedics 기초의학, 에듀팩토리, 2019, p.113

☑ 해설

▸ 덱스트란 : 인공교질액

5% 포도당액 : 저장성 포도당 용액

10% 포도당액 : 고장성 포도당 용액

0.45% 염화나트륨액 : 저장성 결정질액

001 감염에 관한 설명이다. A와 B에 들어갈 용어로 옳은 것은?

> • 미생물이 체내에 침입하여 일정한 부위에 머물러 있으면서 감염을 일으키는 경우를 (A) 감염이라 하며, 감염원이 알레르기 반응을 일으켜 원격 장기에 영향을 미치는 경우를 (B) 감염이라고 한다.

	①	②	③	④	⑤
A	전신	전신	병소	국소	국소
B	국소	병소	전신	병소	전신

☑ 정답 ④

☑ 문헌 박희진 외, Paramedics 기초의학, 에듀팩토리, 2019, p.120

☑ 해설

▶ 국소감염 : 미생물이 체내에 침입하여 일정한 부위에 머물러 있으면서 감염을 일으키는 경우

병소감염 : 감염원이 알레르기 반응을 일으켜 원격 장기에 영향을 미치는 경우

002 세균감염으로 세균이 낸 독소가 순환하여 여러 가지 증상을 나타내는 감염증은?

① 농혈증　　　　　② 패혈증　　　　　③ 과민증

④ 독혈증　　　　　⑤ 균혈증

☑ 정답 ④

☑ 문헌 변영순 외, 병태생리학, 정담미디어, 2014. p.477

☑ 해설

▶ 디프테리아(Corynebacterium diphtheriae)는 혈액 안으로 독소를 방출하거나 이차적인 독소혈청(toxemia)을 동반한 인두염을 유발한다.

003 바이러스의 특징으로 옳지 않은 것은?

① 박테리아보다 작다.

② 핵산의 형태로서 증식한다.

③ 물질대사 작용을 할 수 있다.

④ 한 종류의 핵산만 가지고 있다.

⑤ 고에너지화합물을 만드는 효소계가 없다.

☑ 정답 ③

☑ 문헌 박희진 외, Paramedics 기초의학, 에듀팩토리, 2019, p.119

☑ 해설

▸ 바이러스는 활물기생을 하며 성장해서 2분열을 할 수 없다.

004 다음과 같은 특징을 보이는 타액선 질환으로 옳은 것은?

> • 멈프스 바이러스(mumps virus) 감염에 의한다.
> • 이하선이 붓고 침 분비가 어려우며 통증을 동반한다.
> • 후유증으로 불임, 췌장염, 당뇨병을 앓을 수도 있다.

① 타석증(침돌증)

② 점액표피암종

③ 다형성 선종

④ 거대세포 봉입체 질환

⑤ 유행성귀밑샘염(볼거리)

☑ 정답 ⑤

☑ 문헌 전국응급구조학과교수협의회, 내과전문응급처치학, 도서출판 한미의학, 2018, p.552

☑ 해설

▸ 환자의 5~30%에서 고환, 난소, 유선, 췌장, 중추신경계를 침범하기도 한다.

005 다음과 같은 병인과 특징을 나타내는 신경계통 질환으로 옳은 것은?

> • 물을 마시려다 목구멍 경련을 일으킨다.
> • 연하불능으로 거품을 함유한 침을 흘린다.
> • 감염된 동물에게 물렸을 경우 바이러스는 척수와 뇌로 이동한다.

① 간질

② 파상풍

③ 광견병

④ 허혈발작

⑤ 대상포진

☑ 정답 ③

☑ 문헌 전국응급구조학과교수협의회, 내과전문응급처치학, 도서출판 한미의학, 2018, p.560

☑ 해설

▸ 광견병치료는 물린 즉시 물과 비누로 씻고 의사의 지시를 따른다.

006 광견병과 관련이 있는 내용으로 옳지 않은 것은?

① 물에 대한 공포

② 병원체는 탄저균이다.

③ 바이러스에 의한 뇌척수염

④ 열, 통증, 마비 등의 증상

⑤ 개, 고양이, 너구리 등의 보균자

☑ 정답 ②

☑ 문헌 전국응급구조학과교수협의회, 내과전문응급처치학, 도서출판 한미의학, 2018, p.560

☑ 해설

▸ 물을 보거나 마실 때 인후부에 경련이 발생하여 공수병이라고도 한다.

007 감각신경의 주행로를 따라 통증, 붉은 발진, 소포와 물집 등이 발생하는 신경계통의
질환으로 옳은 것은?

① 수막염   ② 광견병   ③ 파상풍   ④ 소아마비   ⑤ 대상포진

☑ 정답 ⑤

☑ 문헌 변영순 외, 병태생리학, 정담미디어, 2014. p.480

☑ 해설

   ▸ 대상포진은 대상포진 바이러스에 의한 급성바이러스 질환이다.

008 대상 포진에 관한 설명으로 옳은 것은?

① 입주위에 수포성 궤양을 형성한다.

② 흉부가 호발 부위이고 면역력이 없다.

③ 항암제 복용환자에서는 발생하지 않는다.

④ 산모의 경우 신생아 뇌염을 일으키기도 한다.

⑤ 지각신경 분포에 따라 편측성으로 수포성 발진을 일으킨다.

☑ 정답 ⑤

☑ 문헌 박희진 외, Paramedics 기초의학, 에듀팩토리, 2019, p.135

☑ 해설

   ▸ 특히 암말기환자 등에서 잘 발생한다.

009 진균성 피부질환으로 옳은 것은?

① 옴   ② 습진   ③ 칸디다증   ④ 단순포진   ⑤ 콘딜로마

☑ 정답 ③

☑ 문헌 변영순 외, 병태생리학, 정담미디어, 2014. p.353

☑ 해설

   ▸ 옴 : 진드기

    습진 : 피부의 과민반응 염증

010 아동기의 바이러스성 질환으로 옳지 않은 것은?

① 홍역 ② 풍진 ③ 수두 ④ 볼거리 ⑤ 발진티푸스

☑ 정답 ⑤

☑ 문헌 강병우 외, 응급구조사 기초의학, 군자출판사, 2014, p.470

☑ 해설

▸ 소아마비, 인플루엔자, 감기 등은 아동기 때 흔히 발생하는 바이러스성 질환이다. 발진티푸스는 리케차 감염.

011 합병증으로 남자의 고환염이나 신경전도성 청각장애를 유발할 수 있는 질환으로 옳은 것은?

① 풍진 ② 홍역 ③ 볼거리 ④ 소아마비 ⑤ 인플루엔자

☑ 정답 ③

☑ 문헌 전국응급구조학과교수협의회, 내과전문응급처치학, 도서출판 한미의학, 2018, p.552

☑ 해설

▸ 비록 고환염이나 신경전도성 청각장애가 둘 다 일반적으로 나타나지 않지만 볼거리(유행성귀밑샘염)를 진단하는데는 중요한 요소이다.

012 다음과 같은 특징을 보이는 아동기의 호흡기질환으로 옳은 것은?

- 후두경련이 일어나고 밤에 숨쉬기가 어렵다.
- parainfluenza virus 1과 2에 의해 발병한다.
- 상기도 감염으로 심한 기침을 하고 흡입협착음이 나타난다.

① 천식 ② 크룹 ③ 폐렴 ④ 인두염 ⑤ 만성기관지염

☑ 정답 ②

☑ 문헌 전국응급구조학과교수협의회, 내과전문응급처치학, 도서출판 한미의학, 2018, p.556

☑ 해설

  ▸ 후두기관지염이라고도 한다.

013 다음과 같은 증상을 보이는 질환으로 옳은 것은?

> • 화농성균 및 그 산물이 혈중에 들어가서 고열이 나고, 신체의 방어기전이 부분적으로 마비된 상태를 보인다.

① 균혈증   ② 농혈증   ③ 패혈증

④ 출혈증   ⑤ 비브리오혈증

☑ 정답 ③

☑ 문헌 박희진 외, Paramedics 기초의학, 에듀팩토리, 2019, p.140

☑ 해설

  ▸ 농혈증 : 화농성 세균이나 그 산물이 혈류에 들어가서 많은 농양을 만드는 경우.

    균혈증 : 세균이 순환혈액내에 들어가는 경우이며 그람음성균혈증은 치명적이다.

    독혈증 : 세균감염에서 세균이 낸 독소가 순환하여 여러 증상을 나타내는 것.

014 매개체가 이(louse)와 진드기인 감염질환으로 옳은 것은?

① 묘소병   ② 재귀열   ③ 앵무새병

④ 렙토스피라병   ⑤ 쯔쯔가무시병

☑ 정답 ②

☑ 문헌 박희진 외, Paramedics 기초의학, 에듀팩토리, 2019, p.137

☑ 해설

  ▸ 묘소병 : 고양이

    앵무새병 : 조류

    렙토스피라병 : 가축 등의 뇨

    쯔쯔가무시병 : 들쥐

015 츠츠가무시병의 매개자로 옳은 것은?

① 세균 　　　　　　② 진균 　　　　　　③ 리케차

④ 진드기 　　　　　⑤ 바이러스

☑ 정답 ④

☑ 문헌 박희진 외, Paramedics 기초의학, 에듀팩토리, 2019, p.132

☑ 해설

　▶ 츠츠가무시병의 감염원은 들쥐이며 매개자는 진드기이다.

016 감염경로가 같은 것은?

① A형 간염과 폐렴 　　　　　　② A형 간염과 AIDS

③ C형 간염과 AIDS 　　　　　　④ C형 간염과 대상포진

⑤ 대상포진과 단순포진

☑ 정답 ③

☑ 문헌 박희진 외, Paramedics 기초의학, 에듀팩토리, 2019, p.111

☑ 해설

　▶ HIV가 가장 높은 농도로 존재하는 곳은 환자의 혈액, 정액, 질분비물 등이며 C형 간염은 혈
　　액투석, 성교 등에 의해 많이 감염된다.

017 Neisseria gonorrhoeae세균에 의해 감염된 생식기계통 질환으로 옳은 것은?

① 임질 　　　　　　② 매독 　　　　　　③ 트리코모나스증

④ 생식기 사마귀 　　⑤ 후천성면역결핍증

☑ 정답 ①

☑ 문헌 전국응급구조학과교수협의회, 내과전문응급처치학, 도서출판 한미의학, 2018, p.564

☑ 해설

　▶ 임질은 성교에 의해 Neisseria gonorhoeae세균이 감염되어 발생하는 질병이다.

018 보건의료인에게 가장 많이 발생하는 감염경로로 옳은 것은?

① 접촉감염　　　　　② 공기감염　　　　　③ 비말감염

④ 체액감염　　　　　⑤ 매개감염

☑ 정답 ①

☑ 문헌 이용덕 외, 알기쉬운 인체병리학, 학지사메디컬, 2018. p.134

☑ 해설

▶ 보건의료인의 경우 직접감염인 접촉감염의 경우가 가장 많다.

019 감염성립의 숙주요인으로 옳지 않은 것은?

① 연령　　　　　　　② 운동량　　　　　　③ 기회감염

④ 생활습관　　　　　⑤ 유전적요인

☑ 정답 ②

☑ 문헌 이용덕 외, 알기쉬운 인체병리학, 학지사메디컬, 2018. p.136

☑ 해설

▶ 감염성립의 숙주요인 : 연령, 기회감염, 생활습관, 유전적요인

020 Penicillin의 약물 작용기전으로 옳은 것은?

① 세균을 직접적으로 사멸시킨다.

② 세균의 세포분열을 차단시킨다.

③ 세균의 핵 내 DNA합성을 방해한다.

④ 세균 내 mitochondria대사방해로 ATP생산을 억제시킨다.

⑤ 세균의 세포벽 성분 중 mucopeptide의 합성을 방해한다.

☑ 정답 ⑤

☑ 문헌 범진필, 임상약리학, 청구문화사, 2016. p.89

☑ 해설

▶ Penicillin은 세균의 세포벽 성분 중 mucopeptide의 합성을 방해한다.

021 후두기관지염(croup) 환자에게 투여되는 라세믹 에피네프린(racemic epinephrine)의 투여방법으로 적절한 것은?

① 흡입   ② 경구투여   ③ 피하주사

④ 근육주사   ⑤ 정맥내 투여

☑ 정답 ①

☑ 문헌 전국응급구조학과교수협의회, 기본 응급약리학, 도서출판 한미의학, 2014. p.228

☑ 해설

▶ 표준용량은 식염액에 희석된(2.25%) 약물 0.25~0.75mL이며 소형 네블라이저로 흡입투여한다. 후두덮개염의 치료에는 사용해서는 안된다.

022 1:1000농도의 에피네프린 투여경로로 가장 적절한 것은?

① 피내   ② 피하   ③ 근육   ④ 정맥   ⑤ 심장

☑ 정답 ②

☑ 문헌 박희진 외, Paramedics 기초의학, 에듀팩토리, 2019. p.549

☑ 해설

▶ 피하주사는 피부아래 근육을 덮고 있는 지방성피하조직으로 주사하는 것으로 에피네프린 1:1000은 항상 피하로 투여해야한다.

023 정맥선이 확보되지 않은 6세 이하의 소아에게 응급약물을 투여하기에 적절한 경로는?

① 기관   ② 설하   ③ 심장   ④ 골내   ⑤ 배꼽

☑ 정답 ④

☑ 문헌 전국응급구조학과교수협의회, 기본 응급약리학, 도서출판 한미의학, 2014. p.53

☑ 해설

▶ 골내(뼈속)투여는 근위경골의 전면에 주사침을 위치하여 투여한다.

024 일부세균 포자만 제외하고 미생물을 박멸시킬 수 있는 살균법으로 기관지내시경 등에 활용되는 소독법으로 옳은 것은?

① 멸균   ② 자비   ③ 낮은 수준의 소독

④ 중간 수준의 소독   ⑤ 높은 수준의 소독

☑ 정답 ⑤

☑ 문헌 전국응급구조학과교수협의회, 내과전문응급처치학, 도서출판 한미의학, 2018, p.529

☑ 해설

▸ 높은 수준의 소독 : EPA에 등록된 멸균액에 10~45초 담그거나 80~100℃에 30분동안 담근다.

025 광범위항생제를 투여하는 환자에게 질병을 유발할 수 있는 미생물로 옳은 것은?

① 곰팡이   ② 바이러스   ③ 리케치아

④ 포도상균   ⑤ 인플루엔자

☑ 정답 ①

☑ 문헌 전국응급구조학과교수협의회, 내과전문응급처치학, 도서출판 한미의학, 2018, p.515

☑ 해설

▸ 광범위항생제를 투여하게 되면 항생제가 세균을 죽일 때 곰팡이는 억제되지 않고 성장할 수 있기 때문이다.

001 뼈대근(골격근)의 무늬–조절방식–신경조절 등이 옳은 것은?

① 민무늬근(평활근)–수의적–운동신경

② 민무늬근(평활근)–불수의적–자율신경

③ 가로무늬근(횡문근)–수의적–운동신경

④ 가로무늬근(횡문근)–불수의적–자율신경

⑤ 가로무늬근(횡문근)–불수의적–운동신경

☑ 정답 ③

☑ 문헌 한국해부생리학교수협의회, 인체해부학(제4판), 현문사, 2017. p.137

☑ 해설

▶ 뼈대근(골격근)의 운동표적기관은 뼈 및 관절이며, 가로무늬근(횡문근)으로 수의운동을 하고 운동신경의 지배를 받는다.

002 근섬유(근세포)에 존재하는 단백질로 옳지 않은 것은?

① 액틴(actin)

② 미오신(myosin)

③ 액틴(actin)

④ 트립토판(tryptophan)

⑤ 트로포미오신(tropomyosin)

☑ 정답 ④

☑ 문헌 한국해부생리학교수협의회, 인체해부학(제4판), 현문사, 2017. p.137

☑ 해설

근섬유(근세포)에만 존재하는 단백질 4가지 : 액틴(actin), 미오신(myosin), 액틴(actin), 트로포미오신(tropomyosin) 이들 단백질은 근수축에 관여한다.

003 근원섬유의 굵은 근세사에 존재하는 단백질로 옳은 것은?

① 액틴(actin) ② 미오신(myosin) ③ 트로포닌(troponin)

④ 트립토판(tryptophan) ⑤ 트로포미오신(tropomyosin)

☑ 정답 ②

☑ 문헌 한국해부생리학교수협의회, 인체해부학(제4판), 현문사, 2017. p.138

☑ 해설

▸ 굵은 근세사는 모두 미오신 분자로 되어있다.

가는 근세사에 존재하는 단백질은 트로포미오신(tropomyosin), 액틴(actin), 트로포닌(troponin) 등이다.

004 목뿔뼈(설골)와 후두를 움직이는 근육으로 옳은 것은?

① 목뿔위근, 목뿔아래근 ② 목뿔위근, 뒤척추근 ③ 앞척추근, 가쪽척추근

④ 앞척추근, 목뿔아래근 ⑤ 목뿔위근, 가쪽척추근

☑ 정답 ①

☑ 문헌 한국해부생리학교수협의회, 인체해부학(제4판), 현문사, 2017. p.145

☑ 해설

▸ 목뿔뼈(설골)와 후두를 움직이는 근육 : 목뿔위근육(설골상근) - 두힘살근, 턱목뿔근, 턱끝목뿔근, 붓목뿔근 목뿔아래근육(설골하근) - 어깨목뿔근, 복장목뿔근, 복장방패근, 방패목뿔근

005 앞척추근육으로 옳은 것은?

① 붓목뿔근 ② 두힘살근 ③ 머리긴근 ④ 목널판근 ⑤ 어깨올림근

☑ 정답 ③

☑ 문헌 한국해부생리학교수협의회, 인체해부학(제4판), 현문사, 2017. p.147

☑ 해설

▸ 머리긴근(두장근) : 제3~6경추의 횡돌기에서 기시하여 후두골저부의 하면에 정지하고 두부의

굴곡에 관여한다.

▸ 붓목뿔근, 두힘살근 : 목뿔위근

▸ 목널판근 : 뒤척추근

▸ 어깨올림근 : 가쪽척추근

006 가슴부위 근육으로 옳은 것은?

① 돌림근   ② 목널판근   ③ 앞목갈비근

④ 반가시근   ⑤ 속갈비사이근

☑ 정답 ⑤

☑ 문헌 한국해부생리학교수협의회, 인체해부학(제4판), 현문사, 2017. p.154

☑ 해설

▸ 돌림근, 반가시근 : 깊은등근육

▸ 목널판근 : 뒤척추근

▸ 앞목갈비근 : 가쪽척추근

▸ 속갈비사이근(내늑간근) : 각 늑골 상연에서 기시하여 바로 위에 있는 늑골의 하연에 정지
한다.

007 배(복부)근육으로 옳은 것은?

① 배곧은근   ② 갈비밑근   ③ 목널판근

④ 반가시근   ⑤ 가슴가로근

☑ 정답 ①

☑ 문헌 한국해부생리학교수협의회, 인체해부학(제4판), 현문사, 2017. p.156

☑ 해설

▸ 배곧은근(복직근) : 백선 양쪽에서 세로로 배열된 근육

▸ 가슴가로근, 갈비밑근 : 가슴근

▸ 목널판근 : 뒤척추근

▸ 반가시근 : 깊은등근육

008 골반근육으로 옳은 것은?

① 배속빗근   ② 반가시근   ③ 큰허리근

④ 항문올림근   ⑤ 작은마름근

☑ 정답 ④

☑ 문헌 한국해부생리학교수협의회, 인체해부학(제4판), 현문사, 2017. p.157

☑ 해설

   ▸ 배속빗근, 큰허리근 : 복부근

   ▸ 반가시근 : 깊은등근

   ▸ 항문올림근(항문거근) : 치골미골근과 장골미골근으로 이루어져 있는 넓고 얇은 근육

   ▸ 작은마름근 : 얕은등근

009 어깨근육으로 옳은 것은?

① 앞톱니근   ② 빗장밑근   ③ 큰가슴근

④ 작은원근   ⑤ 어깨올림근

☑ 정답 ④

☑ 문헌 한국해부생리학교수협의회, 인체해부학(제4판), 현문사, 2017. p.159

☑ 해설

   ▸ 앞톱니근, 빗장밑근, 큰가슴근 : 얕은가슴근

   ▸ 어깨올림근 : 얕은등근

   ▸ 작은원근(소원근) : 견갑골 후면과 외측연에서 기시하여 상완골의 대결절에 정지한다.

010 위팔근육으로 옳은 것은?

① 부리위팔근   ② 어깨세모근   ③ 가시아래근

④ 어깨세모근   ⑤ 네모엎침근

☑ 정답 ①

☑ 문헌 한국해부생리학교수협의회, 인체해부학(제4판), 현문사, 2017. p.161

☑ 해설

▸ 부리위팔근(오훼완근) : 대흉근과 삼각근의 심부에 있으며 주된 근복은 상지에 두고 있으나 기능적으로 상완의 굴곡과 내전운동에 관여한다.

▸ 어깨세모근, 가시아래근, 어깨세모근 : 어깨근

▸ 네모엎침근 : 아래팔 앞칸근

011 볼기근육으로 옳은 것은?

① 속폐쇄근   ② 큰모음근   ③ 긴모음근

④ 엉덩허리근   ⑤ 네모엎침근

☑ 정답 ①

☑ 문헌 해부학편찬위원회, 사람해부학, 범문에듀케이션, 2019. p.305

☑ 해설

▸ 속폐쇄근(내폐쇄근) : 궁둥뼈가지, 두덩뼈아래가지, 작은골반앞 안쪽면에서 기시하여 넙다리뼈 큰돌기(대전자)에 닿는 근육

▸ 큰모음근, 긴모음근, 엉덩허리근 : 넙다리근

▸ 네모엎침근 : 아래팔 앞칸근

012 넙다리근육으로 옳은 것은?

① 위쌍둥이근   ② 바깥폐쇄근   ③ 작은볼기근

④ 엉덩허리근   ⑤ 넙다리네모근

☑ 정답 ④

☑ 문헌 대한해부학회, 알기쉬운 사람해부학, 현문사, 2019. p.147

☑ 해설

▸ 위쌍둥이근, 넙다리네모근, 바깥폐쇄근, 작은볼기근 : 볼기근

▸ 엉덩허리근은 강력한 넓적다리 굽힘근이다.

013 장딴지근육(비복근)의 기시부로 옳은 것은?
① 정강뼈   ② 넙다리뼈   ③ 종아리뼈
④ 발꿈치뼈   ⑤ 발허리뼈

☑ 정답 ②

☑ 문헌 대한해부학회, 알기쉬운 사람해부학, 현문사, 2019. p.172

☑ 해설

  ▶ 넙다리뼈에서 기시(origin)하여 발꿈치뼈에 닿는다(insertion)

014 근육의 건 속에 형성된 참깨모양의 작은 뼈로 건의 수축 방향을 바꾸는 기능을 하는
구조물은?
① 단골   ② 불규칙골   ③ 편평골
④ 종자뼈(종자골)   ⑤ 공기뼈(함기골)

☑ 정답 ④

☑ 문헌 한국해부생리학 교수협의회, 인체해부학, 현문사, 2007, p.76

☑ 해설

  ▶ 무릎뼈(슬개골) 등은 종바뼈(종자골)이다.

015 관절융기(과, condyle)의 해부학적 용어설명이 옳은 것은?
① 길이를 가진 돌출부위
② 꺼칠꺼칠한 면을 가진 부위
③ 관절하는 부위에 둥글고 원형으로 튀어나온 부위
④ 뼈나 뼈의 경계에서 튀어나와 능선을 이루는 부위
⑤ 뼈에서 튀어나와 있는 구조물로 근육이나 힘줄이 부착하는 부위

☑ 정답 ③

☑ 문헌 박희진 외, Paramedics 기초의학, 에듀팩토리, 2019, p.201

☑ 해설

▸ 결절(tubercle) : 뼈에서 튀어나와 있는 구조물로 근육이나 힘줄이 부착하는 부위

▸ 조면(tuberosity) : 꺼칠꺼칠한 면을 가진 부위

▸ 능(crest) : 뼈나 뼈의 경계에서 튀어나와 능선을 이루는 부위

▸ 돌기(process) : 길이를 가진 돌출부위

016 절구관절(구상관절)을 이루는 관절은?

① 무릎관절(슬관절)

② 팔꿉관절(주관절)

③ 어깨관절(견관절)

④ 손목관절(요골수근관절)

⑤ 척추사이관절(추간관절)

☑ 정답 ③

☑ 문헌 박희진 외, Paramedics 기초의학, 에듀팩토리, 2019, p.241

☑ 해설

▸ 절구관절(구상관절) : 관절두와 관절와가 모두 반구상이며 운동이 자유롭고 다축성이다.
예) 어깨관절(견관절), 엉덩관절(고관절) 등.

▸ 돌쩌귀관절(접번관절) : 두 관절면이 원주면과 원통면 접촉을 하는 관절. 마치 여닫이문의
돌쩌귀(접번)모양으로 한 방향으로만 운동을 할 수 있다. 예) 무릎관절(슬관절), 팔꿉관절
(주관절), 발목관절(거퇴관절), 마디뼈사이관절(지절간관절) 등.

▸ 안장관절(안상관절) ; 두 관절면이 말안장처럼 생긴 관절로 서로 직각방향으로 움직이는 2
축성관절이다. 예) 손목손허리관절(수근중수관절) 등.

▸ 타원관절(과상관절) : 두 관절면이 타원상을 이루고 그 운동은 타원의 장·단축에 해당하는
2축성 관절. 예) 손목관절(요골수근관절) 등

▸ 중쇠관절(차축관절) : 관절두가 완전히 원형이며 관절와내를 차륜과 같이 1축성으로 회전
운동을 하는 관절. 예) 가까운쪽·먼쪽노자관절(상·하요척관절) 등

▸ 평면관절 : 관절면이 평면에 가까운 상태로 약간 미끄럼운동으로 움직일 뿐이다. 예) 손목
뼈사이관절(수근간관절), 척추사이관절(추간관절) 등

017 무릎관절(슬관절)에서 볼 수 있는 관절의 형태는?

① 평면관절   ② 절구관절(구상관절)   ③ 안장관절(안상관절)

④ 타원관절(과상관절)   ⑤ 돌쩌귀관절(접번관절)

☑ 정답 ⑤

☑ 문헌 박희진 외, Paramedics 기초의학, 에듀팩토리, 2019, p.245

☑ 해설

▸ 무릎관절(슬관절)은 돌쩌귀관절(접번관절, 경첩관절)로 굴곡, 신전 등의 운동이 가능하다.

018 뼈의 세포바깥 바탕질에 존재하는 섬유로 옳은 것은?

① 케라틴(keratin)   ② 비멘틴(vimentin)   ③ 튜불린(tubulin)

④ 콜라겐(collagen)   ⑤ 라미닌(laminin)

☑ 정답 ④

☑ 문헌 이영돈 외, 해부생리학, 라이프사이언스, 2007, p. 99

☑ 해설

▸ 뼈의 세포바깥 바탕질에는 콜라겐(collagen)섬유가 존재한다.

019 몸통뼈대를 이루는 뼈로 옳지 않은 것은?

① 머리뼈   ② 복장뼈   ③ 갈비뼈   ④ 척추   ⑤ 발뼈

☑ 정답 ⑤

☑ 문헌 대한해부학회, 알기쉬운 사람해부학, 현문사, 2019. p.55

☑ 해설

▸ 몸통 뼈대 : 머리뼈(두개골), 복장뼈(흉골), 갈비뼈(늑골), 척추

020 머리뼈(두개골)에 속하는 뼈로 옳지 않은 것은?

① 콩알뼈(두상골)   ② 나비뼈(접형골)   ③ 벌집뼈(사골)

④ 광대뼈(권골)   ⑤ 마루뼈(두정골)

☑ 정답 ①

☑ 문헌 박희진 외, Paramedics 기초의학, 에듀팩토리, 2019, p.202

☑ 해설

▶ 콩알뼈(pisiform bone, 두상골)는 몸쪽 손목뼈로 세모뼈 손바닥쪽에서 이 뼈와 관절을 이루며 위팔뼈(상지골)에 속한다.

021 다리관절에 속하는 것으로 옳은 것은?

① 엉덩관절(고관절)   ② 노자관절(요척관절)

③ 팔꿈관절(주관절)   ④ 봉우리빗장관절(견쇄관절)

⑤ 복장빗장관절(흉쇄관절)

☑ 정답 ①

☑ 문헌 박희진 외, Paramedics 기초의학, 에듀팩토리, 2019, p.245

☑ 해설

▶ 다리관절 : 엉덩관절, 무릎관절, 정강종아리관절, 발목관절, 발목사이관절

022 아래팔뼈에 속하는 뼈로 옳은 것은?

① 자뼈, 노뼈   ② 어깨뼈, 자뼈   ③ 빗장뼈, 어깨뼈

④ 빗장뼈, 자뼈   ⑤ 어깨뼈, 노뼈

☑ 정답 ①

☑ 문헌 박희진 외, Paramedics 기초의학, 에듀팩토리, 2019, p.223

☑ 해설

▶ 빗장뼈(clavicle, 쇄골) : 가슴위쪽 좌우에 있는 한 쌍의 뼈.

▶ 어깨뼈(scapula, 견갑골) : 두 팔이 몸통에 연결되는 골격의 일부를 이루는 뼈.

▶ 노뼈(radius, 요골) : 아래팔의 바깥쪽에 있는 뼈.

▶ 자뼈(ulna, 척골) : 팔의 아랫마디에 있는 두 뼈 가운데 안쪽에 있는 뼈.

023 뼈에 관한 설명으로 옳지 않은 것은?

① 뼈모세관을 통해 영양을 공급받는다.

② 하버스계(Haversian system)가 있다.

③ 박판(라멜라, lamellae)층으로 형성되어있다.

④ 뼈모세포(조골세포)는 골소강 사이에 끼어있다.

⑤ 뼈의 구성성분으로 가장 많은 것은 탄산칼슘이다.

☑ 정답 ⑤

☑ 문헌 이인모 외, Basic Medicine 기초의학, 학지사메디컬, 2019. p.30

▸ 하버스계(Haversian system) : 뼈조직의 원형구역으로 뼈세포의 동심성 고리와 중심 혈관 주위의 뼈층판으로 구성되어있다.

▸ 영양은 세포로부터 혈관까지 뻗어있는 뼈모세관(canaliculi)을 통해 공급받는다.

▸ 뼈의 2/3는 무기질이며, 이 중 85%는 인산칼슘이고 10%는 탄산칼슘이다.

024 근육조직의 기능으로 볼 수 없는 것은?

① 운동성   ② 안정성   ③ 열생성   ④ 당조절   ⑤ 전해질균형

☑ 정답 ⑤

☑ 문헌 해부학편찬위원회, 사람해부학, 범문에듀케이션, 2019. p.235

☑ 해설

▸ 근육조직의 기능 : 운동성, 안정성, 몸의 출구와 통로의 조절, 당조절, 열생성

025 상피조직의 기능으로 옳지 않은 것은?

① 보호   ② 분비   ③ 배설   ④ 흡수   ⑤ 성장

☑ 정답 ⑤

☑ 문헌 해부학편찬위원회, 사람해부학, 범문에듀케이션, 2019. p.56

☑ 해설

▸ 경우에 따라서는 감각기능이나 수축기능도 한다.

026 외부환경의 유해한 물질에 대한 노출로 세포가 죽더라도 점액을 분비하여 기저막을
보호할 필요가 있는 부위에 가장 적절한 상피종류는?

① 이행상피   ② 중층편평상피   ③ 단층원주상피

④ 단층편평상피   ⑤ 거짓중층원주상피

☑ 정답 ⑤

☑ 문헌 최명애 외, 인체의 구조와 기능, 현문사, 2017. p.96

☑ 해설

▸ 거짓중층원주상피 : 기관과 큰 기관지의 벽에 많으며 점액을 분비하고 이동시켜 외부에서
들어온 불순물을 거른다.

027 심한 마찰에 노출되는 부위에 가장 적절한 상피종류는?

① 이행상피   ② 중층편평상피   ③ 단층원주상피

④ 단층편평상피   ⑤ 거짓중층원주상피

☑ 정답 ②

☑ 문헌 최명애 외, 인체의 구조와 기능, 현문사, 2017. p.96

☑ 해설

▸ 각질중층편평상피는 외부의 물리적 자극이 커지면 더욱 두꺼워진다.

028 3가지 연골을 설명한 내용이다. (A), (B), (C)에 해당하는 연골로 옳은 것은?

- (A)연골은 관절을 이루고 있는 뼈의 관절면을 덮고 있는 조직이다.
- (B)연골은 척추뼈의 몸통 사이에 있는 척추사이 원판에서 볼 수 있다.
- (C)연골은 바깥귀의 귓바퀴 속에서 볼 수 있다.

	①	②	③	④	⑤
A	탄력	섬유	유리	유리	섬유
B	섬유	탄력	섬유	탄력	유리
C	유리	유리	탄력	섬유	탄력

☑ 정답 ③

☑ 문헌 해부학편찬위원회, 사람해부학, 범문에듀케이션, 2019. p.69

☑ 해설

▸ 유리연골은 비교적 적은 양의 섬유를 가지고 있으며, 섬유연골은 척추에 전달되 는 충격을 흡수하는 역할을 한다. 탄력연골은 연골바탕질에 탄력섬유를 많이 가지고 있다.

029 특정한 기능을 수행할 수 있도록 모인 유사한 세포들의 집단으로 옳은 것은?

① 조직　　　　　　　② 기관　　　　　　　③ 계통
④ 소기관　　　　　　⑤ 기관계

☑ 정답 ①

☑ 문헌 해부학편찬위원회, 사람해부학, 범문에듀케이션, 2019. p.54

☑ 해설

▸ 세포가 모여 조직이 되고 조직은 기관을 형성한다. 기관은 기관계를 형성하고 여러 기관계 가 모여 하나의 개체를 이룬다.

030 골격근의 해부학적 구조이다. 외부에서 내부의 순서로 올바른 것은?

가. 근섬유속　　　나. 근섬유　　　다. 근원섬유　　　라. 필라멘트

① 가→나→다→라　　② 가→나→라→다　　③ 나→가→다→라
④ 나→가→라→다　　⑤ 다→가→나→라

☑ 정답 ①

☑ 문헌 한국해부생리학교수협의회 편, 사람해부학, 현문사, 2012, p.142

☑ 해설

▸ 외부로부터 근막, 골격근, 근섬유속, 근내막, 근섬유, 근원섬유, 필라멘트 순으로 구성되어 있다.

031 운동시 골격근에서 생성된 젖산 일부가 간에서 당신생을 통해 포도당으로 변하는 경로는?

① TCA 회로

② 구연산회로

③ 코리회로(Cori cycle)

④ 시크렙스회로(Krebs cycle)

⑤ 트르산회로(citric acid cycle)

☑ 정답 ③

☑ 문헌 이강이 외, 인체생리학, 현문사, 2019. p.71

☑ 해설

▸ 구연산회로, 크렙스회로, TCA회로, 시트르산회로는 같은 의미이다.

032 체내에서 열을 가장 많이 생산하는 기관으로 옳은 것은?

① 비장

② 췌장

③ 심근

④ 골격근

⑤ 내장근

☑ 정답 ④

☑ 문헌 한국해부학교수협의회 편, 생리학, 정담미디어, 2005, p.75

☑ 해설

▸ 체내에서 열을 가장 많이 생산하는 기관은 골격근과 간이지만, 이들이 특별히 온도가 높지 않고 신체 각 부위가 거의 같은 온도를 유지할 수 있는 것은 생성된 열이 혈액에 의하여 신체 각 부위로 분산되기 때문이다.

033 성인의 목뼈(경추)-등뼈(흉추)-허리뼈(요추)-엉치뼈(천골)-꼬리뼈(미골)을 구성하는 (A)와 (B)의 수로 옳은 것은?

• 7 - (A) - (B) - 1 - 1

	①	②	③	④	⑤
A	8	10	12	12	14
B	3	5	5	6	6

☑ 정답 ③

☑ 문헌 한국해부생리학교수협의회 편, 사람해부학, 현문사, 2012, p.56

☑ 해설

▶ 성인의 목뼈(경추)-등뼈(흉추)-허리뼈(요추)-엉치뼈(천골)-꼬리뼈(미골)을 구성하는 뼈의 수는 7-12-5-1-1이다.

034 뺨 부위에 있는 뼈로 옳은 것은?

① 광대뼈(관골)   ② 위턱뼈(상악골)   ③ 눈물뼈(누골)

④ 관자뼈(측두골)   ⑤ 벌집뼈(사골)

☑ 정답 ①

☑ 문헌 대한해부학회, 알기쉬운 사람해부학, 현문사, 2019. p.79

☑ 해설

▶ 광대뼈(관골)는 볼(뺨)의 윗부분을 이룬다.

035 입천장의 앞부분을 이루는 뼈로 옳은 것은?

① 광대뼈(관골)   ② 위턱뼈(상악골)   ③ 눈물뼈(누골)

④ 관자뼈(측두골)   ⑤ 벌집뼈(사골)

☑ 정답 ②

☑ 문헌 대한해부학회, 알기쉬운 사람해부학, 현문사, 2019. p.78

☑ 해설

▶ 위턱뼈(상악골)는 단단한 입천장의 앞부분을 이루며 위쪽 치아가 박혀있다.

036 뼈곁굴(부비동)을 갖고 있지 않는 뼈로 옳은 것은?

① 나비뼈(접형골)

② 이마뼈(전두골)

③ 아래턱뼈(하악골)

④ 위턱뼈(상악골)

⑤ 벌집뼈(사골)

☑ 정답 ③

☑ 문헌 대한해부학회, 알기쉬운 사람해부학, 현문사, 2019. p.79

☑ 해설

▶ 아래턱뼈(하악골)는 아래쪽 치아가 박혀있다.

037 인체에서 흔히 이용되는 다리근육주사 부위로 옳은 것은?

① 큰원근(대원근)

② 큰볼기근(대둔근)

③ 넓은등근(광배근)

④ 위팔두갈래근(상완이두근)

⑤ 넙다리네갈래근(대퇴사두근)

☑ 정답 ②

☑ 문헌 한국해부생리학교수협의회 편, 사람해부학, 현문사, 2012, p.178

☑ 해설

▶큰볼기근(대둔근)은 엉덩뼈(장골)의 뒤쪽에서 기시하여 넙다리뼈(대퇴골)의 뒤쪽에 이르고 엉덩관절(고관절)의 폄과 가쪽 돌림작용을 한다.

038 뼈를 지나 혈관과 신경이 통하는 둥근 구멍의 명칭으로 옳은 것은?

① 길　　　② 구멍　　　③ 틈새　　　④ 오목　　　⑤ 돌기

☑ 정답 ②

☑ 문헌 대한해부학회, 알기쉬운 사람해부학, 현문사, 2019. p.11

☑ 해설

▶ 뼈를 가로지르는 구멍은 둥글게 뼈를 뚫고 있는 부위이다.

039 뼈의 혈액공급 경로이다. A에 해당되는 혈관으로 옳은 것은?

• 영양동맥 → (A) → 모세혈관망 → 골막정맥

① 볼크만관　　　　　　　　　② 하버스관

③ 골수동맥　　　　　　　　　④ 빗장밑동맥(쇄골하동맥)

⑤ 동굴모세혈관(동양혈관)

☑ 정답 ③

☑ 문헌 이성호 외, 인체해부학, 현문사, 2005, p 69

☑ 해설

▶ 뼈에 관계되는 가장 큰 동맥은 영양동맥이며 골외막에서 가지를 내어 골간에 있는 영양공으로 들어가 여러개의 골수동맥으로 나뉜다.

040 뼈의 기능으로 옳지 않은 것은?

① 지지　　　② 보호　　　③ 조혈　　　④ 근부착　　　⑤ 호르몬 생산

☑ 정답 ⑤

☑ 문헌 한국해부생리학교수협의회, 인체해부학(제4판), 현문사, 2017. p.54

☑ 해설

▶ 뼈는 지지, 보호, 조혈, 무기질 저장, 근부착 등의 작용을 한다.

041 장골의 연골내골화 단계이다. 순서대로 나열된 것은?

가. 골수강의 형성	나. 해면골 형성에 의한 내강의 침입
다. 초자연골의 내강형성	라. 골막환 형성

① 가→나→다→라   ② 가→나→라→다   ③ 나→가→다→라

④ 다→라→가→나   ⑤ 라→다→나→가

☑ 정답 ⑤

☑ 문헌 이성호 외, 인체해부학, 현문사, 2005, p 73

☑ 해설

▶ 1단계 : 초자연골 형태를 둘러싸는 골막환의 형성

2단계 : 연골형태 안에 있는 초자연골의 내강형성

3단계 : 골막아와 해면골 형성에 의한 내강의 침입

4단계 : 골화가 계속되는 동안 골수강의 형성

5단계 : 골단의 골화

042 골절 후 손상된 뼈의 재생과정이다. (A)와 (B)의 과정으로 옳은 것은?

• 골절부위에 혈병 형성 → (A) → 연골성경결 → (B) → 골절의 골결합

	①	②	③	④	⑤
A	상피조직	상피조직	섬유결합조직	섬유결합조직	해면조직
B	연골	해면골	연골	해면골	연골

☑ 정답 ④

☑ 문헌 이성호 외, 인체해부학, 현문사, 2005, p 76

☑ 해설

▶ 골절 후 손상된 혈관으로부터 나온 혈액은 골절부위에서 혈병을 형성한다. 혈병에 모세혈관과 결합조직세포가 들어가 혈병을 섬유결합조직으로 전환시키고, 다음에 연골성경결이라는 연골덩어리로 전환시킨다. 이 후 골원세포들이 연골성경결로 들어가서 연골을 해면골로 대치시킨다. 이후 골절부위의 골결합이 이루어진다.

043 크고 둔하며 거친 뼈의 돌출부 용어로 옳은 것은?

① 돌기   ② 전자   ③ 결절

④ 거친면(조면)   ⑤ 위관절융기(상과)

☑ 정답 ④

☑ 문헌 한국해부생리학교수협의회, 인체해부학(제4판), 현문사, 2017. p.6

☑ 해설

▶ 크고 둔하며 거친 돌기를 거친면(조면)이라고 한다.

044 뼈에 신경이나 혈관들이 지나가는 구멍의 해부학적 용어로 옳은 것은?

① 와   ② 구   ③ 동   ④ 공   ⑤ 열

☑ 정답 ④

☑ 문헌 한국해부생리학교수협의회, 인체해부학(제4판), 현문사, 2017. p.6

☑ 해설

▶ 와 : 뼈의 얕은 함몰부

구 : 뼈에 홈이 패이거나 깊은 함몰부

동 : 뼈 안에 공기가 들어있는 공간

열 : 갈라진 좁은 틈

045 얼굴뼈(안면골)를 이루는 뼈로 옳은 것은?

① 목뿔뼈(설골)   ② 관자뼈(측두골)   ③ 마루뼈(두정골)

④ 나비뼈(접형골)   ⑤ 이마뼈(전두골)

☑ 정답 ①

☑ 문헌 대한해부학회, 알기쉬운 사람해부학, 현문사, 2019. p.80

☑ 해설

▶ 이마뼈(전두골), 관자뼈(측두골)(1쌍), 마루뼈(두정골)(1쌍), 뒤통수뼈(후두골), 나비뼈(접형골), 벌집뼈(사골) 등 8개는 뇌머리뼈(뇌두개골)이다.

046 쌍을 이루는 뼈로 옳은 것은?

① 이마뼈(전두골)　　　② 관자뼈(측두골)　　　③ 벌집뼈(사골)

④ 나비뼈(접형골)　　　⑤ 뒤통수뼈(후두골)

☑ 정답 ②

☑ 문헌 대한해부학회, 알기쉬운 사람해부학, 현문사, 2019. p.73

☑ 해설

▸ 뇌머리뼈(뇌두개골) 중 관자뼈(측두골)와 마루뼈(두정골)는 1쌍으로 되어있다.

047 다음과 같은 해부학적 특징이 있는 뇌머리뼈(뇌두개골)로 옳은 것은?

> • 입체적인 나비모양이다.
> • 터키안이라는 함몰부가 있다.
> • 큰날개(대익) 및 작은날개(소익)가 쌍으로 외측으로 뻗어있다.

① 벌집뼈(사골)　　　② 관자뼈(측두골)　　　③ 마루뼈(두정골)

④ 나비뼈(접형골)　　　⑤ 뒤통수뼈(후두골)

☑ 정답 ④

☑ 문헌 대한해부학회, 알기쉬운 사람해부학, 현문사, 2019. p.73

☑ 해설

▸ 나비뼈(접형골)는 두개저 가운데 있으며 입체적인 나비모양이다.

048 다음과 같은 해부학적 특징이 있는 얼굴머리뼈(안면골)로 옳은 것은?

> • 말을 하거나 연하작용을 할 때 필요한 근육의 부착부위이다.
> • U자 모양으로 목부(경부)의 전방에 있는 후두와 턱뼈각(하악각) 사이에 있다.

① 코뼈(비골)　　　② 광대뼈(협골)　　　③ 보습뼈(서골)

④ 목뿔뼈(설골)　　　⑤ 입천장뼈(구개골)

☑ 정답 ④

☑ 문헌 대한해부학회, 알기쉬운 사람해부학, 현문사, 2019. p.80

☑ 해설
▶ 목뿔뼈(설골)는 두개의 뼈들과 관절하지 않고 관자뼈(측두골)의 붓돌기(경상돌기)와 이어진 경상골설골인대에 연결되어 있다.

049 앞숫구멍(대천문)의 해부학적 위치로 옳은 것은?

① 나비뼈(접형골)와 광대뼈(협골) 사이

② 이마뼈(전두골)와 마루뼈(두정골) 사이

③ 이마뼈(전두골)와 관자뼈(측두골) 사이

④ 뒤통수뼈(후두골)와 마루뼈(두정골) 사이

⑤ 뒤통수뼈(후두골)와 관자뼈(측두골) 사이

☑ 정답 ②

☑ 문헌 대한해부학회, 알기쉬운 사람해부학, 현문사, 2019. p.66

☑ 해설

▶ 큰(앞)숫구멍(대천문)은 좌우로 갈라진 이마뼈(전두골)와 마루뼈(두정골) 사이에 큰 다이아몬드 모양으로 생긴 부분이다.

050 뒤숫구멍(소천문)의 해부학적 위치로 옳은 것은?

① 나비뼈(접형골)와 광대뼈(협골) 사이

② 이마뼈(전두골)와 마루뼈(두정골) 사이

③ 이마뼈(전두골)와 관자뼈(측두골) 사이

④ 뒤통수뼈(후두골)와 마루뼈(두정골) 사이

⑤ 뒤통수뼈(후두골)와 관자뼈(측두골) 사이

☑ 정답 ④

☑ 문헌 대한해부학회, 알기쉬운 사람해부학, 현문사, 2019. p.66

☑ 해설

▶ 뒤숫구멍(소천문)은 뒤통수뼈(후두골)와 마루뼈(두정골) 사이에 작은 삼각형 모양으로 생긴 부분이며 출생 후 2∼3개월에 폐쇄된다.

051 다음과 같은 해부학적 특징이 있는 척추뼈(추골)로 옳은 것은?

> • 7개로 구성되어있으며 척주 중 가장 작은 척추뼈(추골)로 이루어졌다.
> • 고리뼈(환추), 중쇠뼈(축추), 솟을뼈(융추)라고 하는 척추뼈(추골)들이 있다.

① 목뼈(경추)　　　　　　　　　② 등뼈(흉추)

③ 허리등뼈(요추)　　　　　　　④ 엉치등뼈(천골)

⑤ 꽁무니뼈(미골)

☑ 정답 ①

☑ 문헌 대한해부학회, 알기쉬운 사람해부학, 현문사, 2019. p.58

☑ 해설

▶ 대부분의 목뼈(경추)는 작은 척추뼈몸통(추체)과 이분된 가시돌기(극돌기), 삼각형의 척추뼈구멍(추공), 척추동맥(추골동맥)이 통과하는 가로돌기구멍(횡돌기공)을 가진 가로돌기(횡돌기)가 있다.

052 복장뼈자루(흉골병), 복장뼈몸통(흉골체), 칼돌기(검상돌기) 등으로 이루어진 뼈는?

① 복장뼈(흉골)

② 허리뼈(요추)

③ 뒷머리뼈(후두개)

④ 갈비뼈(늑골)

⑤ 중간머리뼈(중두개)

☑ 정답 ①

☑ 문헌 대한해부학회, 알기쉬운 사람해부학, 현문사, 2019. p.61

☑ 해설

▶ 복장뼈(흉골)는 납작한 칼 모양의 뼈로 전흉벽 중앙에 위치하고, 상부의 복장뼈자(흉골병), 중간에 길게 늘어난 복장뼈몸통(흉골체), 하부의 뾰족한 칼돌기(검상돌기)의 3부분으로 되어있다.

053 복장뼈(흉골)와 직접 관절하는 참갈비뼈(진늑골, 척주흉골늑골)로 옳은 것은?

① 제1~5갈비뼈(늑골)
② 제1~6갈비뼈(늑골)
③ 제1~7갈비뼈(늑골)
④ 제1~8갈비뼈(늑골)
⑤ 제1~9갈비뼈(늑골)

☑ 정답 ③

☑ 문헌 대한해부학회, 알기쉬운 사람해부학, 현문사, 2019. p.61

☑ 해설
▶ 위쪽 7쌍의 갈비뼈(늑골)는 복장뼈(흉골)와 직접 관절한다.

054 뜬갈비뼈(부유늑골)에 해당하는 갈비뼈(늑골)로 옳은 것은?

① 제8~10갈비뼈(늑골)
② 제9~11갈비뼈(늑골)
③ 제10~12갈비뼈(늑골)
④ 제11~12갈비뼈(늑골)
⑤ 제12갈비뼈(늑골)

☑ 정답 ④

☑ 문헌 대한해부학회, 알기쉬운 사람해부학, 현문사, 2019. p.64

☑ 해설
▶ 제11~12갈비뼈(늑골)는 갈비뼈(늑골) 앞쪽 끝이 아무 곳에도 관절하지 않고 떠있다.

055 어깨뼈(견갑골) 외측각의 관절오목(관절와 glenoid fossa)과 관절하는 뼈로 옳은 것은?

① 복장뼈(흉골)
② 빗장뼈(쇄골)외측단
③ 제1갈비뼈(늑골)
④ 빗장뼈(쇄골)내측단
⑤ 위팔뼈머리(상완골두)

☑ 정답 ⑤

☑ 문헌 대한해부학회, 알기쉬운 사람해부학, 현문사, 2019. p.84

☑ 해설
▶ 관절오목(관절와)에는 위팔뼈머리(상완골두)가 관절된다.

056 자뼈(척골)와 노뼈(요골)의 해부학적 위치를 설명한 것이다. (A)와 (B)의 위치로 옳은 것은?

> • 자뼈(척골)는 아래팔(전완)의 (A)에 위치하고, 노뼈(요골)는 아래팔(전완)의 (B)에 위치한다.

	①	②	③	④	⑤
A	내측	내측	외측	외측	중앙
B	외측	중앙	내측	중앙	외측

☑ 정답 ①

☑ 문헌 대한해부학회, 알기쉬운 사람해부학, 현문사, 2019. p.87

☑ 해설

▶ 자뼈(척골)는 아래팔(전완)의 내측에 위치하여 가늘고 길며 몸쪽끝(근위단)이 크고, 노뼈(요골)는 아래팔(전완)의 외측에 위치하여 길고 가는 뼈로 먼쪽끝(원위단)이다.

057 손목을 이루는 손목뼈(수근골)의 갯수로 옳은 것은?

① 6개　　　　② 7개　　　　③ 8개　　　　④ 9개　　　　⑤ 10개

☑ 정답 ③

☑ 문헌 대한해부학회, 알기쉬운 사람해부학, 현문사, 2019. p.87

☑ 해설

▶ 8개의 작은 뼈(골)로 각각 4개씩 2열로 배열되어 있다.

058 다음과 같은 해부학적 특징이 있는 하지뼈로 옳은 것은?

> • 인체뼈 중 가장 길고 크다.
> • 노인들의 뼈줄기(골경)는 골절이 잘되며 뼈줄기(골경) 아래는 큰대퇴돌기(대전자)와 작은대퇴돌기(소전자)가 있다.

① 골반　　　　　② 정강뼈(경골)　　　　　③ 무릎뼈(슬개골)

④ 종아리뼈(비골)　　　⑤ 넙다리뼈(대퇴골)

☑ 정답 ⑤

☑ 문헌 박희진 외, Paramedics 기초의학, 에듀팩토리, 2019, p.234

☑ 해설

▶ 넙다리뼈(대퇴골)의 몸쪽끝(근위단)은 공 모양의 큰 넙다리뼈머리(대퇴골두)를 이루고 있으며, 볼기뼈(관골)의 절구(관골구)와 관절한다.

059 정강뼈(경골)와 종아리뼈(비골)의 해부학적 위치를 설명한 것이다. (A)와 (B)의 위치로 옳은 것은?

> • 정장뼈(경골)는 종아리(하퇴)의 (A)에 위치하고, 종아리뼈(비골)는 종아리(하퇴)의 (B)에 위치한다.

	①	②	③	④	⑤
A	내측	내측	외측	외측	중앙
B	외측	중앙	내측	중앙	외측

☑ 정답 ①

☑ 문헌 박희진 외, Paramedics 기초의학, 에듀팩토리, 2019, p.235

☑ 해설

▶ 정강뼈(경골)는 무겁고 종아리(하퇴)의 내측에 위치하며, 종아리뼈(비골)는 가느다란뼈로 종아리(하퇴) 외측에 위치한다.

060 발목을 이루는 발목뼈(족근골)의 갯수로 옳은 것은?

① 6개　　　　② 7개　　　　③ 8개　　　　④ 9개　　　　⑤10개

☑ 정답 ②

☑ 문헌 박희진 외, Paramedics 기초의학, 에듀팩토리, 2019, p.236

☑ 해설

▶ 발목뼈(족근골)의 모양은 손목뼈(수근골)의 모양과는 많이 다르다.

061 전후굴곡과 신전운동을 할 수 있는 경첩관절로 되어있는 뼈로 옳은 것은?

① 무릎관절(슬관절)　　　② 노자관절(요척관절)　　　③ 엉덩관절(고관절)

④ 어깨관절(견관절)　　　⑤ 손허리손가락관절(중수지절관절)

☑ 정답 ①

☑ 문헌 박희진 외, Paramedics 기초의학, 에듀팩토리, 2019, p.245

☑ 해설

▶ 팔꿉관절(주관절), 마디뼈사이관절(지절간관절) 등이 있다.

062 다리(하지)에 있는 관절로 옳은 것은?

① 어깨관절(견관절)　　　② 위팔자관절(완척관절)　　　③ 노자관절(요척관절)

④ 손목관절(요골수근관절)　⑤ 정강종아리관절(경비관절)

☑ 정답 ⑤

☑ 문헌 박희진 외, Paramedics 기초의학, 에듀팩토리, 2019, p.245

☑ 해설

▶ 어깨관절(견관절), 위팔자관절(완척관절), 노자관절(요척관절), 손목관절(요골수근관절) 등
은 팔 관절이다.

063 다리이음뼈(골반)에 있는 관절로 옳은 것은?

① 어깨관절(견관절)　　　　　　② 엉덩관절(고관절)

③ 정강종아리관절(경비관절)　　④ 엉치엉덩관절(천장관절)

⑤ 가운데노자관절(중요척관절)

☑ 정답 ④

☑ 문헌 대한해부학회, 알기쉬운 사람해부학, 현문사, 2019. p.92

☑ 해설

▶ 엉치엉덩관절(천장관절) : 엉치뼈(천골)와 엉덩뼈(장골)의 이상면 사이에 이루어진인대결합
및 섬유결합

064 머리(두부)와 목(경부)을 움직이는 근육으로 옳지 않은 것은?

① 작은마름근(소능형근) ② 머리가장긴근(두장근)

③ 목가장긴근(경장근) ④ 앞머리곧은근(전두직근)

⑤ 가쪽머리곧은근(외측두직근)

☑ 정답 ①

☑ 문헌 대한해부학회, 알기쉬운 사람해부학, 현문사, 2019. p.140

☑ 해설

▶ 앞머리곧은근(전두직근), 머리가장긴근(두장근), 목가장긴근(경장근), 가쪽머리곧은 근(외측
두직근)등은 머리(두부)와 목(경부)를 움직이는 척추앞근육(전추골근)에 속하는 근육이다.

065 장딴지를 이루는 근육으로 옳은 것은?

① 앞톱니근(전거근) ② 큰볼기근(이두박근) ③ 장딴지근(비복근)

④ 넙다리빗근(봉공근) ⑤ 가쪽넓은근(외측광근)

☑ 정답 ③

☑ 문헌 대한해부학회, 알기쉬운 사람해부학, 현문사, 2019. p.169

☑ 해설

▶ 장딴지근(비복근)은 넙다리뼈(대퇴골)의 안쪽위관절융기(내측상과)와 가쪽위관절융기(외
측상과)에서 기시한다.

066 후두융기(adam's apple)를 이루는 연골로 옳은 것은?

① 쐐기연골(설상연골) ② 방패연골(갑상연골)

③ 모꼴연골(피열연골) ④ 반지연골(윤상연골)

⑤ 후두덮개연골(후두개연골)

☑ 정답 ②

☑ 문헌 대한해부학회, 알기쉬운 사람해부학, 현문사, 2019. p.307

☑ 해설

▶ 후두연골 중 방패연골(갑상연골)은 좌·우판이 앞쪽 정중선에서 만나 목에서 튀어나와 있어 후두융기를 이룬다.

067 넙다리뼈몸통(대퇴골체) 상단부 외측상방에 있는 돌출부 명으로 옳은 것은?

① 큰돌기(대전자)

② 꼭지돌기(유양돌기)

③ 엉덩뼈능선(장골능)

④ 작은돌기(소전자)

⑤ 엉치뼈곶(천골곶)

☑ 정답 ①

☑ 문헌 대한해부학회, 알기쉬운 사람해부학, 현문사, 2019. p.95

☑ 해설

▶ 넙다리뼈몸통(대퇴골체) 상단부 외측상방은 큰돌기(대전자), 내측후방에는 작은돌기(소전자)가 돌출되어 있는데, 이곳은 많은 근육이 부착하는 곳이다.

068 칼돌기(검상돌기) 평면과 해부학적으로 거의 같은 높이에 해당되는 부위는?

① 제3목뼈(경추)

② 제5목뼈(경추)

③ 제2등뼈(흉추)

④ 제4등뼈(흉추)

⑤ 제9등뼈(흉추)

☑ 정답 ⑤

☑ 문헌 대한해부학회, 알기쉬운 사람해부학, 현문사, 2019. p.59

☑ 해설

▶ 칼돌기(검상돌기) 평면은 복장뼈몸체(흉골체)와 칼돌기(검상돌기)의 결합부를 지나는 높이이며, 제9등뼈(흉추) 높이에 해당한다.

069 목덜미(후경부)의 위치를 설명한 것으로 옳은 것은?

① 복장뼈(흉골) 상연에 패인 부위

② 목빗근(흉쇄유돌근)의 외측부와 주변

③ 방패연골(갑상연골)의 후두융기 부위

④ 뒤통수부위(후두부) 아래 중앙부 전체

⑤ 꼭지돌기(유양돌기)와 봉우리(견봉)를 연결하는 선 뒤쪽

☑ 정답 ⑤

☑ 문헌 대한해부학회, 알기쉬운 사람해부학, 현문사, 2019. p.15

☑ 해설

▶ 피부 아래쪽에는 등세모근(승모근)이 있다.

070 겨드랑부위(액와부)의 앞쪽과 뒤쪽의 근육으로 옳은 것은?

① 큰가슴근(대흉근), 작은가슴근(소흉근)

② 작은가슴근(소흉근), 앞톱니근(전거근)

③ 큰가슴근(대흉근), 어깨세모근(삼각근)

④ 큰가슴근(대흉근), 넓은근(광배근)

⑤ 어깨세모근(삼각근), 앞톱니근(전거근)

☑ 정답 ④

☑ 문헌 대한해부학회, 알기쉬운 사람해부학, 현문사, 2019. p.141

☑ 해설

▶ 겨드랑부위(액와부)는 큰가슴근(대흉근)과 넓은근(광배근)으로 둘러싸인 함몰부이다.

071 위배부위(상복부)에 있는 부위로 옳은 것은?

① 외측복부   ② 배꼽부위(제부)   ③ 샅굴부위(서혜부)

④ 두덩부위(치골부)   ⑤ 아래갈비부(하늑부)

☑ 정답 ⑤

☑ 문헌 한국해부생리학 교수협의회, 인체해부학, 현문사, 2007. p.27

☑ 해설

▶ 위배부위(상복부)에는 상위부(명치부)와 왼쪽 · 오른쪽아래갈비부(좌 · 우하늑부)가 있다.

072 가로막(횡격막)의 위치로 옳은 것은?

① 배안(복강)과 심막강 사이

② 가슴안(흉강)과 심막강 사이

③ 가슴안(흉강)과 배안(복강) 사이

④ 머리안(두개강)과 척수강 사이

⑤ 머리안(두개강)과 가슴안(흉강) 사이

☑ 정답 ③

☑ 문헌 대한해부학회, 알기쉬운 사람해부학, 현문사, 2019. p.144

☑ 해설

▶ 가로막(횡격막)은 가슴안(흉강)과 배안(복강) 사이에 위치한다.

073 머리뼈(두개골)를 형성하는 22개의 뼈를 옳게 분류한 것은?

	①	②	③	④	⑤
뇌머리(뇌두개)	4종 8개	4종 10개	6종 8개	6종 10개	8종 8개
얼굴뼈(안면골)	6종 14개	6종 12개	8종 14개	8종 12개	10종 14개

☑ 정답 ③

☑ 문헌 대한해부학회, 알기쉬운 사람해부학, 현문사, 2019. p.64

☑ 해설

▶ 머리뼈(두개골)는 뇌머리(뇌두개) 6종 8개와 얼굴뼈(안면골) 8종 14개, 모두 22개의 뼈로 구성되어있다.

074 나비뼈(접형골)의 원형구멍(정원공)으로 통과하는 신경으로 옳은 것은?

① 삼차신경   ② 눈신경(안신경)

③ 벌림신경(외전신경)   ④ 눈돌림신경(동안신경)

⑤ 도르래신경(활차신경)

☑ 정답 ①

☑ 문헌 한국해부생리학 교수협의회, 인체해부학, 현문사, 2007. p.88

☑ 해설

▶ 나비뼈(접형골)의 위눈확틈새(상안와열)로 통과 : 눈돌림신경(동안신경), 도르래신경(활차신경), 벌림신경(외전신경), 눈신경(안신경), 눈정맥(안정맥)

나비뼈(접형골)의 원형구멍(정원공)으로 통과 : 삼차신경의 위턱가지(상악지)

나비뼈(접형골)의 타원구멍(난원공)으로 통과 : 삼차신경의 아래턱가지(하악지)

나비뼈(접형골)의 뇌막동맥구멍(극공)으로 통과 : 중경막혈관

075 다음과 같은 특징을 나타내는 얼굴뼈(안면골)로 옳은 것은?

> • 턱끝구멍(이공)이 있다.
> • 상연은 아랫니를 수용한다.
> • U자 모양으로 얼굴뼈(안면골) 중 가장 크다.

① 보습뼈(서골)   ② 광대뼈(관골)

③ 아래턱뼈(하악골)   ④ 입천장뼈(구개골)

⑤ 아래코선반(하비갑개)

☑ 정답 ③

☑ 문헌 대한해부학회, 알기쉬운 사람해부학, 현문사, 2019. p.79

☑ 해설

▶ 아래턱뼈(하악골)는 턱을 구성하는 턱뼈몸통(하악체)과 뒤쪽 상방으로 돌출된 턱뼈가지(하악지)로 구분된다.

076 시옷봉합(인자봉합)의 해부학적 위치로 옳은 것은?

① 좌우 마루뼈(두정골) 사이

② 마루뼈(두정골)와 관자뼈(측두골) 사이

③ 이마뼈(전두골)와 관자뼈(측두골) 사이

④ 이마뼈(전두골)와 마루뼈(두정골) 사이

⑤ 마루뼈(두정골)와 뒤통수뼈(후두골) 사이

☑ 정답 ⑤

☑ 문헌 한국해부생리학교수협의회, 인체해부학(제4판), 현문사, 2017. p.63

☑ 해설

▶ 시옷봉합(인자봉합) : 마루뼈(두정골)와 뒤통수뼈(후두골) 사이

077 관상봉합의 해부학적 위치로 옳은 것은?

① 좌우 마루뼈(두정골) 사이

② 마루뼈(두정골)와 관자뼈(측두골) 사이

③ 이마뼈(전두골)와 관자뼈(측두골) 사이

④ 이마뼈(전두골)와 마루뼈(두정골) 사이

⑤ 마루뼈(두정골)와 뒤통수뼈(후두골) 사이

☑ 정답 ④

☑ 문헌 한국해부생리학교수협의회, 인체해부학(제4판), 현문사, 2017. p.63

☑ 해설

▶ 관상봉합 : 이마뼈(전두골)와 마루뼈(두정골) 사이

078 '고리뼈(환추)'라고 불리는 목뼈(경추)는?

① 제1목뼈(경추)　　　　　　② 제2목뼈(경추)

③ 제3목뼈(경추)　　　　　　④ 제4목뼈(경추)

⑤ 제5목뼈(경추)

☑ 정답 ①

☑ 문헌 대한해부학회, 알기쉬운 사람해부학, 현문사, 2019. p.58

☑ 해설

▶ 제1목뼈(경추) : 고리뼈(환추)

제2목뼈(경추) : 척추(축추)

제7목뼈(경추) : 솟을뼈(융추)

079 칼돌기(검상돌기)를 볼 수 있는 뼈로 옳은 것은?

① 꼬리뼈(미골)　　　　② 엉치뼈(천골)　　　　③ 복장뼈(흉골)

④ 갈비뼈(늑골)　　　　⑤ 빗장뼈(쇄골)

☑ 정답 ③

☑ 문헌 대한해부학회, 알기쉬운 사람해부학, 현문사, 2019. p.61

☑ 해설

▶ 칼돌기(검상돌기)는 청년기까지는 유리연골(초자연골)로 되어있고 복장뼈(흉골)의 하부를 이룬다.

080 다음과 같은 해부학적 특징을 갖는 뼈로 옳은 것은?

- 가느다란 막대 모양이다.
- 복장뼈(흉골)와 어깨뼈(견갑골)를 연결한다.
- 가슴우리(흉곽)의 앞 상단 제1갈비뼈(늑골) 바로 위에 수평하게 위치한다.

---

① 노뼈(요골)　　　　② 자뼈(척골)　　　　③ 위팔뼈(상완골)

④ 갈비뼈(늑골)　　　　⑤ 빗장뼈(쇄골)

☑ 정답 ⑤

☑ 문헌 대한해부학회, 알기쉬운 사람해부학, 현문사, 2019. p.84

☑ 해설

▶ 빗장뼈(쇄골)는 인체에서 가장 먼저 골화가 진행된다.

081 다음과 같은 해부학적 특징을 갖는 뼈로 옳은 것은?

> • 2면, 3연, 3각과 2돌기로 구성된다.
> • 전면은 갈비뼈(늑골)와 접하고 매끈하고 오목하다.
> • 가슴우리(흉곽) 후면 제2~7갈비뼈(늑골) 사이에 위치한 편평한 삼각형 모양이다.

① 위팔뼈(상완골)   ② 어깨뼈(견갑골)

③ 빗장뼈(쇄골)   ④ 복장뼈(흉골)

⑤ 갈비뼈(늑골)

☑ 정답 ②

☑ 문헌 대한해부학회, 알기쉬운 사람해부학, 현문사, 2019. p.84

☑ 해설

  ▶ 어깨뼈(견갑골)의 뒷면은 가로로 솟아오른 어깨뼈가시(견갑극)에 의해 위쪽의 가시위오목
    (극상와), 아래쪽의 가시아래오목(극하와)으로 구분된다.

082 다음과 같은 해부학적 특징을 갖는 뼈로 옳은 것은?

> • 팔뼈(상지골)에서 가장 길다.
> • 골체의 상반부는 원주상이고 하반부는 삼각주형이다.
> • 상단 내측에는 반구상의 뼈머리(골두)가 있어 어깨뼈(견갑골)와 관절 한다.

① 위팔뼈(상완골)   ② 어깨뼈(견갑골)

③ 빗장뼈(쇄골)   ④ 복장뼈(흉골)

⑤ 갈비뼈(늑골)

☑ 정답 ①

☑ 문헌 대한해부학회, 알기쉬운 사람해부학, 현문사, 2019. p.84

☑ 해설

  ▶ 위팔뼈(상완골)는 팔뼈(상지골)에서 가장 길고 상단, 골체, 하단으로 구분한다.

083 다음과 같은 해부학적 특징을 갖는 뼈로 옳은 것은?

> • 골반을 구성하는 뼈 중 가장 크고 좌우 1쌍이 있다.
> • 앞쪽에서 두덩뼈결합(치골결합)으로 관절하고 뒤쪽은 엉치뼈(천골)와 관절한다.
> • 외측면의 볼기뼈절구(관골구)는 넙다리뼈머리(대퇴골두)와 엉덩관절(고관절)을 이룬다.

① 볼기뼈(관골)　　　　② 정강뼈(경골)　　　　③ 종아리뼈(비골)

④ 무릎뼈(슬개골)　　　⑤ 넙다리뼈(대퇴골)

☑ 정답 ①

☑ 문헌 대한해부학회, 알기쉬운 사람해부학, 현문사, 2019. p.90

☑ 해설

▶ 볼기뼈(관골)는 척주와 자유다리뼈(자유하지골)를 연결시키는 뼈이다.

084 다음과 같은 해부학적 특징을 갖는 뼈로 옳은 것은?

> • 밤 모양의 편평골이다.
> • 전면은 다소 거칠고 후면은 매끄럽다.
> • 무릎 전면에 있는 인체에서 가장 큰 종자뼈(종자골)이다.

① 정강뼈(경골)　　　　② 발목뼈(족근골)　　　③ 무릎뼈(슬개골)

④ 종아리뼈(비골)　　　⑤ 넙다리뼈(대퇴골)

☑ 정답 ③

☑ 문헌 대한해부학회, 알기쉬운 사람해부학, 현문사, 2019. p.97

☑ 해설

▶ 뼈의 상단은 넓어지고, 하단은 뾰족해서 첨이라고 한다.

085 가슴우리(흉곽)를 이루는 복장뼈(흉골)–갈비뼈(늑골)–등뼈(흉추)의 갯수로 옳은 것은?

① 1–12–10　　② 1–18–12　　③ 1–24–12　　④ 2–12–12　　⑤ 2–24–14

☑ 정답 ③

☑ 문헌 한국해부생리학 교수협의회, 인체해부학, 현문사, 2007. p.145

☑ 해설

▶ 가슴우리(흉곽)는 1개의 복장뼈(흉골)와 24개(12쌍)의 갈비뼈(늑골), 그리고 12개의 등뼈(흉추)로 되어있다.

086 근육의 부착부위를 설명한 것이다. (A)와 (B)의 내용으로 옳은 것은?

• 운동이 한 방향으로만 가능하고 근육이 수축할 때 움직임이 없거나 적은 부착부위를 (A)라 하고, 움직임이 많은 부착부위는 (B)라고 한다.

	①	②	③	④	⑤
A	이는곳(기시부)	기시부	정지부	정지부	운동부
B	정지부	운동부	기시부	운동부	정지부

☑ 정답 ①

☑ 문헌 대한해부학회, 알기쉬운 사람해부학, 현문사, 2019. p.132

☑ 해설

▶ 운동이 두 방향 이상으로 되는 근육은 이는곳(기시부)과 정지부가 바뀌는 경우가 있다.

087 눈알(안구)을 위로 당기거나 모음(내전) 및 안쪽돌림(내측회전)에 관여하는 눈의 바깥눈근육(외안근)으로 옳은 것은?

① 위곧은근(상직근)　　　② 아래곧은근(하직근)　　　③ 안쪽곧은근(내측직근)

④ 아래빗근(하사근)　　　⑤ 위빗근(상사근)

☑ 정답 ①

☑ 문헌 대한해부학회, 알기쉬운 사람해부학, 현문사, 2019. p.232

☑ 해설

▶ 위곧은근(상직근)은 눈돌림신경(동안신경)의 지배로 눈알(안구)을 위로 당기거나 모음(내전) 및 안쪽돌림(내측회전)에 관여한다.

088 다음과 같은 특징이 있는 골반외측근으로 옳은 것은?

> • 가장 표면에 있는 사각형의 두꺼운 근육이다.
> • 다리(하지)의 근육 주사 부위로 흔히 이용된다.
> • 넙다리(대퇴)를 신전시키고 외측회전을 보조한다.
> • 앉을 때 궁둥뼈거친면(좌골조면)에 대한 쿠션역할을 하고 보행 시 몸을 세워준다.

① 큰볼기근(대둔근)　　　② 중간볼기근(중둔근)　　　③ 작은볼기근(소둔근)

④ 위쌍둥이근(상쌍자근)　　　⑤ 넙다리네모근(대퇴방형근)

☑ 정답 ①

☑ 문헌 대한해부학회, 알기쉬운 사람해부학, 현문사, 2019. p.165

☑ 해설

  ▶ 넙다리근(대퇴근)은 뒤볼기근선(후둔근선), 엉치뼈(천골) 및 꼬리뼈(미골)의 후면에서 일어
   (기시하여) 넙다리뼈(대퇴골)의 볼기근거친면(둔근조면)과 장경인대에 정지한다.

089 힘줄(건 tendon)의 해부학적 구조로 옳은 것은?
① 근육과 근육을 부착시키는 섬유삭　　　② 근육을 뼈에 부착시키는 섬유삭

③ 뼈와 뼈를 부착시키는 섬유삭　　　④ 근육을 장벽에 부착시키는 섬유삭

⑤ 뼈를 장벽에 부착시키는 섬유삭

☑ 정답 ②

☑ 문헌 대한해부학회, 알기쉬운 사람해부학, 현문사, 2019. p.132

☑ 해설

  ▶ 힘줄 : 근육을 뼈에 부착시키는 섬유삭

090 골격근의 특징으로 옳은 것은?
① 수의적이다.　　　② 괄약근을 형성한다.

③ 평활근이라고도 한다.　　　④ 소화관을 형성한다.

⑤ 근섬유에 횡문이 없다.

☑ 정답 ①

☑ 문헌 한국해부생리학교수협의회, 인체해부학(제4판), 현문사, 2017. p.134

☑ 해설

▶ 수의적으로 조절할 수 있는 뼈에 부착된 근육으로 횡문근이라고도 한다.

091 뼈몸통(골간)과 뼈끝(골단)사이에 위치하며 뼈의 길이성장에 관여하는 부위로 옳은 것은?

① 골내막   ② 뼈속질(골수)

③ 뼈끝판(골단판)   ④ 뼈속질공간(골수강)

뼈막(골외막)

☑ 정답 ③

☑ 문헌 한국해부생리학교수협의회, 인체해부학(제4판), 현문사, 2017. p.59

☑ 해설

▶ 뼈끝판(골단판)은 뼈의 길이성장에 관여하고, 뼈의 성장이 끝나면 뼈끝판(골단판)이 골단선으로 바뀌고 골단과 골간사이에 마지막 골화가 일어난다.

092 뼈를 보호하고 뼈의 둘레 성장 및 재생에 관여하며, 근육의 부착부위로 옳은 것은?

① 골내막   ② 뼈속질(골수)

③ 뼈막(골외막)   ④ 뼈끝판(골단판)

⑤ 뼈속질공간(골수강)

☑ 정답 ③

☑ 문헌 대한해부학회, 알기쉬운 사람해부학, 현문사, 2019. p.51

☑ 해설

▶ 뼈막(골외막)에는 혈관과 신경이 많이 분포하며 뼈막(골외막)이 뼈에서 분리되지 않게 접착시켜주고 있는 샤페이 섬유(Sharpey's fiber)에 의해 부착되어있다.

093 샤페이 섬유(Sharpey's fiber)의 해부학적 위치로 옳은 것은?

① 뼈막(골외막)과 뼈사이

② 뼈속질(골수)과 뼈사이

③ 뼈와 뼈속질공간(골수강)사이

④ 뼈막(골외막)과 뼈막(골외막)사이

⑤ 뼈속질(골수)과 뼈속질공간(골수강)사이

☑ 정답 ①

☑ 문헌 대한해부학회, 알기쉬운 사람해부학, 현문사, 2019. p.51

☑ 해설

▶ 샤페이 섬유(Sharpey's fiber)는 뼈막(골외막)이 뼈에서 분리되지 않게 접착시켜주고 있는 섬

유이다.

094 뼈에서 조혈작용이 일어나는 부위로 옳은 것은?

① 골수   ② 뼈끝(골단)   ③ 하버스관

④ 뼈막(골외막)   ⑤ 뼈속질공간(골수강)

☑ 정답 ①

☑ 문헌 대한해부학회, 알기쉬운 사람해부학, 현문사, 2019. p.51

☑ 해설

▶ 적색골수에서 생성된 혈액 중 성숙된 것은 골수혈관을 따라 혈류속으로 방출된다.

095 다음과 같은 특징을 갖는 뼈세포(골세포)로 옳은 것은?

• 골기질의 생산	• 뼈형성에 관여	• 신생되는 뼈 표면에 풍부하다

① 골기질   ② 뼈세포(골세포)

③ 유리연골(초자연골)   ④ 뼈형성세포(골모세포)

⑤ 뼈파괴세포(파골세포)

☑ 정답 ④

☑ 문헌 대한해부학회, 알기쉬운 사람해부학, 현문사, 2019. p.53

☑ 해설

   ▶ 뼈형성세포(골모세포)는 골기질을 생산하여 뼈형성에 관여하는 세포로서 신생되는 뼈 표면에 풍부하다.

096 긴뼈(장골)로 분류할 수 있는 뼈로 옳은 것은?

① 손목뼈(수근골)

② 발목뼈(족근골)

③ 머리뼈(두개골)

④ 넙다리뼈(대퇴골)

⑤ 어깨뼈(견갑골)

☑ 정답 ④

☑ 문헌 대한해부학회, 알기쉬운 사람해부학, 현문사, 2019. p.94

☑ 해설

   ▶ 긴뼈(장골) : 넙다리뼈(대퇴골), 정강뼈(경골), 종아리뼈(비골), 위팔뼈(상완골), 자뼈(척골), 노뼈(요골) 등

097 납작뼈(편평골)로 분류할 수 있는 뼈로 옳은 것은?

① 노뼈(요골)

② 발목뼈(족근골)

③ 이마뼈(전두골)

④ 손목뼈(수근골)

⑤ 넙다리뼈(대퇴골)

☑ 정답 ③

☑ 문헌 대한해부학회, 알기쉬운 사람해부학, 현문사, 2019. p.50

☑ 해설

   ▶ 납작뼈(편평골) : 머리뼈(두개골), 갈비뼈(늑골), 복장뼈(흉골), 어깨뼈(견갑골) 등

098 2개로 구성된 뼈로 옳은 것은?

① 코뼈(비골)　　　　② 이마뼈(전두골)　　　　③ 보습뼈(서골)

④ 벌집뼈(사골)　　　　⑤ 아래턱뼈(하악골)

☑ 정답 ①

☑ 문헌 대한해부학회, 알기쉬운 사람해부학, 현문사, 2019. p.78

☑ 해설

▶ 2개로 구성된 뼈 : 코뼈(비골) 눈물뼈(누골), 아래코선반(하비갑개), 광대뼈(관골), 입천장뼈
(구개골), 관자뼈(측두골), 마루뼈(두정골) 등

099 머리뼈(두개골) 중 얼굴뼈(안면골)에 속하는 것으로 옳은 것은?

① 코뼈(비골)　　　　② 벌집뼈(사골)　　　　③ 마루뼈(두정골)

④ 이마뼈(전두골)　　　　⑤ 관자뼈(측두골)

☑ 정답 ④

☑ 문헌 대한해부학회, 알기쉬운 사람해부학, 현문사, 2019. p.71

☑ 해설

▶ 얼굴뼈(안면골) : 코뼈(비골) 눈물뼈(누골), 아래코선반(하비갑개), 위턱뼈(상악골), 광대뼈
(관골), 입천장뼈(구개골), 보습뼈(서골), 아래턱뼈(하악골) 등

100 다음과 같은 해부학적 특징이 있는 뇌머리뼈(뇌두개골)로 옳은 것은?

> • 마름모꼴이다.
> • 머리뼈(두개골)의 후면과 아랫면의 대부분을 차지한다.
> • 마루뼈(두정골)와 비늘봉합(인상봉합)으로 결합되어있다.

① 벌집뼈(사골)　　　　② 마루뼈(두정골)　　　　③ 관자뼈(측두골)

④ 이마뼈(전두골)　　　　⑤ 뒤통수뼈(후두골)

☑ 정답 ⑤

☑ 문헌 대한해부학회, 알기쉬운 사람해부학, 현문사, 2019. p.71

▶ 뒤통수뼈(후두골) : 머리를 이루는 사다리모양의 뼈로, 척수가 빠져나가는 대공을 이룬다.

101 다음과 같은 해부학적 특징이 있는 얼굴뼈(안면골)로 옳은 것은?

> • 이틀돌기(치조돌기)가 있다.
> • 위 치아가 있는 상악을 이룬다.
> • 1쌍이며 얼굴의 중심부를 형성한다.

① 코뼈(비골) ② 보습뼈(서골)

③ 아래턱뼈(하악골) ④ 위턱뼈(상악골)

⑤ 입천장뼈(구개골)

☑ 정답 ④

☑ 문헌 대한해부학회, 알기쉬운 사람해부학, 현문사, 2019. p.78

☑ 해설

▶ 위턱뼈(상악골) : 위턱을 형성하는 좌우 1쌍의 뼈. 윗부분은 옆머리뼈에 연결되고 가장 자리에는 윗니가 있다.

102 뒤통수뼈(후두골)를 지나는 통로로 옳은 것은?

① 큰구멍(대공) ② 목동맥관(경동맥관)

③ 뇌막동맥구멍(극공) ④ 날개관(익돌관)

⑤ 붓꼭지구멍(경유돌공)

☑ 정답 ①

☑ 문헌 대한해부학회, 알기쉬운 사람해부학, 현문사, 2019. p.71

☑ 해설

▶ 뒤통수뼈(후두골)를 지나는 통로는 큰구멍(대공)과 혀밑신경관(설하신경관) 등이 있다.

103 코뼈(비골)의 해부학적 위치로 옳은 것은?

① 측면은 비연골이 부착된다.

② 코의 측면을 이루는 2쌍의 뼈이다.

③ 상부는 이마뼈(전두골)의 비부와 부착된다.

④ 하부는 벌집뼈(사골)의 수평면과 결합한다.

⑤ 뒤로는 위턱뼈(상악골)의 이마돌기(전두돌기)와 연결된다.

☑ 정답 ②

☑ 문헌 해부학편찬위원회, 사람해부학, 범문에듀케이션, 2019. p.164

☑ 해설

▶ 코뼈(비골)는 상부는 이마뼈(전두골)의 비부와 부착되고, 측면은 위턱뼈(상악골)의 이마 돌기(전두돌기)와 연결된다. 뒤로는 벌집뼈(사골)의 수평면과 결합한다

104 다음과 같은 해부학적 특징이 있는 골격뼈로 옳은 것은?

- 후두와 하악각 사이에 위치
- 다른 뼈와 관절하지 않는 U자모양의 뼈
- 붓목뿔인대(경돌설골인대)에 연결되어 혀를 지지한다.

① 코뼈(비골) ② 보습뼈(서골) ③ 목뿔뼈(설골)

④ 아래턱뼈(하악골) ⑤ 입천장뼈(구개골)

☑ 정답 ③

☑ 문헌 해부학편찬위원회, 사람해부학, 범문에듀케이션, 2019, p.165

☑ 해설

▶ 몸체와 두 작은뿔(소각)이 전면부로, 두 개의 큰뿔(대각)이 후면의 붓목뿔인대(경돌설골인대)쪽으로 뻗어있다.

105 망치뼈(추골)과 등자뼈(등골)사이를 연결하는 뼈로 옳은 것은?

① 모루뼈(침골) ② 목뿔뼈(설골) ③ 보습뼈(서골)

④ 나비뼈(접형골) ⑤ 눈물뼈(누골)

☑ 정답 ①

☑ 문헌 해부학편찬위원회, 사람해부학, 범문에듀케이션, 2019, p.461

☑ 해설

▶ 귓속뼈(이소골)는 망치뼈(추골), 모루뼈(침골)와 등자뼈(등골)의 순으로 배열되어 있다.

---

106 다음과 같은 해부학적 특징이 있는 골격뼈로 옳은 것은?

> • 3~5개의 뼈가 융합되어있다.
> • 사람은 거의 퇴화된 상태이다.
> • 꼬리뼈뿔(미골각)의 외측으로 횡돌기가 보인다.

① 등뼈(흉추)　　　　　② 꼬리뼈(미골)

③ 엉치뼈(천골)　　　　④ 보습뼈(서골)

⑤ 허리뼈(요추)

☑ 정답 ②

☑ 문헌 해부학편찬위원회, 사람해부학, 범문에듀케이션, 2019. p.172

☑ 해설

▶ 꼬리뼈(미골)의 미추 윗부분은 천골첨과 천미관절을 이루고 있다.

---

107 늑연골에 의해 복장뼈(흉골)에 부착되어있는 참갈비뼈(진늑골)의 수로 옳은 것은?

① 3쌍　　　　　② 5쌍

③ 7쌍　　　　　④ 9쌍

⑤ 12쌍

☑ 정답 ③

☑ 문헌 해부학편찬위원회, 사람해부학, 범문에듀케이션, 2019. p.174

☑ 해설

▶ 거짓갈비뼈(가늑골)는 5쌍으로, 11과 12번 갈비뼈(늑골)는 흉골에 닿지 않는다.

108 뜬갈비뼈(부유늘골)로 옳은 것은?

① 7과 9번   ② 8과 10번   ③ 9와 10번

④ 10과 12번   ⑤ 11과 12번

☑ 정답 ⑤

☑ 문헌 해부학편찬위원회, 사람해부학, 범문에듀케이션, 2019. p.174

☑ 해설

▸ 거짓갈비뼈(가늑골)중에서 11과 12번 갈비뼈(늑골)는 흉골에 닿지 않는다.

109 상지를 이루는 뼈로 옳은 것은?

① 복장뼈(흉골)   ② 두덩뼈(치골)

③ 넙다리뼈(대퇴골)   ④ 빗장뼈(쇄골)

⑤ 정강뼈(경골)

☑ 정답 ④

☑ 문헌 해부학편찬위원회, 사람해부학, 범문에듀케이션, 2019. p.183

☑ 해설

▸ 상지를 이루는 뼈는 빗장뼈(쇄골), 어깨뼈(견갑골), 위팔뼈(상완골), 노뼈(요골), 자뼈(척골),

손목뼈(수근골), 손허리뼈(중수골), 손가락뼈(지골) 등이 있다.

110 여성의 두덩뼈(치골)의 하각으로 옳은 것은?

① 〉120°   ② 〉90°   ③ 〉70°

④ 〉50°   ⑤ 〉30°

☑ 정답 ②

☑ 문헌 최인장 외, 인체해부학, 메디컬코리아, 2006, p.120

☑ 해설

▸ 여성은 〉90° 으로 넓고, 남성은 〈90°로 좁다.

111 넙다리뼈(대퇴골)의 해부학적 구조이다. (A)와 (B)로 옳은 것은?

> • 몸쪽(근위부)의 둥근 넙다리뼈머리(대퇴골두)는 (A)과(와) 관절을 이루고, 넙다리뼈머리
> (대퇴골두)중심의 거칠거칠하고 작은 구멍은 (B)이다.

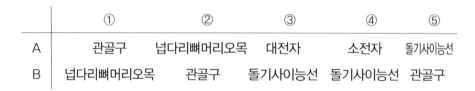

	①	②	③	④	⑤
A	관골구	넙다리뼈머리오목	대전자	소전자	돌기사이능선
B	넙다리뼈머리오목	관골구	돌기사이능선	돌기사이능선	관골구

☑ 정답 ①

☑ 문헌 해부학편찬위원회, 사람해부학, 범문에듀케이션, 2019. p.192

☑ 해설

▶ 몸쪽(근위부)의 둥근 넙다리뼈머리(대퇴골두)는 관골구와 관절을 이루고, 넙다리뼈머리(대
퇴골두)중심의 거칠거칠하고 작은 구멍은 넙다리뼈머리오목(대퇴골두와)이다.

112 체중을 받치는 주기능을 하는 뼈로 옳은 것은?

① 족궁

② 발허리뼈(중족골)

③ 발목뼈(족근골)

④ 종아리뼈(비골)

⑤ 발가락뼈(지절골)

☑ 정답 ①

☑ 문헌 대한해부학회, 알기쉬운 사람해부학, 현문사, 2019. p.99

☑ 해설

▶ 족궁은 체중을 받치기 위해 활모양으로 휘어져있다.

113 절구관절(구상관절)로 옳은 것은?

① 어깨관절(견관절)　　　　　　② 복장빗장관절(흉쇄관절)

③ 손목관절(수근관절)　　　　　④ 손가락뼈사이관절(지절간관절)

⑤ 손목손허리관절(수근중수관절)

☑ 정답 ①

☑ 문헌 대한해부학회, 알기쉬운 사람해부학, 현문사, 2019. p.108

☑ 해설

　▸ 절구관절(구상관절)은 관절머리가 공모양이고 여러 방향으로 운동이 자유롭다.

114 타원관절(과상관절)로 옳은 것은?

① 손목관절(수근관절)

② 복장빗장관절(흉쇄관절)

③ 어깨관절(견관절)

④ 손가락뼈사이관절(지절간관절)

⑤ 손목손허리관절(수근중수관절)

☑ 정답 ①

☑ 문헌 대한해부학회, 알기쉬운 사람해부학, 현문사, 2019. p.108

☑ 해설

　▸ 타원관절(과상관절)은 관절머리가 타원형이고 관절와는 얕은 타원의 소켓모양이다.

115 심장근육의 횡문과 횡문사이에 끼어있는 부분으로 옳은 것은?

① 근절　　　　　　② 교차다리　　　　　　③ 사이원반

④ 백색근육　　　　⑤ 필라멘트

☑ 정답 ③

☑ 문헌 기초의학 교재편찬연구회, 인체생리학, 에듀팩토리. 2017, p.86

☑ 해설

▸ 심장근육의 횡문과 횡문사이에 끼어있는 부분을 사이원반(intercalated disc)이라고 하고 사이원반 끝에는 간극연접(틈새이음)이라는 세포간연결이 존재하여 이온들의 이동 및 전기적 흥분전달 부위로 이용되고 있다.

116 뼈에 있는 무기물 중 가장 풍부한 성분으로 옳은 것은?

① 인산염

② 불소염

③ 황산염

④ 인산칼슘

⑤ 수산화마그네슘

☑ 정답 ④

☑ 문헌 대한해부학회, 알기쉬운 사람해부학, 현문사, 2019. p.53

☑ 해설

▸ 인산칼슘[$Ca_3(PO_4)_2 \cdot (OH)_2$]과 탄산칼슘($CaCO_3$)이 가장 풍부하고 수산화마그네슘, 불소염, 황산염 등은 소량 존재한다.

117 환자가 사망하자 근육섬유에 있는 ATP와 포스포릴크레아틴(phosphorylcreatine)이 완전히 고갈되었다. 이 사망자에서 나타나는 근육상태로 옳은 것은?

① 마비   ② 이완   ③ 강축

④ 강직   ⑤ 수축

☑ 정답 ④

☑ 문헌 박희진 외, Paramedics 기초의학, 에듀팩토리, 2019, p.191

☑ 해설

▸ 근육섬유에 있는 ATP와 포스포릴크레아틴(phosphorylcreatine)이 완전히 고갈되면 근육은 강직상태가 된다. 이 강직은 사후에 나타나는데 이를 사후 강직(rigor)이라고 한다.

118 보툴리누스 독소(botulinum toxin)에 의해 분비가 차단되어 근육마비를 일으키게 되는 근섬유 자극물질은?

① 히스타민(histamine)

② 아세틸콜린(acetylcholine)

③ 에피네프린(epinephrine)

④ 카테콜아민(catecholamine)

⑤ 노르에피네프린(norepinephrine)

☑ 정답 ②

☑ 문헌 박인국 외, 생리학, 라이프사이언스, 2003, p.234

☑ 해설

▶ Clostridium botulinum 세균으로부터 생성되는 보툴리누스 독소(botulinum toxin)는 아세틸콜린(acetylcholine)분비를 억제하여 근육을 마비시킨다.

119 근육세포의 수축과정이다. 단계별로 순서가 옳은 것은?

가. 미오신과 액틴의 결합	나. 미오신 머리의 젖힘
다. 액틴과 미오신의 분리	라. ATP분해

① 가→나→다→라   ② 가→나→라→다

③ 나→가→다→라   ④ 나→가→라→다

⑤ 다→라→가→나

☑ 정답 ①

☑ 문헌 최명애 외, 인체의 구조와 기능, 현문사, 2017. p.192

☑ 해설

▶ 근육세포의 수축과정 : 안정상태 → 미오신과 액틴의 결합 → 미오신 머리의 젖힘 → 액틴과 미오신의 분리 → ATP의 분해

120 근세포가 자극을 받아 수축할 때 근형질내에 증가하는 이온으로 옳은 것은?

① Na^+ ② Cl^- ③ K^+

④ Ca^{2+} ⑤ P^-

☑ 정답 ④

☑ 문헌 최명애 외, 인체의 구조와 기능, 현문사, 2017. p.193

☑ 해설

▸ 이완된 근육에서의 Ca^{2+} 농도는 매우 낮으며, Ca^{2+} 농도가 $10^{-6}M$이상일 때 근수축이 일어 난다.

121 근 이완 시 Ca^{2+}의 근형질세망 복귀에 필요한 에너지원으로 옳은 것은?

① AMP   ② ADP   ③ ATP

④ 단백질   ⑤ 크레아틴 인산

☑ 정답 ③

☑ 문헌 최명애 외, 인체의 구조와 기능, 현문사, 2017. p.194

☑ 해설

▸ Ca^{2+}의 근형질세망 복귀에는 능동수송이 필요하고 ATP의 가수분해가 필요하다.

122 근수축의 세기와 관련이 없는 인자는?

① 근섬유의 수   ② 자극의 빈도

③ 근섬유의 두께   ④ 근섬유의 처음길이

⑤ 근 섬유에 함유된 단백질 량

☑ 정답 ⑤

☑ 문헌 이강이 외, 인체생리학, 현문사, 2019. p.257

☑ 해설

▸ 근섬유의 세기는 다양한 인자에 의해 영향을 받는데, 근섬유의 수, 자극의 빈도, 각 근섬유 의 두께와 안정 시 근섬유의 처음길이 등이 포함된다.

123 손상을 받았을 때 재생이 안 되는 세포로 옳은 것은?

① 골격세포   ② 상피세포   ③ 거대세포

④ 후각세포   ⑤ 심장근육세포

☑ 정답 ⑤

☑ 문헌 대한해부학회, 알기쉬운 사람해부학, 현문사, 2019, p.132

☑ 해설

   ▸ 심장근육세포는 한번 손상을 받으면 거의 재생이 안된다.

124 교차신전반사(교차폄반사)에 관한 예이다. (A), (B), (C), (D)에 알맞은 내용은?

> • 오른발로 압정을 밟으면 오른발 신근의 (A)과 굴근의 (B)으로 발을 움츠리게 된다. 반대로 왼발은 움추림반사가 일어나면서 전신을 지지하기 위해 굴근이 (C)하고 신근은 (도) (D)한다.

	①	②	③	④	⑤
A	이완	이완	이완	수축	수축
B	수축	수축	이완	이완	이완
C	이완	수축	수축	이완	수축
D	수축	이완	수축	수축	이완

☑ 정답 ①

☑ 문헌 이강이 외, 인체생리학, 현문사, 2019. p.290

☑ 해설

   ▸ 오른발로 압정을 밟으면 오른발 신근(폄근)의 이완과 굴근(굽힘근)의 수축으로 발을 움츠리게 된다.

125 주로 저단백혈증에 의해 일어나는 부종은?

① 기계적 부종   ② 염증성 부종   ③ 신성 부종

④ 악액질성 부종   ⑤ 화학적 부종

☑ 정답 ④

☑ 문헌 이강이 외, 인체생리학, 현문사, 2019. p.81

☑ 해설

▸ 소모성 부종이라고도 한다.

126 다음과 같은 특징을 보이는 골종양으로 옳은 것은?

- 어린이나 20세 이하의 청장년기에 발생한다.
- 원시신경 외배엽성 종양과 가까운 관계에 있다고 사료된다.
- 조직학적으로 원형핵과 세포질이 결여된 소형원형세포가 증식한다.

① 골육종   ② 척삭종   ③ 연골육종

④ 골거대세포증 ⑤ 유잉종양(Ewing's sarcoma)

☑ 정답 ⑤

☑ 문헌 변영순 외, 병태생리학, 정담미디어, 2014. p.381

☑ 해설

▸ 세포질은 PAS(Periodic acid-Schiff, 과요오드산 쉬프반응)염색으로 양성의 당원질을 가지고 있다.

127 다음과 같은 특징을 보이는 관절의 대사장애로 옳은 것은?

- 중년남자에 호발하고 심한 동통발작을 일으킨다.
- 요산염이 침착되면 이물육아를 만들어 결절로 촉지된다.
- 퓨린(purine)대사로 생긴 요산 결정체가 관절조직에 침착한다.

① 통풍   ② 연골육종   ③ 변형성 관절증

④ 골거대 세포증 ⑤ 추간원판 헤르니아

☑ 정답 ①

☑ 문헌 전국응급구조학과교수협의회, 내과전문응급처치학, 도서출판 한미의학, 2018, p.648

☑ 해설

▸ 침착된 요산염이 이물육아를 만들어 결절로 촉지되는 것을 통풍결절이라고 한다.

128 골연화증과 관련이 있는 비타민으로 옳은 것은?

① A의 과다   ② B의 결핍   ③ C의 과다

④ D의 결핍   ⑤ E의 과다

☑ 정답 ④

☑ 문헌 변영순 외, 병태생리학, 정담미디어, 2014. p.531

☑ 해설

▶ 골연화증은 비타민 D의 결핍 때문에 광석화가 감소된 것이다. 뼈의 광석화는 금속물질처럼 딱딱하게 되는 것이다.

129 류마티스성 관절염의 설명으로 옳은 것은?

① 퇴행성 과정이다.

② 뼈돌기가 새로 발생한다.

③ 스포츠 외상 등도 한 원인이다.

④ 자가 면역기전의 장애에 의한다.

⑤ 자주 사용하는 관절에서 빈발한다.

☑ 정답 ④

☑ 문헌 전국응급구조학과교수협의회, 내과전문응급처치학, 도서출판 한미의학, 2018, p.646

☑ 해설

▶ 골관절염과 류마티스성관절염이 크게 다른 점은 손 관절에서 알 수 있다.

골관절염 : 손 관절(주로 손가락뼈 사이 관절)에 영향을 끼쳐 붓거나 통증을 유발하고,

류마티스성관절염 : 손의 모든 관절에 영향을 미치고 중수지관절의 변형과 손상이 눈에 띈다.

130 통풍을 유발하는 물질로 옳은 것은?

① 요소   ② 요산   ③ 질소

④ 탄산   ⑤ 암모니아

☑ 문헌 전국응급구조학과교수협의회, 내과전문응급처치학, 도서출판 한미의학, 2018, p.648

☑ 해설

▸ 특정 단백질 분해과정에서 생성된 요산결정체가 관절에 쌓여 통증을 유발한다.

131 다음과 같은 병인과 특징을 나타내는 근골격계 질환으로 옳은 것은?

> • 입을 벌릴 수 없는 강직이 발생하기도 한다.
> • Clostridium tetani에 의해 만들어진 독소에 의해 발병한다.
> • 독소는 근육을 지배하는 신경에 자용하여 근수축을 일으킨다.

① 통풍　　　　　　② 파상풍

③ 결절종　　　　　④ 근위축

⑤ 근육퇴행위축

☑ 정답 ②

☑ 문헌 전국응급구조학과교수협의회, 내과전문응급처치학, 도서출판 한미의학, 2018, p.561

☑ 해설

▸ 파상풍은 턱잠김(lockjaw)이라고도 하며, 식도근육, 목 등 팔과 다리에도 경직을 일으킨다.

132 어린이에게서 흔한 불완전골절로 옳은 것은?

① 압박골절　　　　② 감입골절

③ 약목골절　　　　④ 건열골절

⑤ 종선골절

☑ 정답 ③

☑ 문헌 변영순 외, 병태생리학, 정담미디어, 2014. p.388

☑ 해설

▸ 수액으로 차있는 푸른 나무처럼 부분적으로 부러진 것이 나타나기 때문이다.

133 골격근 이완제의 적용증으로 옳지 않은 것은?

① 근염좌   ② 근좌상   ③ 근육종
④ 활액낭염   ⑤ 긴장성 두통

☑ 정답 ③

☑ 문헌 범진필, 임상약리학, 청구문화사, 2016. p.265

☑ 해설

▶ 골격근 이완제의 적용증 : 근염좌, 활액낭염, 긴장성 두통, 근좌상, 관절염, 요추증후군, 경추증후군, 뇌성마비 등

134 중추성 근이완제의 부작용으로 옳지 않은 것은?

① 오심   ② 구토   ③ 졸리움
④ 현기증   ⑤ 안면마비

☑ 정답 ⑤

☑ 문헌 범진필, 임상약리학, 청구문화사, 2016, p.267

☑ 해설

▶ 중추성 근이완제의 대표적인 부작용은 졸리움, 현기증, 오심, 구토 등의 위장장애가 있다.

135 통풍 치료제의 약리작용으로 옳지 않은 것은?

① 배설기계의 진통   ② 요산배설 촉진
③ 요산생성 억제   ④ 과립구 이동억제
⑤ 요산 재흡수 저해

☑ 정답 ①

☑ 문헌 범진필, 임상약리학, 청구문화사, 2016, p.333

☑ 해설

▶ probenecid등은 세뇨관에 작용하여 요산의 재흡수는 저해하고 배설을 촉진한다.

136 근이완제의 과다사용으로 인한 부작용으로 옳은 것은?

① 구토, 경련

② 구토, 호흡마비

③ 경련, 저산소증

④ 피부발진, 가려움

⑤ 저산소증, 호흡마비

☑ 정답 ⑤

☑ 문헌 범진필, 임상약리학, 청구문화사, 2016, p.265

☑ 해설

▶ 과다사용 시에는 호흡억제에 의한 저산소증과 호흡마비가 일어난다.

137 말초성 근이완제의 작용기전으로 옳은 것은?

① 근원섬유를 이완시킨다.

② 운동신경축삭을 이완시킨다.

③ 아드레날린(adrenaline)작용을 차단 한다.

④ 아세틸콜린(acetylcholine)작용을 차단 한다.

⑤ 근종판의 미토콘드리아(mitochondria)분비를 활성시킨다.

☑ 정답 ④

☑ 문헌 범진필, 임상약리학, 청구문화사, 2016, p.266

☑ 해설

▶ 말초성 근이완제는 근종판의 콜린수용체와 결합하여 아세틸콜린(acetylcholine)의 작용을 차단한다.

138 디아제팜(diazepam)의 적응증으로 옳지 않은 것은?

① 운동성 발작　　　　　② 골격근 이완　　　　　③ 급성 불안상태

④ 전간중적 상태　　　　⑤ 류마티스 관절염

☑ 정답 ⑤

☑ 문헌 범진필, 임상약리학, 청구문화사, 2016, p.203

☑ 해설

▸ 디아제팜(diazepam)의 적응증 :

- 운동성 발작, 전간중적 상태, 골격근 이완, 급성 불안상태, 심전위시 전처리 약물

139 다음과 같은 약리작용을 하는 근육이완약으로 옳은 것은?

> • 점적 IV로 근유이완을 조절 가능
> • 내시경이나 기도삽관 시 근 이완 목적으로 사용
> • 초단시간형 탈분극성 근신경차단제로 투여 후 1분 정도에 작용 발현

① halothane　　　　　② isoflurane　　　　　③ naltrexone

④ naloxone　　　　　⑤ succinylcholine

☑ 정답 ⑤

☑ 문헌 범진필, 임상약리학, 청구문화사, 2016, p.267

☑ 해설

▸ succinylcholine은 초단시간형 탈분극성 근신경차단제로 투여 후 1분 정도에 작용 발현되고
근육이완은 2분정도 지속되며 10분 이내에 정상 회복이 가능하다.

▸ halothane, isoflurane : 흡입마취약 naltrexone, naloxone : morphine 길항약

001 심근의 해부학적 구조로 옳은 것은?

① 섬유다발, 수의근   ② 가로무늬, 수의근   ③ 방추형세포, 수의근

④ 가로무늬, 불수의근   ⑤ 방추형세포, 불수의근

☑ 정답 ④

☑ 문헌 박희진 외, Paramedics 기초의학, 에듀팩토리, 2019, p.162

☑ 해설

▶ 심근은 가로무늬근이며, 골격근과 달리 분리된 불규칙형의 세포로 율동적인 불수의 근이다.

002 허파(폐)로부터 산소를 받아 산화된 혈액이 유입되는 심장부위는?

① 우심실   ② 우심방   ③ 좌심실   ④ 좌심방   ⑤ 대동맥

☑ 정답 ④

☑ 문헌 박희진 외, Paramedics 기초의학, 에듀팩토리, 2019, p.272

☑ 해설

▶ 허파(폐)에서 좌심방으로 유입된 혈액은 좌심실을 통해 대동맥으로 나간다.

003 우심방으로 열려있는 혈관으로 옳은 것은?

① 상대정맥, 하대정맥, 관상정맥동   ② 상대정맥, 하대정맥, 관상동맥

③ 하대정맥, 관상정맥동, 관상동맥   ④ 하대정맥, 관상정맥동, 관상정맥

⑤ 상대정맥, 관상정맥동, 관상동맥

☑ 정답 ①

☑ 문헌 대한해부학회, 알기쉬운 사람해부학, 현문사, 2019, p.265

☑ 해설

▶ 위대정맥(상대정맥) : 상반신으로부터 정맥혈을 받으며 우심방의 후벽상부로 들어가고 아

래대정맥(하대정맥) : 하반신으로부터 정맥혈을 받으며 우심방의 후벽하부로 들어가고 심장

정맥굴(관상정맥동) : 심근으로부터 정맥혈을 받아 방실판과 아래대정맥(하대정맥) 개구부

사이로 들어간다.

004 심장벽의 내적 자극전도계로 옳지 않은 것은?

① 방실속   ② 동방결절   ③ 방실결절

④ 심실중격   ⑤ 퍼킨제섬유

☑ 정답 ④

☑ 문헌 대한해부학회, 알기쉬운 사람해부학, 현문사, 2019, p.271

☑ 해설

▶ 방실다발(방실속) : 심실사이막(심실중격)으로 들어가 좌우로 분지된다.

굴심방결절(동방결절) : 굴심방결절(동방결절)에서의 흥분충동은 양쪽 심방으로 퍼

저나가 심방을 수축한다.

방실결절 : 동방결절의 자극을 방실다발(방실속)에 전달한다.

퍼킨제섬유 : 최종적으로 심근으로 자극을 전도한다.

005 뇌에 혈액을 공급하는 동맥으로 옳은 것은?

① 허리동맥(요동맥), 속목동맥(내경동맥)

② 배대동맥(복대동맥), 허리동맥(요동맥)

③ 허리동맥(요동맥), 척추동맥(추골동맥)

④ 속목동맥(내경동맥), 배대동맥(복대동맥)

⑤ 속목동맥(내경동맥), 척추동맥(추골동맥)

☑ 정답 ⑤

☑ 문헌 대한해부학회, 알기쉬운 사람해부학, 현문사, 2019, p.279

☑ 해설

▶ 속목동맥(내경동맥)과 척추동맥(추골동맥)은 뇌저에서 문합하여 대뇌동맥고리(대뇌동맥륜)

를 이룬다.

006 다음과 같은 위치에 있는 목부위 이름으로 옳은 것은?

> - 턱밑샘(악하선) 아래의 목뿔뼈(설골) 높이
> - 기관 양측에 있는 긴 삼각형으로 패인 곳
> - 중앙에 온목동맥(총경동맥)이 속·바깥목동맥(내·외경동맥)으로 갈라지는 부위

① 갑상선부　　　　　　　　　　② 턱밑(악하)삼각

③ 목뿔뼈(설골)부　　　　　　　④ 목동맥(경동맥)삼각

⑤ 목정맥오목(경정맥와)

☑ 정답 ④

☑ 문헌 한국해부생리학 교수협의회, 인체해부학, 현문사, 2007. p.26

☑ 해설

　▶ 목동맥(경동맥)삼각은 중앙에 온목동맥(총경동맥)이 속·바깥목동맥(내·외경동맥)으로
　　갈라지는 위치에 해당한다.

007 오른빗장밑동맥(우쇄골하동맥)이 기시하는 동맥으로 옳은 것은?

① 척추동맥(추골동맥)

② 팔머리동맥(완두동맥간)

③ 대동맥활(대동맥궁)

④ 속가슴동맥(내흉동맥)

⑤ 갑상목동맥(갑상경동맥간)

☑ 정답 ②

☑ 문헌 박희진 외, Paramedics 기초의학, 에듀팩토리, 2019, p.257

☑ 해설

　▶ 오른빗장밑동맥(우쇄골하동맥)은 팔머리동맥(완두동맥간)에서 기시하고 왼빗장밑 동맥(좌
　　쇄골하동맥)은 대동맥활(대동맥궁)에서 기시한다.

008 왼빗장밑동맥(좌쇄골하동맥)이 기시하는 동맥으로 옳은 것은?

① 척추동맥(추골동맥)   ② 대동맥활(대동맥궁)

③ 갑상목동맥(갑상경동맥간)   ④ 속가슴동맥(내흉동맥)

⑤ 팔머리동맥(완두동맥간)

☑ 정답 ②

☑ 문헌 박희진 외, Paramedics 기초의학, 에듀팩토리, 2019, p.257

☑ 해설

▶ 오른빗장밑동맥(우쇄골하동맥)은 팔머리동맥(완두동맥간)에서 기시하고 왼빗장밑 동맥(좌 쇄골하동맥)은 대동맥활(대동맥궁)에서 기시한다.

009 겨드랑동맥(액와동맥)의 가지혈관으로 옳지 않은 것은?

① 어깨밑동맥(견갑하동맥)

② 바깥가슴동맥(외측흉동맥)

③ 갑상목동맥(갑상경동맥간)

④ 위팔휘돌이동맥(상완회선동맥)

⑤ 가슴봉우리동맥(흉견봉동맥)

☑ 정답 ③

☑ 문헌 한국해부생리학교수협의회 편, 사람해부학, 현문사, 2012, p.219

☑ 해설

▶ 가슴봉우리동맥(흉견봉동맥) : 작은가슴근(소흉근)의 위에서 나와 흉복의 상부에 분포 바깥 가슴동맥(외측흉동맥) : 작은가슴근(소흉근)의 외측에서 관찰되며 가슴우리(흉곽)의 외측을 따라 내려온다.

어깨밑동맥(견갑하동맥) : 어깨뼈(견갑골)의 외측을 따라 내려와 가슴우리(흉곽)의 뒷부분 에 분포한다.

위팔휘돌이동맥(상완회선동맥) : 위팔뼈(상완골)의 외과목(외과경)의 앞과 뒤를 돌아서 위 팔(상완)의 외측부위에 분포한다.

010 배대동맥(복대동맥)의 해부학적 위치로 (A)와 (B)에 옳은 것은?

> • 배대동맥(복대동맥)은 가로막(횡격막)의 (A)에서 시작하여 (B)까지 척주 앞으로 하행한다.

	①	②	③	④	⑤
A	대동맥열공	대동맥열공	대동맥열공	복강동맥간	복강동맥간
B	12흉추	1요추	4요추	2천골	4천골

☑ 정답 ③

☑ 문헌 한국해부생리학교수협의회 편, 사람해부학, 현문사, 2012, p.218

☑ 해설

▶ 대동맥구멍(대동맥열공)에서 시작하여 제4허리뼈(요추)까지 하행하며 거기서 두 개의 말단 가지를 낸다.

011 심장전도계통 중 좌우심방 수축이 시작되며 심장 박동율을 조절하는 부위는?

① 퍼킨제섬유(purkinje's fiber) ② 방실결절(atrioventricular node)

③ 굴심방결절(동방결절 sinoatrial node) ④ 방실다발갈래(방실속가지 bundle branches)

⑤ 방실다발(방실속 atrioventricular bundle)

☑ 정답 ③

☑ 문헌 대한해부학회, 알기쉬운 사람해부학, 현문사, 2019, p.272

☑ 해설

▶ 굴심방결절(동방결절 sinoatrial node) : 우심방의 위대정맥(상대정맥) 개구부 근처에 있는 특수심근섬유의 작은 덩어리.

012 심장을 둘러싸고 있는 가장 큰 동맥으로 심근에 혈액을 공급하는 혈관은 ?

① 대동맥 ② 목동맥(경동맥) ③ 위팔동맥(상완동맥)

④ 심장동맥(관상동맥) ⑤ 허파동맥(폐동맥)

☑ 정답 ④

☑ 문헌 대한해부학회, 알기쉬운 사람해부학, 현문사, 2019, p.269

☑ 해설

　▶ 왼·오른심장동맥(좌우 관상동맥)은 대동맥 기시부의 대동맥굴(대동맥동)에서 일어나 심저를 윤상으로 돈다.

013 다음과 같은 특징을 갖는 혈관으로 옳은 것은?

> • O_2의 함유량이 가장 많다.
> • 허파(폐)로부터 산소를 좌심방으로 옮겨준다.
> • 태아 때는 정맥관이 있으므로 심장으로의 혈류기능을 하지 않는다.

① 대동맥　　② 대정맥　　③ 허파정맥　　④ 허파동맥(폐동맥)　　⑤ 콩팥동맥

☑ 정답 ③

☑ 문헌 대한해부학회, 알기쉬운 사람해부학, 현문사, 2019, p.318

☑ 해설

　▶ 폐순환에서 혈관이름은 허파동맥(폐동맥), 허파정맥(폐정맥)이지만 실제 내용혈액은 정맥성 혈액과 동맥성 혈액이 들어있다.

014 심장 판막의 해부학적 위치로 옳은 것은?

① 반달판(반월판막) : 심실과 정맥 사이

② 왼방실판막(이첨판막) : 좌심실과 대동맥사이

③ 왼방실판막(이첨판막) : 좌심방과 좌심실사이

④ 오른방실판막(삼첨판막) : 우심실과 좌심실사이

⑤ 오른방실판막(삼첨판막) : 좌심방과 우심방사이

☑ 정답 ③

☑ 문헌 대한해부학회, 알기쉬운 사람해부학, 현문사, 2019, p.263

☑ 해설

　▶ 오른방실판막(삼첨판막) : 우심방과 우심실사이

　　반달판(반월판막) : 좌우의 동맥구에 있는 판막장치

015 **간의 혈액순환경로이다. A, B, C에 들어갈 혈관으로 옳은 것은?**

> • 간은 문맥과 (A)으로 부터 혈액을 받아 (B)을 통하여 (C)으로 혈액을 보낸다.

	(A)	(B)	(C)
①	하대정맥	간정맥	간동맥
②	간동맥	하대정맥	간정맥
③	간동맥	간정맥	하대정맥
④	간동맥	간정맥	위대정맥(상대정맥)
⑤	상대정맥	간정맥	아래대정맥(하대정맥)

☑ 정답 ③

☑ 문헌 대한해부학회, 알기쉬운 사람해부학, 현문사, 2019, p.291

☑ 해설

▶ 간의 혈관에는 양분과 산소를 공급하는 영양혈관과 소화관에서 오는 영양물질을 많이 함유한 정맥혈을 운반하는 문맥 등의 기능혈관이 있다.

016 **다음과 같은 해부학적 위치에 있는 동맥으로 옳은 것은?**

> • 하지에 주로 분포한다.
> • 골반 부위를 지나 넙다리동맥(대퇴동맥)과 직접 연결된다.
> • 골반의 가장자리를 따라 내려와 하복벽동맥과 심장골회선동맥으로 갈라진다.

① 배대동맥(복대동맥)   ② 안엉덩동맥(내장골동맥)
③ 정중엉치동맥(정중천골동맥)   ④ 바깥엉덩동맥(외장골동맥)
⑤ 온엉덩동맥(총장골동맥)

☑ 정답 ④

☑ 문헌 대한해부학회, 알기쉬운 사람해부학, 현문사, 2019, p.285

☑ 해설

▶ 하복벽동맥과 심장골회선동맥은 하복벽의 근육과 피부에 분포한다.

017 다음과 같은 특징이 있는 혈액 구성성분으로 옳은 것은?

> • 아메바운동으로 식세포작용을 한다.
> • 히스타민 같은 화학물질을 방출한다.
> • 세포질 내에 과립이 있는 것도 있다.

① 혈장　　　② 백혈구　　　③ 림프구　　　④ 혈소판　　　⑤ 적혈구

☑ 정답 ②

☑ 문헌 박희진 외, Paramedics 기초의학, 에듀팩토리, 2019, p.292

☑ 해설

▶ 백혈구는 핵이 있으며 식작용을 하고, 염증이나 감염 시에는 증가하고, 결핵환자에서는 5,000개/mm3이하로 감소한다.

018 프랑크-스탈링(Frank-Starling)의 심실수축력에 관한 법칙을 잘 설명한 것은?

① 정맥혈압에 비례한다.　　　　　　② 심장 박동량에 반비례한다.

③ 혈관의 저항력에 비례 한다.　　　④ 심장 박동수에 반비례한다.

⑤ 심근섬유의 초기길이에 비례 한다.

☑ 정답 ⑤

☑ 문헌 박희진 외, Paramedics 기초의학, 에듀팩토리, 2019, p.297

☑ 해설

▶ 심근의 수축에너지는 심근섬유의 초기길이에 비례한다. 심장에 있어 근섬유의 길이는 확장 말기 심실용적과 비례한다.

019 적혈구세포와 등장인 생리식염수 NaCl의 농도로 옳은 것은?

① 0.4%　　　② 0.6%　　　③ 0.9%　　　④ 1.2%　　　⑤ 1.5%

☑ 정답 ③

☑ 문헌 박희진 외, Paramedics 기초의학, 에듀팩토리, 2019, p.50

☑ 해설

▶ 적혈구세포의 등장액은 0.85~0.9%이며, 이 보다 높으면 고장액, 낮으면 저장액이라 한다.

020 말벌에 쏘인 5세 된 여자아이의 혈관계 반응이다. A, B, C의 내용으로 옳은 것은?

	• 모세혈관의 투과성 (A)	• 혈장 (B)	• 말초혈관 (C)

	①	②	③	④	⑤
A	증가	증가	감소	감소	감소
B	감소	증가	증가	감소	증가
C	확장	수축	확장	수축	수축

☑ 정답 ①

☑ 문헌 전국응급구조학과교수협의회, 내과전문응급처치학, 도서출판 한미의학, 2018, p.342

☑ 해설

▶ 알러젠(allergen)이 순환계에 들어가면 아나필락시스와 관련된 히스타민과 다른 매개물질들
이 대량 분비되는데, 히스타민은 광범위한 말초혈관확장과 모세혈관 투과성의 증가를 가져
오고 증가된 모세혈관 투과성은 순환계에서 혈장을 유출시켜 뚜렷 혈장 감소를 가져온다.

021 심장기능을 조절하는 요인으로 옳지 않은 것은 ?

① 온도   ② 자율신경계   ③ epinephrine
④ Na$^+$과 Ca^{2+}이온   ⑤ 혈액의 농도

☑ 정답 ⑤

☑ 문헌 박희진 외, Paramedics 기초의학, 에듀팩토리, 2019, p.299

☑ 해설

▶ 온도, Na+이온과 Ca2+이온, epinephrine, 자율신경계의 작용에 의해 반복흥분의 주기가 계
속된다.

022 심근의 무늬–조절방식–신경조절 등이 옳은 것은?

① 민무늬근(평활근)–수의적–운동신경

② 민무늬근(평활근)–불수의적–자율신경

③ 가로무늬근(횡문근)–수의적–자율신경

④ 가로무늬근(횡문근)–불수의적–자율신경

⑤ 가로무늬근(횡문근)–불수의적–운동신경

☑ 정답 ④

☑ 문헌 박희진 외, Paramedics 기초의학, 에듀팩토리, 2019, p.292

☑ 해설

▶ 심근의 운동표적기관은 심장이며, 가로무늬근(횡문근)으로 불수의운동을 하고 자율신경의 지배를 받는다.

023 심장의 내부구조에서 가장 두터운 벽으로 옳은 것은?

① 우심방   ② 우심실   ③ 좌심실

④ 좌심방   ⑤ 이첨판막

☑ 정답 ③

☑ 문헌 대한해부학회, 알기쉬운 사람해부학, 현문사, 2019. p.268

☑ 해설

▶ 좌심실(왼심실)벽의 두께는 2cm정도이며 우심실(오른심실)벽 두께의 3배정도이다.

024 대동맥에서 압출되는 혈액이 심실로 역류하는 것을 막는 판막으로 옳은 것은?

① 외방실판막(이첨판)

② 정맥판막(정맥판)

③ 대동맥판막(대동맥판)

④ 허파동맥판막(폐동맥판)

⑤ 오른방실판막(삼첨판)

☑ 정답 ③

☑ 문헌 대한해부학회, 알기쉬운 사람해부학, 현문사, 2019. p.268

☑ 해설

▶ 좌우의 동맥구에 있다.

025 체순환으로부터 돌아온 혈액의 순환경로이다. (A)와 (B)의 판막으로 옳은 것은?

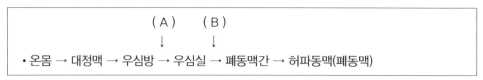

(A)　　(B)
↓　　　↓
• 온몸 → 대정맥 → 우심방 → 우심실 → 폐동맥간 → 허파동맥(폐동맥)

	①	②	③	④	⑤
A	오른방실판막(삼첨판)	삼첨판	이첨판	대동맥판	이첨판
B	왼방실판막(이첨판)	폐동맥판	대동맥판	삼첨판	폐동맥판

☑ 정답 ②

☑ 문헌 대한해부학회, 알기쉬운 사람해부학, 현문사, 2019. p.269

☑ 해설

▶ 오른방실판막(삼첨판) : 우심방과 우심실사이

　 허파동맥판막(폐동맥판) : 우심실과 허파동맥(폐동맥)간 사이

026 허파꽈리(폐포) 모세혈관으로부터 돌아온 혈액의 순환경로이다. (A)와 (B)의 판막으로 옳은 것은?

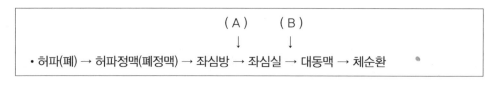

(A)　　(B)
↓　　　↓
• 허파(폐) → 허파정맥(폐정맥) → 좌심방 → 좌심실 → 대동맥 → 체순환

	①	②	③	④	⑤
A	오른방실판막(삼첨판)	삼첨판	승모판막	대동맥판	승모판막
B	왼방실판막(승모판막)	폐동맥판	대동맥판	삼첨판	폐동맥판

☑ 정답 ③

☑ 문헌 대한해부학회, 알기쉬운 사람해부학, 현문사, 2019. p.263

☑ 해설

▶ 왼방실판막(승모판막) : 좌심방과 좌심실 사이

　 대동맥판막(대동맥판) : 좌심실과 대동맥 사이

027 동맥을 모세혈관에 이어주며 혈관의 수축, 이완으로 모세혈관으로 가는 혈류를 조절해 주는 혈관으로 옳은 것은?

① 동맥　　　② 정맥　　　③ 소동맥　　　④ 소정맥　　　⑤ 모세혈관

☑ 정답 ③

☑ 문헌 최명애 외, 인체의 구조와 기능, 현문사, 2017. p.378

☑ 해설

▸ 소동맥은 동맥보다 얇으나 3층으로 이루어져 있다.

028 위, 장, 이자(췌장), 지라(비장) 및 쓸개주머니(담낭)의 모세관에서의 정맥혈이 모여 이루어진 단일 정맥으로 옳은 것은?

① 간문맥　　　　　　② 홀정맥(기정맥)　　　　　③ 지라정맥(비정맥)

④ 아래대정맥(하대정맥)　　⑤ 큰두덩정맥(대복재정맥)

☑ 정답 ①

☑ 문헌 최명애 외, 인체의 구조와 기능, 현문사, 2017. p.388

☑ 해설

▸ 간문맥은 간 안에 있는 모세관인 동굴모세혈관(동양혈관)을 지나 간정맥으로 간 후 아래대 정맥(하대정맥)에 이른다.

029 태아심장에서 다음과 같은 특징을 갖는 해부학적 부위명으로 옳은 것은?

• 태아 심장의 심방사이막(심방중격)에 있다. • 판막이 있어 혈액의 역류가 일어나지 않는다. • 태아의 우심방으로 들어간 혈액을 좌심방으로 직접 보낸다.

① 동맥관　② 정맥관　③ 배꼽정맥(제정맥)　④ 타원구멍(난원공)　⑤ 배꼽동맥(제동맥)

☑ 정답 ④

☑ 문헌 최명애 외, 인체의 구조와 기능, 현문사, 2017. p.392

☑ 해설

▸ 타원구멍(난원공) : 태아 심장의 오른심방과 왼심방 사이막(심방중격)에 있는 구멍

030 우리 몸에서 직경이 가장 큰 동맥으로 옳은 것은?

① 대동맥　　　　　　　　② 총목동맥(총경동맥)

③ 바깥목동맥(외경동맥)　　④ 목갈비동맥(늑경동맥)

⑤ 빗장뼈밑동맥(쇄골하동맥)

☑ 정답 ①

☑ 문헌 최인장 외, 인체해부학, 메디컬코리아, 2006, p.236

☑ 해설

▶ 대동맥은 좌심실에서 나와 위쪽으로 올라가 심장위에서 아치를 그리며 왼쪽으로 내려가 척주의 앞쪽, 왼쪽으로 주행한다.

031 혈액의 정상 수소이온지수(pH)범위는?

① 6.9±0.05　　② 7.1±0.05　　③ 7.3±0.05　　④ 7.5±0.05　　⑤ 7.7±0.05

☑ 정답 ③

☑ 문헌 해부학편찬위원회, 사람해부학, 범문에듀케이션, 2019. p.510

☑ 해설

▶ pH의 감소나 증가를 막기 위해 중탄산염과 탄산이 완충용액 쌍(buffer pair)으로 작용하여 혈액 pH는 7.35~7.45사이를 유지한다.

▶ 동맥혈의 pH가 7.35이하로 떨어질 경우 산중(acidosis)이라하고, 7.45이상일 때는 알칼리증(alkalosis)이라한다.

032 혈액의 수소이온지수(pH)증감에 관여하는 완충용액 쌍은?

① 젖산과 수소　　　　② 탄산과 염산　　　　③ 젖산과 유기산

④ 중탄산염과 탄산　　⑤ 중탄산염과 염산

☑ 정답 ④

☑ 문헌 박인국, 생리학, 라이프사이언스, 2003, p.20

☑ 해설

▸ pH의 감소나 증가를 막기 위해 중탄산염과 탄산이 완충용액 쌍(buffer pair)으로 작용하여 혈액 pH는 7.35~7.45사이를 유지한다.

033 백혈구나 간세포가 허족을 내어 세균 등의 입자를 삼키는 작용은?

① 식작용

② 편모작용

③ 섬모작용

④ 음세포작용

⑤ 수용체-매개 세포내유입

☑ 정답 ①

☑ 문헌 김종연 외, 알기쉬운 인체생리학, 고문사, 2018, p.31

☑ 해설

▸ 음세포작용(pinocytosis) : 세포막이 안으로 함입하여 세포외에 있는 분자를 삼키는 작용

▸ 수용체-매개 세포내유입 : 세포외 분자가 세포막의 특정 수용체 단백질과 결합하는 것

▸ 섬모작용 : 세포의 체표면에 다수가 붙어 운동을 하는 미세소관의 움직임

▸ 편모작용 : 세포의 체표면에 하나 또는 두 개가 붙어 운동을 하는 미세소관의 움직임

034 정상인의 적혈구용적율(헤마토크리트) 값으로 옳은 것은?

	①	②	③	④	⑤
남자	25~32	39~52	42~58	50~58	60~68
여자	30~38	34~48	38~56	42~48	50~58

☑ 정답 ②

☑ 문헌 박희진 외, Paramedics 기초의학, 에듀팩토리, 2019, p.280

☑ 해설

▸ hematocrit : 전체 혈액에 대한 적혈구의 용량비

035 혈소판의 설명으로 옳지 않은 것은?

① 혈액응고에 관여 한다.　　　　② 생존기간은 약 5~9일이다.

③ 비장과 간에 의해 파괴된다.　　④ 세로토닌(serotonin)을 방출한다.

⑤ 세균에 대해 식균작용을 한다.

☑ 정답 ⑤

☑ 문헌 전국응급구조학과교수협의회, 내과전문응급처치학, 도서출판 한미의학, 2018, p.487

☑ 해설

▶ 혈소판의 생존기간은 약 5~9일이며, 비장과 간에 의해 파괴된다.

혈병에서 서로 결합한 혈소판들은 세로토닌(serotonin)을 방출하여 혈관수축을 자극함으로써 손상부위로의 혈류를 감소시킨다. 또한, 혈액응고에 관여 한다.

036 혈액성분 중 산소운반에 관여하는 것으로 옳은 것은?

① 혈소판　　　② 적혈구　　　③ 호염기구　　　④ 임파구　　　⑤ 중성구

☑ 정답 ②

☑ 문헌 박희진 외, Paramedics 기초의학, 에듀팩토리, 2019, p.288

☑ 해설

▶ 적혈구의 Hb $+4O_2 \rightarrow Hb(O_2)_4$

037 백혈구에서 가장 많이 차지하는 형태는?

① 림프구　　② 단핵구　　③ 호중성구　　④ 호산성구　　⑤ 호염기성구

☑ 정답 ③

☑ 문헌 박희진 외, Paramedics 기초의학, 에듀팩토리, 2019, p.294

☑ 해설

▶ 전체 백혈구에 차지하는 비율은 :

호산구 : 약 1~3%, 호중구 : 약 54~62%, 호염기구 : 약 1% 이하,

단핵구 : 약 3~9%, 림프구 : 약 25~33%

038 조절물질인 사이토카인(cytokine)의 설명으로 옳은 것은?

① 혈액형을 결정

② 적혈구 항원을 형성

③ 혈소판 발달단계를 자극

④ 적혈구 발달단계를 자극

⑤ 백혈구 발달단계를 자극

☑ 정답 ⑤

☑ 문헌 박희진 외, Paramedics 기초의학, 에듀팩토리, 2019, p.113

☑ 해설

▸ 다기능성장인자-1(multipotent growth-1), 인터루킨-1(interleukin-1), 인터루킨 -3(interleukin-3) 등 여러 종류의 사이토카인(cytokine)은 백혈구 발달단계를 자극하는 자 가조절물질이다.

039 부모 모두의 표현형이 'A'형인 경우 자녀에서 나타날 수 있는 혈액형은?

① A형 뿐

② O형 뿐

③ AB형 뿐

④ A형과 O형

⑤ A형과 B형

☑ 정답 ④

☑ 문헌 박희진 외, Paramedics 기초의학, 에듀팩토리, 2019, p.308

☑ 해설

▸ 표현형이 'A'형이면 유전자형은 "AA'와 "AO'이므로 A형과 O형의 자녀가 태어날 수 있다.

040 공혈자와 수혈자의 관계가 원만한 경우는?

	①	②	③	④	⑤
공혈자	A	B	AB	O	Rh+
↓	↓	↓	↓	↓	↓
수혈자	B	O	A	AB	Rh−

☑ 정답 ④

☑ 문헌 박희진 외, Paramedics 기초의학, 에듀팩토리, 2019, p.310

☑ 해설

▸ 수혈한 혈장의 양이 적은 경우, O형은 만능공혈자이며 AB형은 만능수혈자이다.

041 혈액응고에 관여하는 활성효소인 트롬빈(thrombin)의 기능으로 옳은 것은?

① Ca^{++}을 침전시킨다.

② 피브리노겐을 피브린으로 전환시킨다.

③ 프로트롬빈(prothrombin)을 활성화시킨다.

④ 트롬보플라스틴(thromboplastin)을 활성화시킨다.

⑤ 피브린(fibrin)을 피브리노겐(fibrinogen)으로 전환시킨다.

☑ 정답 ②

☑ 문헌 박희진 외, Paramedics 기초의학, 에듀팩토리, 2019, p.306

☑ 해설

▸ 불활성효소인 프로트롬빈(prothrombin)이 활성효소인 트롬빈(thrombin)으로 전환되어 가용성 피브리노겐을 피브린 단량체로 전환 시킨다. 이 피브린 단량체들은 서로 결합하여 불용성인 피브린중합체를 형성함으로써 혈소판전색을 지지하는 그물망이 형성된다.

042 산증(acidosis)으로 정의 할 수 있는 동맥혈의 pH범위로 옳은 것은?

① 7.26~7.35   ② 7.36~7.45   ③ 7.46~7.55

④ 7.56~7.65   ⑤ 7.66~7.75

☑ 정답 ①

☑ 문헌 박희진 외, Paramedics 기초의학, 에듀팩토리, 2019, p.21

☑ 해설

▶ 동맥내의 혈장은 pH7.35~7.45로 평균 7.4이다. 혈액의 pH가 7.35이하로 감소하면 pH가 정상 pH보다 산성쪽에 있기 때문에 산중이라 하고, 7.45이상으로 증가하면 정상 pH보다 알칼리쪽에 있기 때문에 알칼리중이라고 한다.

043 알칼리증(alkalosis)으로 정의 할 수 있는 동맥혈의 pH범위로 옳은 것은?

① 7.05~7.14   ② 7.15~7.24

③ 7.25~7.34   ④ 7.35~7.44

⑤ 7.45~7.54

☑ 정답 ⑤

☑ 문헌 박희진 외, Paramedics 기초의학, 에듀팩토리, 2019, p.21

☑ 해설

▶ 동맥내의 혈장은 pH7.35~7.45로 평균 7.4이다. 혈액의 pH가 7.35이하로 감소하면 pH가 정상 pH보다 산성쪽에 있기 때문에 산중이라 하고, 7.45이상으로 증가하면 정상 pH보다 알칼리쪽에 있기 때문에 알칼리중이라고 한다.

044 혈액순환 과정에서 폐에서 산화된 혈액이 유입되는 심장부위로 옳은 것은?

① 좌심방   ② 좌심실

③ 우심방   ④ 우심실

⑤ 심중격

☑ 정답 ①

☑ 문헌 박희진 외, Paramedics 기초의학, 에듀팩토리, 2019, p.272

☑ 해설

▶ 대정맥→우심방→우심실→폐(산소)→좌심방→좌심실→대동맥

045 심실유입 및 심박정지기에 심실은 어느 정도의 혈액으로 채워지는가?

① 10%　　　　　　　② 30%　　　　　　　③ 50%

④ 70%　　　　　　　⑤ 90%

☑ 정답 ④

☑ 문헌 이영돈 외, 해부생리학, 라이프사이언스, 2006. p.292

☑ 해설

▸ 심실유입기는 심실압이 심방압이하로 떨어질 때 시작되며, 첫 번째 단계는 빠른 심실유입
이 이루어지는 단계이다. 두 번째 단계는 심장이완기이다. 이 단계에서는 모든 심장수축이
멈추고 심장근육이 이완된다. 이 단계가 종료될 때까지 심실로 유입되는 혈액의 70%는 이
와 같은 방식에 의한 것이다.
세 번째 단계는 심방수축기이다.

046 허파순환(=소순환)의 특징으로 옳은 것은?

① 종료부위는 우심방이다　　　　　　② 폐동맥의 O_2함량이 낮다

③ 시작부위는 우심방이다.　　　　　　④ 종료부위는 좌심실이다.

⑤ 폐정맥의 CO_2함량이 낮다

☑ 정답 ②

☑ 문헌 이인모 외, Basic Medicine, 학지사메디컬, 2019, p.99

☑ 해설

▸ 폐정맥의 CO_2함량이 높으며, 종료부위는 좌심방이다

047 반월판의 해부학적 위치로 옳은 것은?

① 하대정맥 시작부위　　　　　　② 좌심방과 우심방 사이

③ 상대정맥 시작부위　　　　　　④ 좌심방과 좌심실 사이

⑤ 폐동맥과 대동맥 시작부위

☑ 정답 ⑤

☑ 문헌 해부학편찬위원회, 사람해부학, 범문에듀케이션, 2019. p.534

☑ 해설

▸ 반월판은 폐동맥과 대동맥 시작부위에 위치하며, 심실수축 시 개방되어 혈액이 폐순환과 체순환으로 들어가게 한다.

048 심장의 활동전위 기원부위로 옳은 것은?

① 방실속   ② 심방중격   ③ 방실결절

④ 동방결절   ⑤ 푸르킨예섬유

☑ 정답 ④

☑ 문헌 박희진 외, Paramedics 기초의학, 에듀팩토리, 2019, p.299

☑ 해설

▸ 동방결절에서 기원하는 활동전위는 근육세포들간의 간극접합을 통해 우심방과 좌심방의 인접 근육세포로 퍼지다.

049 심장의 자극전도에 관여하는 부위이다. 전도 순서로 옳은 것은?

가. 동방결절   나. 방실결절   다. 히스속   라. 푸르킨예섬유

① 가→나→다→라   ② 나→가→다→라   ③ 다→가→나→라

④ 라→가→나→다   ⑤ 라→다→가→나

☑ 정답 ①

☑ 문헌 박희진 외, Paramedics 기초의학, 에듀팩토리, 2019, p.299

☑ 해설

▸ 동방결절의 자극이 심방을 통해 퍼지면 심방중격의 하부에 위치한 방실결절에 전해지고, 이어서 심실중격의 상부에서 시작하는 방실속(=히스속), 심실벽내에 있는 푸르킨예섬유로 계속 전도된다.

050 심근의 탈분극과 수축에 관여하는 이온으로 옳은 것은?

① K^+ ② Mg^{2+} ③ Ca^{2+}

④ Fe^{2+} ⑤ H^+

☑ 정답 ③

☑ 문헌 전국응급구조학과교수협의회, 내과전문응급처치학, 도서출판 한미의학, 2018, p.80

☑ 해설

▶ 심근세포의 탈분극은 근초에 있는 전압조절성 Ca^{2+}채널의 개방을 자극한다. 이것에 의해 Ca^{2+}이 농도구배에 따라 세포속으로 확산된다.

▶ K^+ : 심근의 재분극에 주역할

051 교감신경의 말단에서 분비되는 노르에피네프린과 부신수질로부터 분비되는 에피네프린의 심장수축력 증가효과에 영향을 미치는 원소는?

① Mg^{2+} ② K^+ ③ Cl^- ④ Na^+ ⑤ Ca^{2+}

☑ 정답 ⑤

☑ 문헌 김종연 외, 알기쉬운 인체생리학, 고문사, 2018, p.149

☑ 해설

▶ 양성 변력성 효과(positive inotropic effect)는 근절에서 이용할 수 있는 Ca^{2+}의 증가에서 기인하다.

052 심장근육의 수축에 관한 내용이다. (A), (B)의 내용으로 옳은 것은?

> • 심장근육의 수축력은 세포외액의 (A)농도에 의해 영향을 받게되며, 고칼슘혈증에서는 심장근육 수축력이 (B)한다.

	①	②	③	④	⑤
A	Ca^{2+}	Ca^{2+}	Na^+	Na^+	K^+
B	감소	증가	감소	증가	증가

☑ 정답 ②

☑ 문헌 김종연 외, 알기쉬운 인체생리학, 고문사, 2018, p.149

☑ 해설

▸ 고칼슘혈증에서는 심장근육 수축력이 증가하고, 저칼슘혈증에서는 심장근육 수축력이 감
  소한다.

053 심장 각 부위 가운데 흥분전도 속도가 가장 빠른 곳은?

① 심방근육　　　　　　　　　② 방실결절

③ 히스다발　　　　　　　　　④ 심실근육

⑤ 푸르킨에섬유

☑ 정답 ⑤

☑ 문헌 김종연 외, 알기쉬운 인체생리학, 고문사, 2018, p.144

☑ 해설

▸ 심장 각 부위의 흥분전도 속도(m/sec) : 심방근육(1), 방실결절(0.05), 히스다발
  (1), 심실근육(1), 푸르킨에섬유(4)

054 심전도 기록을 위한 제II쌍극지유도의 전극부착위치로 옳은 것은?

① 왼손과 왼발　　　　　　　　② 오른손과 왼발

③ 오른손과 오른발　　　　　　④ 오른손과 왼손

⑤ 왼손과 오른발

☑ 정답 ②

☑ 문헌 박희진 외, Paramedics 기초의학, 에듀팩토리, 2019, p.302

☑ 해설

▸ 제I쌍극지유도 : 오른손과 왼손

　제II쌍극지유도 : 오른손과 왼발

　제III쌍극지유도 : 왼손과 왼발

055 '제5늑간 좌쇄골 중앙선'과의 교차점에 위치하는 단극흉부유도는?

① V1　　　　② V2　　　　③ V3　　　　④ V4　　　　⑤ V5

☑ 정답 ④

☑ 문헌 김종연 외, 알기쉬운 인체생리학, 고문사, 2018, p.155

☑ 해설

▸ V1 : 제4늑간 흉골우연

V2 : 제4늑간 흉골좌연

V3 : 제5늑간 흉골좌연

V4 : 제5늑간 좌쇄골 중앙선과의 교차점

V5 : 제5늑간 좌전 액와선과의 교차점(V4 좌측)

V6 : 제5늑간 좌중 액와선과의 교차점

056 QRS파를 형성하는 심장내의 상태는?

① 심실의 과부하　　　　　　② 심방의 재분극

③ 심실의 재분극　　　　　　④ 심실의 탈분극 확산

⑤ 심방의 탈분극 확산

☑ 정답 ④

☑ 문헌 박희진 외, Paramedics 기초의학, 에듀팩토리, 2019, p.303

☑ 해설

▸ P파 : 심방의 탈분극 확산

QRS파 : 심실의 탈분극 확산

T파 : 심실의 재분극

057 동맥혈관이면서 정맥혈액이 흐르는 혈관으로 옳은 것은?

① 대동맥　　　　　　　　② 관상동맥

③ 콩팥동맥(신동맥)　　　　④ 위팔동맥(상완동맥)

⑤ 허파동맥(폐동맥)

☑ 정답 ⑤

☑ 문헌 이인모 외, Basic Medicine, 학지사메디컬, 2019, p.99

☑ 해설

▶ 폐순환에서 혈관의 이름이 폐동맥 또는 폐정맥이지만 실제 내용물은 폐동맥에는 정맥성 혈액, 폐정맥에는 동맥성 혈액이 각각 들어있다.

058 정맥혈관이면서 동맥혈액이 흐르는 혈관으로 옳은 것은?

① 대정맥

② 허파정맥(폐정맥)

③ 콩팥정맥(신정맥)

④ 위대정맥(상대정맥)

⑤ 오름허리정맥(상행요정맥)

☑ 정답 ②

☑ 문헌 이인모 외, Basic Medicine, 학지사메디컬, 2019, p.99

☑ 해설

▶ 폐순환에서 혈관의 이름이 허파동맥(폐동맥) 또는 허파정맥(폐정맥)이지만 실제 내용물은 허파동맥(폐동맥)에는 정맥성 혈액, 허파정맥(폐정맥)에는 동맥성 혈액이 각각 들어있다.

059 단면적이 가장 넓은 혈관은?

① 대동맥   ② 세동맥   ③ 대정맥

④ 세정맥   ⑤ 모세혈관

☑ 정답 ⑤

☑ 문헌 이인모 외, Basic Medicine, 학지사메디컬, 2019, p.98

☑ 해설

▶ 혈관의 단면적은 체내에 가장 많이 분포되어있는 모세혈관이 가장 넓고 세정맥, 세동맥 등의 순이다.

060 심근경색의 경우 경색된 조직에서 방출되는 효소로 옳은 것은?

① 탈수소효소(dehydrogenase)

② 에이티피분해효소(ATPase)

③ 아미노기전이효소(transaminase)

④ 글리코겐합성효소(glycogen synthase)

⑤ 크레아틴 키나아제(creatine kinase)

☑ 정답 ⑤

☑ 문헌 전국응급구조학과교수협의회, 응급환자평가, 도서출판 한미의학, 2018, p.278

☑ 해설

▸ 심근경색의 경우 경색된 조직에서 방출되는 효소의 혈중농도를 측정함으로써 지단이 가능하다. 크레아틴 키나아제(creatine kinase)(전에는 크레아틴포스포키나아제(creatine phosphokinase)라고 했음)농도는 증상시작 후 3∼6시간 내에 증가하기 시작하여 24∼36시간에 최고치에 도달하고 3일후에는 정상으로 회복된다. 젖산탈수소효소(lactate dehydrogenase)는 증상시작 후 10∼12시간에 증가하기시작하여 48∼72시간에 최고치에 도달하고 약 11일 동안 증가한 상태로 남는다.

061 심전도의'P–R간격'을 설명한 것으로 옳지 않은 것은?

① 성인의 정상 시간은 0.12∼0.20초이다.

② 방실결절이 손상되면 P–R간격이 길어진다.

③ 탈분극한 심실벽이 재분극될 때 그려지는 간격

④ 심방탈분극 시작과 심실탈분극 시작사이의 시간

⑤ 동방결절에서 시작한 자극이 심실에 도달할 때까지의 시간

☑ 정답 ③

☑ 문헌 박희진 외, Paramedics 기초의학, 에듀팩토리, 2019, p.303

☑ 해설

▸ 심전도의 'P-R간격'은

- 심방탈분극 시작과 심실탈분극 시작사이의 시간

- 성인의 정상 시간은 0.12~0.20초이다

- 동방결절에서 시작한 자극이 심실에 도달할 때까지의 시간

- 방실결절이 손상되면 P-R간격이 길어지는데 이 상태를 방실결절 차단(AV node block)이라고 한다.

062 성인의 안정 시 분당 심박동수(A)와 1회평균박동량(B)으로 옳은 것은?

	①	②	③	④	⑤
A(회)	50	60	70	80	90
B(mL)	50~60	60~70	70~80	80~90	90~100

☑ 정답 ③

☑ 문헌 박희진 외, Paramedics 기초의학, 에듀팩토리, 2019, p.298

☑ 해설

▶ 성인의 안정 시 분당 심박동수와 1회평균박동량을 곱하면 분당 약 5,500mL의 심박출량이 구해진다.

063 심장에 대한 교감신경의 효과로 옳은 것은?

① 심방근 수축력 감소
② 심실근 수축력 감소
③ 방실결절 전도속도 증가
④ 심장의 흥분전도가 느려짐
⑤ 동방결절 확장기 탈분극속도 감소

☑ 정답 ③

☑ 문헌 박희진 외, Paramedics 기초의학, 에듀팩토리, 2019, p.299

☑ 해설

▶ 심장에 대한 교감신경의 효과

- 방실결절 전도속도 증가, 심방근과 심실근의 수축력 증가

- 동방결절 확장기 탈분극속도 증가

064 심장에 대한 부교감신경의 효과로 옳은 것은?

① 심장의 박동수 증가

② 심방근 수축력 증가

③ 심실근 수축력 감소

④ 방실결절 전도속도 증가

⑤ 동방결절 확장기 탈분극속도 증가

☑ 정답 ③

☑ 문헌 박희진 외, Paramedics 기초의학, 에듀팩토리, 2019, p.299

☑ 해설

▸ 심장에 대한 부교감신경의 효과

- 방실결절 전도속도 감소, 심방근과 심실근의 수축력 감소

- 동방결절 확장기 탈분극속도 감소

065 심장박출량의 조절변수로 옳지 않은 것은?

① 심실 수축성

② 총 말초저항

③ 평균대동맥압

④ 이완기말 용적

⑤ 방실결절 혈액량

☑ 정답 ⑤

☑ 문헌 강병우 외, 응급구조사 기초의학, 군자출판사, 2014, p.271

☑ 해설

▸ 심장박출량의 조절변수는 확장기의 끝에서 심실의 혈액용적인 이완기말 용적(end-diastolic volume : EDV), 동맥에서 혈류에 대한 마찰저항인 총 말초저항(total peripheral resistance), 심실의 수축성(contractility) 등이다.

066 심장박출량에 영향을 미치는 변수이다. A, B, C에 알맞은 내용은?

> • 심장박출량은 전부하와 (A)하고, 수축성과 (B)하며 총말초저항과 (C)한다.

	①	②	③	④	⑤
A	비례	비례	반비례	반비례	반비례
B	비례	반비례	반비례	비례	비례
C	반비례	반비례	비례	비례	반비례

☑ 정답 ①

☑ 문헌 김종연 외, 알기쉬운 인체생리학, 고문사, 2018, p.171

☑ 해설

▶ 심박동량은 전부하와 수축성에 직접 비례하고, 총 말초저항에는 반비례한다.

067 심장의 프랑크-스탈링(Frank-Starling)법칙을 잘 설명한 것은?

① 심박동량은 호흡량과 관련이 있다.

② 심실수축력은 혈액량과 관련이 있다.

③ 심실수축력은 확장기말 용적에 따라 변한다.

④ 심박동량은 방실결절의 전도속도와 관련이 있다.

⑤ 심실수축력은 액틴(actin)의 밀도와 관련이 있다.

☑ 정답 ③

☑ 문헌 강병우 외, 응급구조사 기초의학, 군자출판사, 2014, p.272

☑ 해설

▶ 확장기말 용적(end-diastolic volume : EDV), 심실의 수축력, 박동량 간의 관계는 심근의 고유성질이며 심장의 프랑크-스탈링법칙(Frank-Starling law of the heart)으로 알려져 있다.

068 혈액의 pH가 증가될 때의 산−염기의 반응식으로 옳은 것은?

① $H_2SO_4 \rightarrow 2H^+ + SO_4^-$

② $2H^+ + SO_4^- \rightarrow H_2SO_4$

③ $H^+ + HCO_3^- \rightleftarrows H_2CO_3$

④ $H^+ + HCO_3^- \rightarrow H_2CO_3$

⑤ $H_2CO_3 \rightarrow H^+ + HCO_3^-$

☑ 정답 ⑤

☑ 문헌 박희진 외, Paramedics 기초의학, 에듀팩토리, 2019, p.22

☑ 해설

▶ 혈액속의 유리수소농도가 감소되면 혈액 pH가 증가할 수 있다.

069 정맥환류에 영향을 미치는 요인으로 옳지 않은 것은 ?

① 동맥압   ② 정맥압   ③ 혈액량

④ 교감신경자극   ⑤ 음성 흉강내압

☑ 정답 ①

☑ 문헌 강병우 외, 응급구조사 기초의학, 군자출판사, 2014, p.277

☑ 해설

▶ 정맥환류에 영향을 미치는 요인 :

  - 요량과 조직액량에 따른 혈액량

  - 호흡에 의한 음성 흉강내압

  - 정맥수축과 골격근 펌프에 의한 정맥압

070 모세혈관의 세동맥측 말단의 정수압이 37mmHg이고, 모세혈관 밖의 조직액 정수압이 2mmHg이면 세동맥말단의 순여과압은?

① 18.5mmHg   ② 35mmHg   ③ 37mmHg

④ 39mmHg   ⑤ 74mmHg

☑ 정답 ②

☑ 문헌 박희진 외, Paramedics 기초의학, 에듀팩토리, 2019, p.452

☑ 해설

　▸ 순여과압 = 모세혈관 내의 혈액 정수압 - 모세혈관 밖의 조직액 정수압

071 스탈링힘(Starling force)의 작용이란?

① 심장박동량의 반작용　　　　　　② 혈장과 조직액의 상호교환

③ 동맥압과 정맥압의 상관　　　　　④ 세포외액과 내액의 상호교환

⑤ 혈장의 교질삼투압 농도

☑ 정답 ②

☑ 문헌 박희진 외, Paramedics 기초의학, 에듀팩토리, 2019, p.55

☑ 해설

　▸ 모세혈관의 세동맥 말단은 11mmHg, 세정맥 말단은 -9mmHg 정도이므로 체액은 세동맥
　측 말단에서는 모세혈관을 빠져나가고, 세정맥측 말단에서는 모세혈관으로 들어오게 된
　다.

**072 염분상실로 인해 혈액량이 감소했을 때, 희석되지 않는 혈액량을 증가시키기 위해
분비되는 호르몬으로 옳은 것은?**

① 인슐린(insuline)　　　　　　　② 바소프레신(vasopressin)

③ 글루카곤(glucagon)　　　　　　④ 알도스테론(aldosterone)

⑤ 에스트로겐(estrogen)

☑ 정답 ④

☑ 문헌 박희진 외, Paramedics 기초의학, 에듀팩토리, 2019, p.286

☑ 해설

　▸ 알도스테론은 신장에 의한 염분흡수를 자극하고, 염분보유는 수분의 보유를 촉진하며, 따
　라서 희석되지 않은 혈액량의 증가를 유도한다.

073 혈액량을 조절하는 '레닌(renin)-안지오텐신(angiotensin)-알도스테론(aldosterone)'의 연관관계이다. A, B에 들어갈 내용으로 옳은 것은?

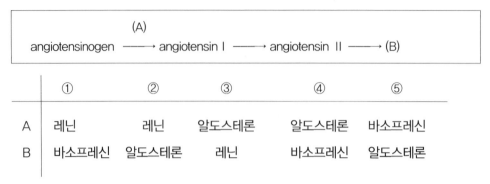

	①	②	③	④	⑤
A	레닌	레닌	알도스테론	알도스테론	바소프레신
B	바소프레신	알도스테론	레닌	바소프레신	알도스테론

☑ 정답 ②

☑ 문헌 박희진 외, Paramedics 기초의학, 에듀팩토리, 2019, p.286

☑ 해설

▸ 신동맥에 혈류와 혈압이 감소하면 신장에서 혈액으로 단백분해효소인 레닌이 분비된다. 레닌은 안지오텐시노겐을 안지오텐신 I 으로 분해하고, 안지오텐신 I 은 안지오텐신전환효소에 의해 다시 안지오텐신 II로 분해된다. 안지오텐신 II는 알도스테론 분비를 자극하여 혈액량증가를 유도한다.

074 혈관을 통과하는 혈류에 대한 저항 내용이다. (A)와 (B)에 알맞은 내용은?

• 혈관을 통과하는 혈류에 대한 저항은 혈관의 길이와 혈액의 점도에 (A)하고, 혈관직경의 (B)에 반비례한다.

	①	②	③	④	⑤
A	비례	비례	비례	반비례	반비례
B	제곱	3제곱	4제곱	제곱	3제곱

☑ 정답 ③

☑ 문헌 박희진 외, Paramedics 기초의학, 에듀팩토리, 2019, p.281

☑ 해설

▸ 저항 ∝ $\dfrac{L\eta}{\Upsilon^4}$

L : 혈관의 길이

η : 혈액의 점도

Υ : 혈관의 반경

075 **혈관 수축효과를 나타내는 외인성 조절인자로 옳은 것은?**

① 부교감신경

② 히스타민(histamine)

③ 브라디키닌(bradykinin)

④ 교감신경의 콜린성

⑤ 안지오텐신 II (angiotensin II)

☑ 정답 ⑤

☑ 문헌 박희진 외, Paramedics 기초의학, 에듀팩토리, 2019, p.286

☑ 해설

▸ 안지오텐신 II (angiotensin II)는 신장에서 레닌의 분비에 의해 생산되는 경력한 혈관 수축
제이다.

076 **혈관 확장효과를 나타내는 외인성 조절인자로 옳은 것은?**

① 히스타민(histamine)

② 바소프레신(vasopressin)

③ 안지오텐신 II (angiotensin II)

④ 프로스타그란딘(prostaglandin)

⑤ 교감신경의 α-아드레날린 작동성

☑ 정답 ①

☑ 문헌 박희진 외, Paramedics 기초의학, 에듀팩토리, 2019, p.552

☑ 해설

▸ 히스타민(histamine)은 염증과 알레르기반응 동안 국소적인 혈관확장을 촉진한다.
프로스타그란딘(prostaglandin)은 혈관벽을 포함한 대부분의 조직에서 생산될 수 있는 환
형지방산으로 프로스타그란딘(prostaglandin) I2는 혈관확장제이지만, 프로스타그란딘
(prostaglandin)A2는 혈관수축제이다.

077 적당한 운동중의 심혈관 변화에서 감소상태를 보이는 것으로 옳은 것은?

① 심박출량　　　　　② 심박동수　　　　　③ 동맥혈압

④ 근육의 혈류　　　　⑤ 총 말초저항

☑ 정답 ⑤

☑ 문헌 강병우 외, 응급구조사 기초의학, 군자출판사, 2014, p.279

☑ 해설

▸ 골격근 내의 세동맥 혈관확장으로 총 말초저항은 감소한다.

078 시각이나 청각 등 특정감각을 자극하면 대뇌피질의 해당 감각영역에 혈류가 증가한다. 이러한 국소 뇌혈관확장을 유도하는 물질로 옳은 것은?

① Ca^{++}　　　② Na^+　　　③ K^+　　　④ Cl^-　　　⑤ Fe^{++}

☑ 정답 ③

☑ 문헌 박인국 외, 생리학, 라이프사이언스, 2003, p.314

☑ 해설

▸ 국소혈관확장을 유도하는 기전은 안전히 밝혀지지 않았으나, 국소뇌혈관확장이 재분극동안 활성 뉴런으로부터 방출되는 K+에 의해 일어난다는 것은 명백하다.

079 고온에 의해 땀이 분비될 때 한선에서 분비되는 혈관확장 자극 폴리펩티드는?

① 브라디키닌(bradykinin)　　　　② 인슐린(insuline)

③ 옥시토신(oxytocin)　　　　　④ 코르티졸(cortisol)

⑤ 프로게스테론(progesterone)

☑ 정답 ①

☑ 문헌 범진필, 임상약리학, 청구문화사, 2016, p.281

☑ 해설

▸ 고온으로 체온을 식히지 못하면 피부표면에서 땀이 증발함으로써 신체를 식혀주는데, 한선은 브라디키닌을 분비하여 혈관확장을 돕게 한다.

080 동맥계에서 혈류에 대한 저항이 소동맥에서 가장 큰 이유로 옳은 것은?

① 혈류량이 많아서   ② 혈관의 직경이 작아서

③ 혈관의 탄력성이 낮아서   ④ 혈관의 길이가 짧아서

⑤ 혈관의 단면적이 넓어서

☑ 정답 ②

☑ 문헌 강병우 외, 응급구조사 기초의학, 군자출판사, 2014, p.275

☑ 해설

▸ 각 세동맥은 직경이 작아서 푸아세이유 법칙(Poiseuille's law)에 따라 혈류율을 저하시킨다.

081 수축기압이 125mmHg, 확장기압이 90mmHg인 사람의 맥압으로 옳은 것은?

① 25mmHg   ② 30mmHg   ③ 35mmHg

④ 40mmHg   ⑤ 45mmHg

☑ 정답 ③

☑ 문헌 박희진 외, Paramedics 기초의학, 에듀팩토리, 2019, p.281

☑ 해설

▸ 맥압 = 수축기압 - 확장기압

082 수축기압이 120mmHg, 확장기압이 90mmHg인 사람의 평균 동맥혈압으로 옳은 것은?

① 30mmHg   ② 50mmHg   ③ 80mmHg

④ 100mmHg   ⑤ 120mmHg

☑ 정답 ④

☑ 문헌 박희진 외, Paramedics 기초의학, 에듀팩토리, 2019, p.281

☑ 해설

▸ 평균 동맥혈압 = 확장기압 + 맥압의 1/3

083 아나필락시스성 쇼크(anaphylactic shock)에 의해 발생한 혈압의 저하 기전으로 옳은 것은?

① 혈관확장과 히스타민의 방출에 의한 총말초저항 감소

② 부교감신경 작용에 의한 심박동수와 심박동량의 저하

③ 혈관수축과 히스타민의 방출에 의한 총말초저항 증가

④ 혈관수축과 프로게스테론의 방출에 의한 총말초저항 증가

⑤ 혈관확장과 프로게스테론의 방출에 의한 총말초저항 감소

☑ 정답 ①

☑ 문헌 박인국 외, 생리학, 라이프사이언스, 2003, p.325

☑ 해설

▶ 알레르기반응에 의한 혈압의 빠른 저하는 혈관확장과 히스타민의 방출에 의한 총말초저항 감소에 의해 일어난다.

084 공기와 혈액사이의 가스교환 원리로 옳은 것은?

① 삼투

② 확산

③ 능동수송

④ 표면장력

⑤ Na^+ 펌프

☑ 정답 ②

☑ 문헌 박희진 외, Paramedics 기초의학, 에듀팩토리, 2019, p.421

☑ 해설

▶ 공기와 혈액사이의 가스교환은 전적으로 폐조직을 통한 확산에 의해 일어난다.

085 70kg성인의 몸을 구성하는 정상적인 혈액량으로 옳은 것은?

① 4.0~4.5L ② 4.5~5.0L ③ 5.5~6.0L

④ 6.0~6.5L ⑤ 6.5~7.0L

☑ 정답 ③

☑ 문헌 박희진 외, Paramedics 기초의학, 에듀팩토리, 2019, p.279

☑ 해설

   ▸ 성인의 총혈액량은 체중의 8~9%인 약 5~6L이다.

086 혈액 중 액체성분에 해당하는 것을 무엇이라 하는가?

① 전혈

② 혈장

③ 체액

④ 혈구

⑤ 림프액

☑ 정답 ②

☑ 문헌 박희진 외, Paramedics 기초의학, 에듀팩토리, 2019, p.278

☑ 해설

   ▸ 혈장은 액체 성분으로 원심분리 시 혈구의 상부에 위치한다.

087 혈장의 성분 중 가장 많은 유기물질로 옳은 것은?

① 지방

② 단백질

③ 비타민

④ 무기질

⑤ 탄수화물

☑ 정답 ②

☑ 문헌 강병우 외, 응급구조사 기초의학, 군자출판사, 2014, p.247

☑ 해설

   ▸ 혈장 단백질은 약 7~8g/100$m\ell$ 정도이다.

088 혈액의 일반적인 기능으로 옳지 않은 것은?

① 가스대사　　　　　② 신체방어

③ 양분저장　　　　　④ 노폐물 운반

⑤ 영양소 운반

☑ 정답 ③

☑ 문헌 강병우 외, 응급구조사 기초의학, 군자출판사, 2014, p.248

☑ 해설

▶ 혈액의 일반기능

(1) 운반작용

① 영양소의 운반 : 장에서 흡수한 영양소들을 각 신체부위로 운반하여 세포들의 생존과 기능 유지가 가능하도록 한다.

② 가스의 운반 : 폐로부터 각 조직으로 산소를 운반하여 에너지 생성을 위한 산화작용을 하게하며, 그로 인하여 생성된 이산화탄소를 다시 폐로 운반하여 체외로 방출하게 한다.

③ 노폐물 운반 : 각 조직의 대사산물인 urea, uric acid, lactic acid, creatinine 등을 신장과 같은 배설기관으로 운반한다.

④ 호르몬 운반 : 내분비선에서 분비되는 호르몬을 표적기관(target organ)으로 운반하여 소기의 기능이 발현되도록 하며, 여러 가지 자극물질을 중추로 운반하여 호흡조절과 체온조절 등에 관여

(2) 조절작용

① 전해질 및 수분조절 : 혈액과 조직사이, 혈장교질삼투압 유지

② 체온조절 : 체표면에서 열발산

③ 체액의 pH조절 : 완충계가 있어 적은 범위의 pH조절

(3) 방어 및 식균작용

① leukocyte : 식균작용

② plasma : 항체가 있어 감염으로부터 방어

(4) 지혈작용

① 혈액응고 : platelet → 혈액응고 인자와 결합하여 지혈

089 혈액 내에서 볼 수 없는 구조물로 옳은 것은?

① 적혈구 ② 혈소판 ③ 림프구

④ 트롬빈 ⑤ 백혈구

☑ 정답 ④

☑ 문헌 박희진 외, Paramedics 기초의학, 에듀팩토리, 2019, p.27

☑ 해설

▸ 트롬빈 : 혈액이 응고할 때 피브리노겐이 피브린으로 변화하는 반응에서 촉매역할을 하는 단백질 가수분해효소의 하나.

090 혈장 성분 중 항체와 관계가 깊은 것은?

① 알부민(albumin) ② 혈소판(platelets)

③ 글로블린(globulin) ④ 섬유소원(fibrinogen)

⑤ 프로트롬빈(prothrombin)

☑ 정답 ③

☑ 문헌 박희진 외, Paramedics 기초의학, 에듀팩토리, 2019, p.278

☑ 해설

▸ 특히 γ글로불린은 항체와 관련이 있다.

091 혈청단백이 아닌 것은?

① 알부민(albumin) ② 섬유소원(fibrinogen)

③ 면역글로불린(immune globulin) ④ 알파1 글로불린(α1-globulin)

⑤ 베타글로불린(β-globulin)

☑ 정답 ③

☑ 문헌 박희진 외, Paramedics 기초의학, 에듀팩토리, 2019, p.278

☑ 해설

▸ 면역글로불린(immune globulin)은 γ글로불린을 구성하는 주요 단백질이다.

092 골수조혈이 시작되는 시기로 옳은 것은?

① 태생 5주   ② 태생 3개월

③ 태생 5개월   ④ 태생 7개월

⑤ 생후 1년

☑ 정답 ③

☑ 문헌 한국해부학교수협의회 편, 생리학, 정답미디어, 2005, p.76

☑ 해설

▶ 조혈 : 혈액의 세포성분인 각종 혈구를 생산하는 것

① 태아 : 난황낭, 간장, 비장에서 조혈(태생 5개월경 골수조혈 시작)

② 출생 후(성년 이전) : 대퇴골, 상완골 등의 긴 뼈 들의 적골수에서 조혈

③ 성년 이후 : 추골, 늑골, 흉골 및 골반골, 두개골 등의 편평골에서 생성

093 혈액에 대한 설명으로 옳은 것은?

① 정맥혈은 선홍색이다.

② 동맥혈은 암적색이다.

③ 가장 많은 성분은 수분이다.

④ 냄새는 혈중 단백질에 의한 것이다.

⑤ 적색의 불투명한 유동체이며 점성이 없다.

☑ 정답 ③

☑ 문헌 강병우 외, 응급구조사 기초의학, 군자출판사, 2014, p.247

☑ 해설

▶ 혈액은 적색의 불투명한 유동체이며 다소 점성이 있고 특이한 냄새를 갖고 있는데, 색깔은 적혈구 중의 혈색소(hemoglobin) 때문으로 동맥혈은 선홍색이고 정맥혈은 암적색에 가깝다. 냄새는 혈액 중에 포함되어 있는 지방산에 의한 것으로 음식에 따라 차이가 있다. 혈액의 화학성분 중에서 가장 많은 부분을 차지하는 것은 수분이다.

(80%: 수분,   18%: protein, 2%: 지방, 무기질, 질소화합물)

094 혈액 성분에 대한 설명으로 옳지 않은 것은?

① 냄새는 혈중 지방산에 의한 것이다.

② 산도는 pH 7.4±0.2로 약 알칼리이다.

③ 비중은 1.055~1.065로 물보다 약간 무겁다.

④ 동맥혈은 암적색이고, 정맥혈은 선홍색이다.

　　물에 대한 상대 점도는 약 4.7이고, 점성도가 높아지면 혈압이 높아진다.

☑ 정답 ④

☑ 문헌 강병우 외, 응급구조사 기초의학, 군자출판사, 2014, p.247

☑ 해설

▸ 동맥혈은 선홍색이고 정맥혈은 암적색에 가깝다.

095 일반적으로 혈장의 정상적인 삼투압으로 옳은 것은?

① 100mOsm/L　　　　② 200mOsm/L　　　　③ 300mOsm/L

④ 400mOsm/L　　　　⑤ 500mOsm/L

☑ 정답 ③

☑ 문헌 한국해부학교수협의회 편, 생리학, 정담미디어, 2005, p.78

☑ 해설

▸ 혈장의 삼투압은 포함된 물질의 총몰농도에 비례하는데, 그중에서도 Na^+와 Cl^-가 총 삼투압의 90%이상을 차지한다.

096 적혈구의 산소운반 물질로 옳은 것은?

① 물　　　② 지질　　　③ 효소　　　④ 전해질　　　⑤ 헤모글로빈

☑ 정답 ⑤

☑ 문헌 강병우 외, 응급구조사 기초의학, 군자출판사, 2014, p.249

☑ 해설

▸ $Hb + 4O_2 \rightarrow Hb(O_2)4$

097 골수에서 만들어져 조직에서 큰 포식세포로 분화되어지는 백혈구 성분으로 옳은 것은?

① 호산구   ② 중성구   ③ 림프구   ④ 단핵구   ⑤ 호염기구

☑ 정답 ④

☑ 문헌 대한해부학회, 알기쉬운 사람해부학, 현문사, 2019. p.258

☑ 해설

▸ 단핵구는 지름이 18㎛ 에 이를 정도로 크며, 골수에서 만들어져 말초혈액으로 이동 한 뒤 잠시 머무르다 조직으로 나가 큰 포식세포로 분화된다.

098 신성적혈구조혈인자에 의해 분비되는 적혈구 조혈을 자극하는 물질로 옳은 것은?

① androgen   ② parathormone   ③ vasopressin

④ glucocorticoid   ⑤ erythropoietin

☑ 정답 ⑤

☑ 문헌 박희진 외, Paramedics 기초의학, 에듀팩토리, 2019, p.290

☑ 해설

▸ 적혈구생성소(erythropoietin) : 콩팥에서 생산하는 적혈구 생성의 체액성 조절작용을 하는 물질.

099 적혈구 형성의 각 단계이다. 과정의 순서가 옳은 것은?

가. 적혈구아세포   나. 호염기적혈모구   다. 뭇색듬적혈모구   라. 그물적혈구

① 가→나→다→라   ② 가→다→나→라   ③ 나→가→다→라

④ 나→가→라→다   ⑤ 다→라→가→나

☑ 정답 ①

☑ 문헌 박희진 외, Paramedics 기초의학, 에듀팩토리, 2019, p.289

☑ 해설

▸ 적혈구아세포(proerythroblast) → 호염기적혈모구(basophilic erythroblast) → 뭇색듬적혈

모구(polychromatic erythroblast) → 그물적혈구(reticulocyte) → 적혈구(erythrocyte)

100 헤모글로빈(hemoglobin)에 대한 설명으로 옳지 않은 것은?

① 일산화탄소와는 결합하지 않는다.

② 산-염기 평형에 중요한 역할을 담당

③ 산소와 이산화탄소 운반의 기능단위

④ globin 1개와 4개의 heme색소로 구성

⑤ 적혈구의 33~34%를 차지하는 색소단백질

☑ 정답 ①

☑ 문헌 박희진 외, Paramedics 기초의학, 에듀팩토리, 2019, p.290

☑ 해설

▸ 헤모글로빈(hemoglobin)

- 적혈구의 33~34%를 차지하는 색소단백질

- 산소와 이산화탄소 운반의 기능단위

- 산-염기 평형에 중요한 역할을 담당

- globin 1개와 4개의 heme색소로 구성

- 철(Fe)함량은 약 0.33%

- 혈액 1mL에 Hb 12~16g(헤모글로빈 농도가 10g이하로 떨어지면 빈혈)

- 1g의 Hb은 1.34mL의 산소와 결합하므로 혈액 1mL에 약 20mL산소 함유

- 1일 폐에서 조직으로 600L산소 운반

101 적혈구의 평균수명으로 옳은 것은?

① 약 50일　　② 약 70일　　③ 약 90일　　④ 약 120일　　⑤ 약 150일

☑ 정답 ④

☑ 문헌 박희진 외, Paramedics 기초의학, 에듀팩토리, 2019, p.288

☑ 해설

▸ 적혈구는 약 120일의 수명이다.

102 적혈구의 파괴 장소로 옳은 것은?

① 위   ② 담낭   ③ 췌장   ④ 신장   ⑤ 지라

☑ 정답 ⑤

☑ 문헌 박희진 외, Paramedics 기초의학, 에듀팩토리, 2019, p.288

☑ 해설

    ▸ 간, 지라, 골수 등에서 파괴된다.

103 정상성인 심장의 1회 박동 시 혈액의 박출량으로 옳은 것은?

① 40mL   ② 50mL   ③ 60mL   ④ 70mL   ⑤ 80mL

☑ 정답 ④

☑ 문헌 박희진 외, Paramedics 기초의학, 에듀팩토리, 2019, p.297

☑ 해설

    ▸ 정상상태에서 1회 박동 시 70mL 정도의 혈액을 박출하여 매분 약 5L의 혈액을 온몸으로 박출시킨다.

104 심장에 대한 설명으로 옳은 것은?

① 좌심실과 우심실을 분리하는 것은 심방간중격이다.

② 심방은 크고 하부에 있는 방이며 심장에서 혈액을 박출한다.

③ 심실은 상부에 있는 두 개의 방으로 들어오는 혈액을 받는다.

④ 좌심방과 우심방을 분리하는 역할을 하는 것은 심실간중격이다.

⑤ 심낭액(epicardial fluid)이 3mL 정도 들어있어 윤활유 역할을 한다.

☑ 정답 ⑤

☑ 문헌 해부학편찬위원회, 사람해부학, 범문에듀케이션, 2019. p.531

☑ 해설

    ▸ 심방벽은 심실벽보다 얇고 심장 박출 작용에도 중요한 역할을 하지 않는다.

106 심장에 혈액을 공급하는 혈관으로 옳은 것은?

① 위대정맥(상대정맥)

② 아래대정맥(하대정맥)

③ 심장동맥(관상동맥)

④ 위대동맥(상대동맥)

⑤ 아래대동맥(하대동맥)

☑ 정답 ③

☑ 문헌 해부학편찬위원회, 사람해부학, 범문에듀케이션, 2019. p.538

☑ 해설

▶ 심장동맥(관상동맥)은3개의 큰분지로 나누어지는데, 왼쪽심장동맥과 오른쪽심장동맥으로
나누어진 후, 왼쪽심장동맥은 왼쪽휘돌이동맥과 왼쪽앞내림동맥으로 나누어진다.

107 심장 수축에 관여하는 근육으로 옳은 것은?

① 심근

② 평활근

③ 골격근

④ 꼭지근(유두근)

⑤ 큰가슴근(대흉근)

☑ 정답 ④

☑ 문헌 대한해부학회, 알기쉬운 사람해부학, 현문사, 2019. p.265

☑ 해설

▶ 꼭지근(유두근) : 심실벽의 원뿔모양의 근육돌기로 힘줄끈에 의해 방실판막의 끝에 붙어있다.

108 심장근의 특징에 해당되지 않는 것은?

① 흥분성(excitability)　　② 율동성(rhythmicity)　　③ 전도성(conductivity)

④ 수축성 (contractility)　　⑤ 연동성(vermiculation)

☑ 정답 ⑤

☑ 문헌 해부학편찬위원회, 사람해부학, 범문에듀케이션, 2019, p.540

☑ 해설

▶ 심장근의 구성

(1) 결절조직(nodal tissue) : 심근세포가 변화된 것 → 활동전압 발생

　① 동방결절(sinoatrial node) : 우심방과 상대정맥이 만나는 곳에 존재

　　　a. 흥분성(excitability) : 활동전압 발생에 의해

　　b. 율동성(rhythmicity)

　② 방실결절(atrioventricular node) : 우심방과 우심실 사이 존재

(2) 퍼킨제섬유(purkinje fiber)

　① 전도성(conductivity)

(3) 심근조직

　① 기능적 결합체(functional synciticum) : 심방 및 심실근은 기능적으로 한 개의 세포처럼(구조적으로 독립된 세포) 동시에 수축하는 현상

　② 수축성(contractility)

109 혈액공급이 수초간만 차단되어도 의식상실을 초래하는 신체의 장기로 옳은 것은?

① 뇌　　　② 간　　　③ 위　　　④ 췌장　　　⑤ 담낭

☑ 정답 ①

☑ 문헌 박희진 외, Paramedics 기초의학, 에듀팩토리, 2019, p.513

☑ 해설

▶ 뇌로 가는 혈류는 단지 수초간만 차단되어도 의식상실을 초래하게 되며, 이 상태가 수분 동안 지속되면 영구적인 뇌손상을 일으킨다. 따라서 뇌조직으로 가는 혈류는 다른 조직의 혈액공급을 중단시키는 일이 있더라도 일정하게 유지되고 있다.

110 심장의 일주기 시간으로 옳은 것은?

① 0.2초　　　② 0.4초　　　③ 0.6초　　　④ 0.8초　　　⑤ 1.0초

☑ 정답 ④

☑ 문헌 이인모 외, Basic Medicine 기초의학, 학지사메디컬, 2019, p.91

☑ 해설

▶ 성인 남자는 안정시에 1분에 약 75회의 심박동이 있으므로 심장의 주기는 약 0.8초이다.

111 확장기 심음으로써 심음도 기록지에는 나타나나 청진기로는 젊은이에게서만 들을 수 있는 심음으로 옳은 것은?

① 제 1심음　　　② 제 2심음　　　③ 제 3심음　　　④ 제 4심음　　　⑤ 수축기압

☑ 정답 ③

☑ 문헌 이인모 외, Basic Medicine 기초의학, 학지사메디컬, 2019, p.95

☑ 해설

▶ (1) 제 1심음 : 등척성 수축기 동안에 혈액이 방실판의 폐쇄음, 낮고 긴 음

(2) 제 2심음 : 등척성 이완기 동안에 혈액이 반월판의 폐쇄음, 높고 짧은 음

(3) 제 3심음 : 심실 확장기음, 심실벽의 진동음

(4) 제 4심음 : 심방음, 심실로 혈액이 유입될 때 나는 소리

112 심장의 흥분전도계에서 가장 먼저 전기적 발생이 시작되는 부위로 옳은 것은?

① 동방결절　　② 방실결절　　③ 퍼킨제 섬유　　④ 심근세포　　⑤ 방실속(히스속)

☑ 정답 ①

☑ 문헌 변영순 외, 병태생리학, 정담미디어, 2014, p.133

☑ 해설

▶ 심장의 흥분전도계 : 동방결절(sinoatrial node) → 방실결절(atrioventricular node) → 히스속 (His bundle) → 좌·우각(bundle branch) → 퍼킨제섬유(pukinje fiber) → 심근세포(cardiac muscle)

113 심장의 안정막 전압(분극)으로 옳은 것은?

① −50mV ② −60mV ③ −70mV ④ −80mV ⑤ −90mV

☑ 정답 ⑤

☑ 문헌 김종연 외, 알기쉬운 인체생리학, 고문사, 2018, p.31

☑ 해설

▶ 신경세포의 안정막 전압은 -70mV이다.

114 심장의 절대불응기에서의 이온변화로 옳은 것은?

① Na^+의 세포내 유입 ② K^+의 세포외 유입 ③ Na^+의 세포외 존재

④ Na^+의 세포내 존재 ⑤ Ca^{++}의 세포외존재

☑ 정답 ①

☑ 문헌 전국응급구조학과교수협의회, 내과전문응급처치학, 도서출판 한미의학, 2018, p.89

☑ 해설

▶ 심장의 절대불응기에서는 어떠한 자극을 주어도 탈분극이 일어나지 않는 시기이며, Na+의
세포내 유입이 일어난다.

115 심전도(ECG)에 관한 설명이다. 옳은 것은?

> • 동굴심방결절(동방결절)에서 흥분이 발사된 후 좌우심방으로 퍼져 좌우심방의 수축에
> 의하여 기록된 파장

① P파 ② QRS파 ③ T파

④ P–Q간격 ⑤ S–T간격

☑ 정답 ①

☑ 문헌 전국응급구조학과교수협의회, 내과전문응급처치학, 도서출판 한미의학, 2018, p.89

☑ 해설

▶ P파는 심방 탈분극화를 나타낸다.

116 심전도(ECG)에 관한 설명이다. 옳은 것은?

> • 방실결절, 방실속 및 퍼킨제섬유를 따라 흥분이 전도되는 과정을 기록한 파장

① P파

② T파

③ QRS파

④ P–Q간격

⑤ S–T간격

☑ 정답 ③

☑ 문헌 박희진 외, Paramedics 기초의학, 에듀팩토리, 2019, p.303

☑ 해설

▶ 정상 QRS 간격은 0.04~0.12초이다.

117 심전도(ECG)에 관한 설명이다. 옳은 것은?

> • 심실근의 재분극에 의하여 기록된 파장

① P파

② T파

③ QRS파

④ P–Q간격

⑤ S–T간격

☑ 정답 ②

☑ 문헌 전국응급구조학과교수협의회, 내과전문응급처치학, 도서출판 한미의학, 2018, p.89

☑ 해설

▶ T파는 심실근의 재분극에 의하여 기록된 파장이다.

118 심전도(Electrocardiography, ECG, EKG)를 체크함으로써 판별 가능한 것으로 옳은 것은?

① 뇌종양   ② 위 기능

③ 신장 기능   ④ 췌장 기능

⑤ 심근경색증

☑ 정답 ⑤

☑ 문헌 전국응급구조학과교수협의회, 내과전문응급처치학, 도서출판 한미의학, 2018, p.174

☑ 해설

▶ (1) 심박동수 : 60~80회/min

     ① tachycardiac(빈맥) : 100회↑/min

     ② bradycardia(서맥) : 60회↓/min

   (2) rhythm → arrhythmia(부정맥) : 일정한 간격(0.8sec)으로 박동이 일어나지 않는 것으로 SA node에서 뿐만 아니라 다른 부위에서도 활동전압(흥분)이 발생(기 외수축 ; 심장의 흥분전도계에 이상)

   (3) angina pectoris : 좌측 흉부 통증(5~10분 정도), 산소부족 상태

   (4) myocardiac infarction : 심근세포의 괴사로 인함(사망율 높다)

   (5) 방실지연

119 심전도의 파형에서 P-R간격의 변화는 어떤 문제를 의심할 수 있겠는가?

① 협심증   ② 방실차단

③ 동방결절   ④ 심근경색증

⑤ 심낭염

☑ 정답 ②

☑ 문헌 전국응급구조학과교수협의회, 내과전문응급처치학, 도서출판 한미의학, 2018, p.89

☑ 해설

▶ 정상 : 0.12초

120 심전도의 파형에서 P-R 간격의 정상치로 옳은 것은?

① 0.01~0.10초

② 0.10~0.13초

③ 0.12~0.20초

④ 0.20~0.25초

⑤ 0.25~0.30초

☑ 정답 ③

☑ 문헌 김종연 외, 알기쉬운 인체생리학, 고문사, 2018, p.154

☑ 해설

▶ 정상 : 0.12~0.20초

121 심박출량에 대한 설명이다. (A)에 알맞은 시간은?

| • 심박출량은 (A)분 동안에 동맥 내로 밀어내는 혈액량이다. |

① 1

② 2

③ 3

④ 4

⑤ 5

☑ 정답 ①

☑ 문헌 전국응급구조학과교수협의회, 내과전문응급처치학, 도서출판 한미의학, 2018, p.76

☑ 해설

▶ 심박출량 : 1분 동안에 동맥 내로 밀어내는 혈액량 심박동수(회/min) x 심박동량 = 5L/min

122 심장의 반사기전으로 옳지 않은 것은?

① 골츠반사(Golz reflex)

② 압력수용기(pressure receptor)

③ 아슈네르반사(Aschiner reflex)

④ 베인브리지반사(Bainbridge reflex)

⑤ 헤링-부르어 반사(Hering-Breuer reflex)

☑ 정답 ⑤

☑ 문헌 한국해부학교수협의회 편, 생리학, 정담미디어, 2005, p.112

☑ 해설

▶ 압력수용기(pressure receptor) : 대동맥궁(aortic arch)과 경동맥동(carotid sinus)에서 혈압 감지

골츠반사(Golz reflex) : 복부압 증가 → 심장기능 억제 → 따라서 심박동수 감소

아슈네르반사(Aschiner reflex) : 안구압 증가 → 심장억제 중추 흥분 → 심장기능

억제 베인 브리지반사(Bainbridge reflex) : 심방으로 되돌아오는 정맥혈의 양이 많아지면 심박출량 증가 헤링-부르어 반사(Hering-Breuer reflex) : 허파의 폄에 의해 허파의 뻗침수용기에서 미주신경을 통해 들신경 흥분이 중추로 보내지면서 들숨중추가 억제되고 들숨이 중단되는 것

123 온몸순환(systemic circulation) 혈류의 흐름순서로 옳은 것은?

| 가. 좌심실   나. 동맥   다. 모세혈관   라. 전신   마. 정맥   바. 우심방 |

① 가→나→다→라→마→바   ② 가→나→라→마→다→바

③ 나→다→라→가→마→바   ④ 바→나→라→가→다→마

⑤ 바→라→다→나→가→마

☑ 정답 ①

☑ 문헌 해부학편찬위원회, 사람해부학, 범문에듀케이션, 2019. p.529

☑ 해설

▸ 온몸순환(systemic circulation) : 좌심실(left ventricle)→대동맥(aorta)→동맥(artery)→ 소동맥(arteriole)→모세혈관(capillary)→전신→소정맥(venules)→vein(정맥)→대정맥(vena cava)→우심방(right atrium)

124 허파순환(pulmonary circulation) 혈류의 흐름순서로 옳은 것은?

가. 좌심방	나. 허파동맥	다. 허파	라. 모세혈관	마. 허파정맥	바. 우심실

① 가→나→다→라→마→바 ② 가→나→라→다→바→마

③ 바→나→다→라→마→가 ④ 바→마→라→다→나→가

⑤ 바→라→다→마→나→가

☑ 정답 ③

☑ 문헌 해부학편찬위원회, 사람해부학, 범문에듀케이션, 2019. p.529

▸ 허파순환(pulmonary circulation) : 우심실(right ventricle)→허파동맥(pulmonary artery)→ 허파(lung)→모세혈관(capillary)→허파정맥(pulmonary vein)→좌심방(left atrium)

125 심장동맥순환(관상동맥순환)에 관한 설명으로 옳은 것은?

① 심장 자체의 조직을 관류하는 순환이다.

② 심실의 수축기에는 감소하고, 이완기에는 혈류량이 증가한다.

③ 관상순환의 혈류량은 심근조직내의 O_2부족, pH저하, CO_2증가에 영향을 받는다.

④ 상행대동맥의 첫 번째 분지인 심장동맥(관상동맥)으로부터 혈액을 공급받는다.

⑤ 교감신경이 흥분하면 혈류량이 감소하고 부교감신경이 흥분하면 혈류량이 증가한다.

☑ 정답 ⑤

☑ 문헌 해부학편찬위원회, 사람해부학, 범문에듀케이션, 2019. p.537

☑ 해설

▸ 다른 조직을 관류하는 혈관과는 달리 심장동맥(관상동맥)의 혈류량은 심실의 수축기에는 감소하고, 이완기에는 증가하는데, 이는 심실이 수축하면 심근사이에 들어 있는 심장동맥 (관상동맥)이 압박을 받아 혈액이 이동할 수 없기 때문이다.

126 뇌혈류량 조절에 가장 직접적인 영향을 미치는 것으로 옳은 것은?

① 산소   ② 질소   ③ 락트산   ④ 피루브산   ⑤ 이산화탄소

☑ 정답 ⑤

☑ 문헌 한국해부학교수협의회 편, 생리학, 정담미디어, 2005, p.117

☑ 해설

  ▶ 뇌 조직의 혈류량 변화는 뇌혈관에 분포하는 교감 및 부교감 섬유의 작용보다는 혈액내의 이산화탄소, 락트산 및 피루브산등과 같은 대사산물에 의해 좌우되는데, 특히 뇌혈류량은 혈중 이산화탄소농도와 직접 비례한다.

127 태아의 심방중격에 있는 해부학적 명칭으로 옳은 것은?

① 정맥관   ② 동맥관   ③ 타원구멍(난원공)

④ 배꼽동맥(제동맥)   ⑤ 배꼽정맥(제정맥)

☑ 정답 ③

☑ 문헌 대한해부학회, 알기쉬운 사람해부학, 현문사, 2019. p.277

☑ 해석

  ▶ 우심방의 혈액은 난원공을 통하여 좌심방으로 흐른다.

128 위·아래창자간막정맥(상·하장간막정맥)과 합해져 문맥을 형성하는 정맥으로 옳은 것은?

① 지라정맥(비정맥)   ② 간정맥   ③ 허리정맥

④ 온엉덩정맥(총장골정맥)   ⑤ 빗장밑동맥(쇄골하동맥)

☑ 정답 ①

☑ 문헌 대한해부학회, 알기쉬운 사람해부학, 현문사, 2019. p.292

☑ 해설

  ▶ 문맥순환 : 상장간막정맥, 지라정맥(비정맥), 하장간막정맥이 췌장 후방에서 합해져서 형성된다. 간으로 들어간 문정맥 혈액과 간동맥 혈액은 동양혈관에서 혼합되어 중심정맥을 거쳐

간정맥이 된 후 하대정맥으로 주입된다.

129 태아순환의 생후변화 경로로 옳은 것은?

① 정맥관(ductus venosus)→타원오목(난원와)(fossa ovalis)

② 동맥관(ductus arteriosus)→동맥관삭(ligamentum arteriosum)

③ 타원구멍(난원공)(foramen ovale)→정맥관삭(ligamentum venosum)

④ 배꼽동맥(제동맥)(umbilical artery)→원인대(간원삭)(round ligament)

⑤ 배꼽정맥(제정맥)(umbilical vein)→제동맥삭(medial umbilical ligament)

☑ 정답 ②

☑ 문헌 대한해부학회, 알기쉬운 사람해부학, 현문사, 2019. p.277

☑ 해설

① 정맥관(ductus venosus)→정맥관삭(ligamentum venosum)

② 동맥관(ductus arteriosus)→동맥관삭(ligamentum arteriosum)

③ 타원구멍(난원공)(foramen ovale)→타원오목(난원와)(fossa ovalis)

④ 배꼽정맥(제정맥)(umbilical vein)→원인대(간원삭)(round ligament)

⑤ 배꼽동맥(제동맥)(umbilical artery)→제동맥삭(medial umbilical ligament)

130 판막이 있는 혈관으로 옳은 것은?

① 정맥

② 동맥

③ 소동맥

④ 대동맥

⑤ 모세혈관

☑ 정답 ①

☑ 문헌 이인모 외, Basic Medicine, 학지사메디컬, 2019, p.97

☑ 해설

▶ 판막은 혈액의 역류를 방지한다.

131 혈압조절중추로 옳은 것은?

① 교   ② 대뇌   ③ 중뇌

④ 연수   ⑤ 뇌하수체

☑ 정답 ④

☑ 문헌 김종연 외, 알기쉬운 인체생리학, 고문사, 2018, p.85

☑ 해설

▶ 혈압의 조절 : 혈중 CO_2↑→연수의 혈관운동중추 흥분→교감신경을 통한 흥분↑→전신 혈관축소(중추성 작용)→혈압↑

132 강력한 혈관 수축물질로 옳은 것은?

① 인슐린   ② 글루카곤   ③ 옥시토신   ④ 프로락틴   ⑤ 항이뇨호르몬

☑ 정답 ⑤

☑ 문헌 김종연 외, 알기쉬운 인체생리학, 고문사, 2018, p.179

☑ 해설

▶ 항이뇨호르몬은 콩팥에서 물의 재흡수를 촉진하고 혈액량의 증가와 혈관의 수축을 통해 혈압을 상승시킨다.

133 A군 용혈성연쇄상구균(group A hemolytic streptococci) 감염 후 발생할 수 있는 심장질환으로 옳은 것은?

① 협심증   ② 폐심장증   ③ 고혈압성 심장병

④ 감염성 심내막염   ⑤ 류마티스성 심장질환

☑ 정답 ⑤

☑ 문헌 변영순 외, 병태생리학, 정담미디어, 2014, p.143

☑ 해설

▶ 류마티스열(rheumatic fever)은 연쇄상구균(사슬알균)에 의한 인후염을 앓은 일부 환자에게서 발생하는 흔치 않은 과민성 질환이다.

134 다음과 같은 특징을 보이는 혈액응고장애 질환으로 옳은 것은?

> • 주로 남자에게 나타난다.
> • 출혈하면 응고가 잘 안된다.
> • 트롬보플라스틴 형성에 필요한 글로불린의 결핍에 의한다.

① 혈우병   ② 괴혈병

③ 혈청병   ④ 혈색소병

⑤ 혈액병

☑ 정답 ①

☑ 문헌 박희진 외, Paramedics 기초의학, 에듀팩토리, 2019, p.312

☑ 해설

▶ 혈우병은 열성으로 반성유전되며 조그마한 손상에 의해서도 심한 출혈이 일어난다.

135 다음과 같은 특징을 보이는 혈전으로 옳은 것은?

> • 교착혈전과 분리혈전이 있다.
> • 혈소판 위에 백혈구층, 그 위에 다시 혈소판의 층을 형성한다.

① 적색혈전   ② 백색혈전

③ 혼합혈전   ④ 초자혈전

⑤ 응고혈전

☑ 정답 ②

☑ 문헌 박희진 외, Paramedics 기초의학, 에듀팩토리, 2019, p.316

☑ 해설

▶ 백색혈전은 혈소판의 교착에 의해 일어나는 교착혈전과 혈소판의 분리에 의해 일어나는 분리혈전이 있으며, 혈소판 위에 백혈구층, 그 위에 다시 혈소판의 층을 형성하여 Zahn의 섬유소가 엉켜진 가락모양으로 형성된다.

136 괴사가 있는 병소에 균이 존재하여 발생하는 경색으로 옳은 것은?

① 백색 경색   ② 적색 경색   ③ 패혈성 경색

④ 출혈성 경색   ⑤ 무균성 경색

☑ 정답 ③

☑ 문헌 박희진 외, Paramedics 기초의학, 에듀팩토리, 2019, p.319

☑ 해설

   ▶ 심장판막염에 존재하던 균이나 혈액 내에 감염되었던 균에 의해 감염성 폐렴이 발생한다.

137 심근자체의 손상이나 외압 혹은 유출로 인한 폐쇄에 의해 심근 펌프기능의 부전을 나타내는 쇼크로 옳은 것은?

① 신경성   ② 패혈성   ③ 심인성

④ 저체액성   ⑤ 저혈량성

☑ 정답 ③

☑ 문헌 박희진 외, Paramedics 기초의학, 에듀팩토리, 2019, p.320

☑ 해설

   ▶ 심근경색증, 심장파열, 부정맥, 심장탐포네이드, 폐색전증에서 주로 나타난다.

138 팔로(Fallot)의 4징후로 옳지 않은 것은?

① 폐동맥협착   ② 우심실비대   ③ 폐동맥 위축

④ 심실중격결손   ⑤ 대동맥 기시부의 우측전이

☑ 정답 ③

☑ 문헌 박희진 외, Paramedics 기초의학, 에듀팩토리, 2019, p.322

☑ 해설

   ▶ 심장의 발생, 발육단계에서 형성이상으로 심장기형이 나타난다. 단락이 있는 것은 심방중 격결손증, Botallo관 개존증 등이 있으며, 단락이 거의 없는 것은 폐동맥판협착, 대동맥판 협착, 삼첨판협착, 대혈관 전이 등이 있다. 이 외에 팔로 (Fallot)의 4징후가 있다.

139 다음과 같은 특징을 나타내는 순환장애로 옳은 것은?

> • 경색은 동반되지 않는다.
> • 허혈에 의한 갑작스런 흉통발생
> • 심근대사에 필요한 산소부족으로 발생

① 협심증
② 동맥류
③ 심내막염
④ 승모판협착증
⑤ 동맥경화증

☑ 정답 ①

☑ 문헌 박희진 외, Paramedics 기초의학, 에듀팩토리, 2019, p.325

☑ 해설

▶ 고도의 신체운동을 할 경우 특히, 심근비대가 있는 경우 잘 발생한다.

140 다음과 같은 특징을 보이는 혈관장애로 옳은 것은?

> • 빈혈성이나 출혈성을 보이기도 한다.
> • 편마비, 편측감각장애, 실어증 등의 증상을 보인다.
> • 뇌동맥의 협착이나 폐색으로 인해 뇌조직이 괴사를 일으키는 상태

① 뇌출혈
② 뇌경색
③ 파킨슨병
④ 알츠하이머병
⑤ 지주막하 출혈

☑ 정답 ②

☑ 문헌 이한기 외, 병리학, 수문사, 2005, p.249

☑ 해설

▶ 국소허혈이 심할 경우 빈혈성경색을 일으키고, 측부순환에 의해 재혈류가 진행되면 혈관 벽에 출혈이 발생하여 출혈성 경색이 된다.

141 윌리스동맥륜(circle of Willis)을 형성하는 뇌저부의 동맥파열과 관련이 있는 두개강 내 출혈로 옳은 것은?

① 경막출혈　　　　　② 연막출혈　　　　　③ 뇌피질출혈

④ 뇌실질출혈　　　　⑤ 지주막하 출혈

☑ 정답 ⑤

☑ 문헌 이한기 외, 병리학, 수문사, 2005, p.250

☑ 해설

  ▶ 윌리스동맥륜(circle of Willis)을 형성하는 뇌저부의 동맥에 수mm에서 수cm의 낭상동맥류 가 생겨 이것이 파열되어 뇌저부를 중심으로 지주막하강에 출혈이 확산된다. 꽈리동맥류 의 85%정도는 윌리스동맥륜(circle of Willis)의 앞 부위에서 발생한다.

142 어린이들에게 가장 흔히 진단되는 암의 종류는 ?

① 간암　　② 위암　　③ 폐암　　④ 백혈병　　⑤ 방광암

☑ 정답 ④

☑ 문헌 박희진 외, Paramedics 기초의학, 에듀팩토리, 2019. p.332

☑ 해설

  ▶ 아동에게 혈액과 관련된 조직에서 생기는 가장 흔한 질병은 암의 일종인 백혈병이다.

143 적혈구 생존기간의 단축으로 발생하는 빈혈로 옳은 것은?

① 출혈성 빈혈　　　　　② 용혈성 빈혈　　　　　③ 재생불량성 빈혈

④ 혈색소 합성저하 빈혈　⑤ 거대 적아구성 빈혈

☑ 정답 ②

☑ 문헌 박희진 외, Paramedics 기초의학, 에듀팩토리, 2019. p.311

☑ 해설

  ▶ 용혈성빈혈은 적혈구가 조기에 비장의 단핵성 식세포계에 의해 파괴되는 혈관외 용혈과 적혈구가 혈관내에서 파괴됨으로써 빈혈이 발생하는 혈관내용혈이 있다.

144 다음과 같은 특징을 나타내는 빈혈로 옳은 것은?

> • 적혈구의 파괴속도가 증가한다.
> • 벤젠에 노출되어 초래될 수도 있다.
> • Rh인자의 항원–항체반응과 연관될 수 있다.

① 악성빈혈   ② 용혈성빈혈

③ 철결핍성빈혈   ④ 출혈성빈혈

⑤ 재생불량성빈혈

☑ 정답 ②

☑ 문헌 박희진 외, Paramedics 기초의학, 에듀팩토리, 2019. p.311

☑ 해설

> ▶ 용혈성빈혈은 자신의 적혈구를 파괴하도록 하는 면역계통의 장애로 발생할 수도 있으며, 아스피린과 페니실린 등을 포함한 약물로 인해 발생 할 수도 있다.

145 다음과 같은 특징을 나타내는 빈혈로 옳은 것은?

> • 비정상적인 낫 모양의 적혈구를 형성한다.
> • 말라리아에 대해 방어기전이 있다.
> • Rh인자의 항원–항체반응과 연관될 수 있다.

① 출혈성빈혈   ② 낫적혈구빈혈

③ 철결핍성빈혈   ④ 엽산결핍성빈혈

⑤ 재생불량성빈혈

☑ 정답 ②

☑ 문헌 전국응급구조학과교수협의회, 내과전문응급처치학, 도서출판 한미의학, 2018, p.497

☑ 해설

> ▶ 말라리아 원충은 낫형적혈구에서 성장하지 못하므로, 이 환자는 말라리아에 걸리지 않는 잇점이 있다.

146 다음과 같은 특징을 나타내는 조혈기관의 장애로 옳은 것은?

> • X 염색체를 통한 반성유전을 한다.
> • 혈액응고에 관여하는 혈장단백질이 없다.
> • 조그만 손상에도 지속적인 출혈을 한다.

① 혈우병　　　　　　② 호지킨 병　　　　　　③ 지중해 빈혈
④ 혈소판 감소증　　　⑤ 파종성 혈관내 응고증후군

☑ 정답 ①

☑ 문헌 전국응급구조학과교수협의회, 내과전문응급처치학, 도서출판 한미의학, 2018, p.502

☑ 해설
▶ 혈우병은 X 염색체 하나에 이상 유전자를 보유한 엄마로부터 아들에게서 발생하며, 혈액 응고에 관여하는 혈장단백질이 없다.

147 다음과 같은 원인으로 발생하는 림프계 질환으로 옳은 것은?

> • 림프관의 폐쇄
> • 림프액의 비정상적인 축적
> • 모세혈관 정수압의 상승으로 인한 간질액의 과도한 생성

① 림프종　　　　　　② 림프관염　　　　　③ 림프부종
④ 림프절염　　　　　⑤ 림프종양 육아종증

☑ 정답 ③

☑ 문헌 변영순 외, 병태생리학, 정담미디어, 2014, p.128

☑ 해설
▶ 보통 사지에 발병하며, 림프관조영술로 진단한다.

148 심근경색증이 잘 발생하는 주요부위로 옳은 것은?
① 우심실　　　　　　② 우심방　　　　　　③ 좌심실
④ 좌심방　　　　　　⑤ 심실중격

☑ 정답 ③

☑ 문헌 전국응급구조학과교수협의회, 내과전문응급처치학, 도서출판 한미의학, 2018, p.174

☑ 해설

▸ 좌심실은 심근이 가장 두텁기 때문에 가장 많이 산소를 필요로 한다.

149 심근경색증과 관련이 있는 내용으로 옳지 않은 것은?

① 중심부는 죽거나 괴사한다.

② 사멸된 세포는 특정효소를 방출한다.

③ 황소눈알 모양의 경색부위가 나타난다.

④ 황소눈알의 바깥 부위는 허혈 상태이다.

⑤ 동방결절에서의 전기자극이 미약하여 발생한다.

☑ 정답 ⑤

☑ 문헌 전국응급구조학과교수협의회, 내과전문응급처치학, 도서출판 한미의학, 2018, p.174

☑ 해설

▸ 현미경 검사에서는 경색부위가 황소눈알(bull's eye)처럼 나타나기도 하며, 심근세포는 죽으면서 사이클린-의존성 키나아제(cyclin-dependent kinase, CDK), 락트산탈수소효소(lactate dehydrogenase, LDH)등의 특정효소를 대순환에 방출하기도 한다.

150 심장전도계의 장애에 의한 심장박동 이상으로 옳은 것은?

① 부정맥　　　　　　② 심근증　　　　　　③ 혈압 심장병

④ 울혈성 심부전　　　⑤ 고류마티스성 심장병

☑ 정답 ①

☑ 문헌 전국응급구조학과교수협의회, 내과전문응급처치학, 도서출판 한미의학, 2018, p.96

☑ 해설

▸ 정상적인 심박은 60~100회/분의 박동을 하며 비정상적으로 빠르지만 규칙적인 경우는 조동이라고 한다.

151 백혈병의 환경적 발병요인으로 옳은 것은?

① 흡연 ② 방사선 ③ 알코올
④ 섭취음식 ⑤ 진균감염

☑ 정답 ②

☑ 문헌 박희진 외, Paramedics 기초의학, 에듀팩토리, 2019, p.332

☑ 해설

▶ 실험동물에서 방사선을 조사하면 백혈병이 발생하며, 사람에서도 방사선 피폭량과 백혈병 발생빈도 사이에는 명백한 연관성이 있다. 이로 인해 발병한다는 것이 히로시마 원자폭탄 투하이후 잘 알려져 있다.

152 심근세포 손상 시 심장에서 유리되는 효소이다. (   )안의 효소명으로 옳은 것은?

> • 심근경색 후 괴사한 심근으로부터 혈액으로 유리되는 혈청효소는 (   )이다.

① 지질분해효소(lipase)
② 인산분해효소(phosphatase)
③ 포스포라이페이스(phospholipase)
④ 아세틸기전이효소(acetyltransferase)
⑤ 크레아틴키나아제(creatine kinase)

☑ 정답 ⑤

☑ 문헌 박희진 외, Paramedics 기초의학, 에듀팩토리, 2019, p.326

☑ 해설

▶ 심근세포손상 시 심장에서 유리되는 심장효소는 creatine kinase, lactic dehydrogenase, myoglobin, troponin 등이다.

153 심장에서 상대적 발생빈도가 가장 높은 양성종양으로 옳은 것은?

① 혈관종 ② 과오종 ③ 점액종
④ 횡문근종 ⑤ 방실결절중피세포종

☑ 정답 ③

☑ 문헌 박희진 외, Paramedics 기초의학, 에듀팩토리, 2019, p.327

☑ 해설

▶ 점액종(30.5%), 지방종(10.5%), 유두상 섬유탄성종(9.9%), 횡문근종(8.5%), 섬유종(4.0%), 과오종(3.3%), 방실결절중피세포종(2.8%)등 순이다.

154 울혈성심부전을 일으키는 부종의 원인으로 옳은 것은?

① 림프관 폐쇄

② 나트륨 정체

③ 혈관투과성 항진

④ 혈장삼투압의 감소

⑤ 정맥정수압의 증가

☑ 정답 ⑤

☑ 문헌 이인모 외, Basic Medicine 기초의학, 학지사메디컬, 2019, p.264

☑ 해설

▶ 정맥정수압의 증가로 인한 부종 : 울혈성심장기능상실, 압축성심낭염, 간경변증 등

155 심근경색환자의 방사통 부위로 옳은 것은?

① 머리, 목, 가슴

② 겨드랑, 가로막, 상복부

③ 가슴, 상복부, 하복부

④ 명치, 왼쪽 복부, 하복부

⑤ 주로 왼팔, 목, 상복부

☑ 정답 ⑤

☑ 문헌 전국응급구조학과교수협의회, 내과전문응급처치학, 도서출판 한미의학, 2018, p.177

☑ 해설

▶ 심근경색환자의 방사통 부위 : 팔(주로 왼팔), 목, 뒤로는 등, 아래로는 상복부

156 공복혈당의 정상범위로 옳은 것은?

① 20~80mg/dℓ   ② 80~120mg/dℓ

③ 140~200mg/dℓ   ④ 200~250mg/dℓ

⑤ 300~350mg/dℓ

☑ 정답 ②

☑ 문헌 박희진 외, Paramedics 기초의학, 에듀팩토리, 2019, p.310

☑ 해설

▶ 혈장중에는 80mg/dl가 있고 환원능의 계측에 의해 정량하면 당 이외의 환원물질이 소량 함유 되어 있다.

157 관상동맥의 혈류차단으로 심근허혈이 유발된 환자의 심근세포에서 볼 수 있는 변화로 옳지 않은 것은?

① 세포 종창이 일어난다.

② 세포내 젖산(lactic acid)이 축적된다.

③ 사립체(mitochondria)가 가장 먼저 손상을 받는다.

④ ATP생산이 증가하여 세포내 에너지 대사가 활발해 진다.

⑤ 세포내 당원(glycogen)을 이용하여 에너지원을 생산해 낸다.

☑ 정답 ④

☑ 문헌 곽성규 외, 기초병리학, 정문각, 2005년, p.41

☑ 해설

▶ 세포 호흡기관인 미토콘드리아가 손상받으면 ATP생성이 감소되어 세포내 ATP가 감소하게 된다.

158 혈전 생성에 대한 서술이다. ( )안에 적합한 혈전형태는 ?

• 혈관벽에 먼저 혈소판의 유착이 일어나고 그 위에 백혈구가 부착되어 층상구조를 이루는 것은 (ⓐ)혈전이며, 혈액응고 같은 기전에 의해 일어나며 석출된 섬유소망 중에 다수의 혈구가 엉겨있는 것은 (ⓑ)혈전이다.

	①	②	③	④	⑤
ⓐ	백색	백색	적색	적색	혼합
ⓑ	적색	혼합	백색	혼합	백색

☑ 정답 ①

☑ 문헌 박희진 외, Paramedics 기초의학, 에듀팩토리, 2019, p.316

☑ 해설

▶ 혈전은 육안적 상태로 볼 때 백색혈전, 적색혈전, 혼합혈전으로 나누어진다. 혼합혈전은 혈
소판과 섬유소로 구성된 백색층과 적혈구의 적색층이 교대로 배열되어 이루어진 잔선(line
of Zahn)이라고 하는 층상구조 소견이다.

159 급성염증 발생 시 혈관에서 볼 수있는 변화과정을 나열한 것이다. A와 B에 들어갈
수 있는 변화과정으로 옳은 것은 ?

• 세동맥의 순간적인 수축→[A]→혈관투과성 증가 → [B]→백혈구 혈관 유출→염증세포
모임

	A	B
①	혈관확장	백혈구 연변 추향
②	혈관확장	국소 혈류 정체
③	혈관수축	국소 혈류 속도 저하
④	혈관수축	국소 혈류 정체
⑤	국소 혈류 정체	혈관수축

☑ 정답 ①

☑ 문헌 박희진 외, Paramedics 기초의학, 에듀팩토리, 2019, p.94

☑ 해설

▶ 급성염증 시 혈관의 변화과정

정세동맥→손상→세동맥의 일시적인 수축 →혈관확장→혈관투과성 증가→백혈구 연

변추향 →내피세포에 유착→백혈구 유주→화학주성

160 혈전증(thrombosis)을 설명한 것으로 옳은 것은?

① 혈액이 혈관 밖으로 나가는 현상

② 장기나 조직의 국소적인 허혈성 괴사

③ 정맥혈의 유출이 잘 되지 않아 혈액량이 증가된 상태

④ 혈액이 생체의 심혈관내에서 응고되어 덩어리를 형성하는 것

⑤ 심혈관계의 허탈로 순환혈액이 부족하여 발생하는 조직관류의 이상

☑ 정답 ④

☑ 문헌 박희진 외, Paramedics 기초의학, 에듀팩토리, 2019, p.316

☑ 해설

▶ 파열되지 않은 심맥관계내에 혈전이 생기면 혈류감소나 차단으로 장기나 조직에 허혈성 손상
이 발생하고, 혈전의 일부나 전부가 떨어져 나와 색전을 형성한다.

161 색전증(embolism)을 설명한 것으로 옳은 것은?

① 혈액이 혈관 밖으로 나가는 현상

② 장기나 조직의 국소적인 허혈성 괴사

③ 정맥혈의 유출이 잘 되지 않아 혈액량이 증가된 상태

④ 신체의 한 국소에 혈액공급이 감소되거나 단절된 상태

⑤ 혈관내에 이물이 혈류를 따라 순환하다가 혈관을 폐쇄시키는 것

☑ 정답 ⑤

☑ 문헌 박희진 외, Paramedics 기초의학, 에듀팩토리, 2019, p.317

☑ 해설

▶ 색전의 99%가 혈전에서 유래되며 이런 경우 혈전색전증이라고 한다.

162 혈소판이 혈관벽에 유착되며 주로 동맥의 상류부 폐쇄에 의해 발생하는 혈액 순환장
애로 옳은 것은?

① 적색경색증

② 백색경색증

③ 혼합혈전증

④ 지방색전증

⑤ 공기색전증

☑ 정답 ②

☑ 문헌 박희진 외, Paramedics 기초의학, 에듀팩토리, 2019, p.319

☑ 해설

▶ 동맥혈이 차단되어 혈류량이 줄어들 때 조직은 붉은빛을 잃고 창백해지는데 이를 백색경색이라고 한다.

163 46세 중년 여인의 혈액 순환장애를 진단한 결과 소견이 다음과 같았다. 이 여인이 보이고 있는 증상으로 옳은 것은?

- 20세부터 해녀로 일을 했다
- 질소가스 기포가 혈관을 폐쇄시켰다
- 무릎관절의 심한 통증을 호소하였다

① 공기색전증

② 지방색전증

③ 백색경색증

④ 적색경색증

⑤ 정맥성색전증

☑ 정답 ①

☑ 문헌 박희진 외, Paramedics 기초의학, 에듀팩토리, 2019, p.318

☑ 해설

▶ 잠수, 정맥주사, 인공기흉술 등으로 혈관안에 기포가 발생한 현상을 공기색전증이라 한다.

164 다음과 같은 작용으로 심장의 전기적인 불규칙현상을 개선하는 항부정맥제는?

> • 나트륨이온에 의한 빠른 내향성 전류를 느리게 하여 심방과 심실근의 유효 불응기를 연장시킨다.

① esmolol   ② propranolol   ③ amiodarone

④ verapamil   ⑤ procainamide

☑ 정답 ⑤

☑ 문헌 박희진 외, Paramedics 기초의학, 에듀팩토리, 2019, p.346

☑ 해설

▶ 항부정맥제는 다음과 같은 4가지 작용방식으로 심장의 전기적 불규칙현상을 개선한다.

  1) 제1군 약물(quinidine, procainamide, disopyramide, lidocaine 등)

    - 나트륨이온에 의한 빠른 내향성 전류를 느리게 하여 심방과 심실근의 유효 불응기를 연장시킨다.

  2) 제2군 약물(propranolol, esmolol, acebutolol 같은 β차단제 등)

    - 심장에 대한 교감신경 흥분성을 약화시킨다.

  3) 제3군 약물(amiodarone, bretylium 등)

    - 활동전위기간 또는 세포에서 전기적인 충동이 머무는 시간을 연장시킨다.

  4) 제4군 약물(verapamil, adenosine 등)

    - 심근세포내로 칼슘이 들어가는 것을 선택적으로 차단하고 방실결절에서 유효 불응기를 연장시킨다.

165 다음과 같은 작용으로 심장의 전기적인 불규칙현상을 개선하는 항부정맥제는?

> • 심장에 대한 교감신경 흥분성을 약화시킨다.

① esmolol   ② propranolo   ③ amiodarone

④ verapamil   ⑤ procainamide

☑ 정답 ②

☑ 문헌 박희진 외, Paramedics 기초의학, 에듀팩토리, 2019, p.347

☑ 해설

▶ 문제 164번 참고

---

166 다음과 같은 작용으로 심장의 전기적인 불규칙현상을 개선하는 항부정맥제는?

> • 활동전위기간 또는 세포에서 전기적인 충동이 머무는 시간을 연장시킨다.

① esmolol   ② propranolol

③ amiodarone   ④ verapamil

⑤ procainamide

☑ 정답 ③

☑ 문헌 박희진 외, Paramedics 기초의학, 에듀팩토리, 2019, p.335

☑ 해설

▶ 문제 164번 참고

---

167 다음과 같은 작용으로 심장의 전기적인 불규칙현상을 개선하는 항부정맥제는?

> • 심근세포내로 칼슘이 들어가는 것을 선택적으로 차단하고 방실결절에서 유효불응기를 연장시킨다.

① esmolol   ② propranolol

③ amiodarone   ④ verapamil

⑤ procainamide

☑ 정답 ④

☑ 문헌 박희진 외, Paramedics 기초의학, 에듀팩토리, 2019, p.349

☑ 해설

▶ 문제 164번 참고

168 강심제의 작용기전으로 옳은 것은?

① 심박수 증가　　　② 심근의 수축력 증가　　　③ 유효불응기 단축

④ 활동전위 시간 단축　　⑤ 심실부정맥 완화

☑ 정답 ②

☑ 문헌 범진필, 임상약리학, 청구문화사, 2016, p.359

☑ 해설

▶ 강심제는 심근의 수축력을 증가시키고, 심박수를 느리게 한다.

169 디지털리스(digitalis)중독의 해독제로 옳지 않은 것은?

① atropine　　　② colestyramine　　　③ lidocain

④ phenytoin　　　⑤ sodium nitroprusside

☑ 정답 ⑤

☑ 문헌 구본기 외, 임상약리학, 정문각, 2005, p.284

☑ 해설

▶ 디지털리스(digitalis)중독의 해독제로는 potassium chloride, phenytoin, lidocain, atropine, colestyramine, colestipol, 활성탄 등이 있다.

▶ sodium nitroprusside : 항고혈압제, 혈관이완제

170 헤파린(Heparin)의 약리작용으로 옳은 것은?

① 완화작용　　② 진정수면　　③ 중추신경계 억제　　④ 혈액의 항응고　　⑤ 항경련

☑ 정답 ④

☑ 문헌 박희진 외, Paramedics 기초의학, 에듀팩토리, 2019, p.341

☑ 해설

▶ 헤파린은 정상적인 응고기전의 여러 과정에 관여하여 혈액응고, 혈전형성을 야기하는 반응들을 정지시킨다.

171 혈전용해제투여 시 가장 명백한 유해작용으로 볼 수 있는 것은?

① 출혈   ② 구토   ③ 이명

④ 빈맥   ⑤ 소화불량

☑ 정답 ①

☑ 문헌 구본기 외, 임상약리학, 정문각, 2005, p.388

☑ 해설

▶ 혈전용해제의 부작용 : 출혈, 부정맥, 저혈압, 다발성 신경병증, 콜레스테롤 색전증, 폐색전증과 과민성 등

172 협심증치료제로 분류 할 수 있는 약물은?

① 도부타민(dobutamine)   ② 에스모롤(esmolol)

③ 리도카인(lidocaine)   ④ 베라파밀(verapamil)

⑤ 니트로글리세린(nitroglycerin)

☑ 정답 ⑤

☑ 문헌 범진필, 임상약리학, 청구문화사, 2016, p.365

☑ 해설

▶ 베라파밀(verapamil) : 항부정맥제

173 에피네프린(epinephrine)의 효과로 옳지 않은 것은?

① 자동능 감소   ② 심수축력 증가   ③ 혈관저항 증가

④ 심박동수 증가   ⑤ 심근의 전기전도 증가

☑ 정답 ①

☑ 문헌 범진필, 임상약리학, 청구문화사, 2016, p.172

☑ 해설

▶ 에피네프린(epinephrine)의 효과 : 심박동수 증가, 심수축력 증가, 심근의 전기전도 증가, 혈관저항 증가, 혈압상승, 자동능 증가 등

174 혈당을 증가시키기 위해 투여하는 약물로 옳은 것은?

① 인슐린(insulin) ② 하이드로코티손(hydrocortisone)

③ 에피네프린(epinephrine) ④ 알부테롤(albuterol)

⑤ 글루카곤(glucagon)

☑ 정답 ⑤

☑ 문헌 전국응급구조학과교수협의회, 기본 응급약리학, 도서출판 한미의학, 2014, p.267

☑ 해설

▶ 글루카곤은 해당작용, 포도당 신생반응, 지방 분해작용 등을 통하여 포도당생산을 조절한다.

175 혼수상태인 저혈당 환자에게 D50W를 투여할 때 적절한 투여방법은?

① 경구 ② 피하 ③ 정맥

④ 근육 ⑤ 피내

☑ 정답 ③

☑ 문헌 범진필, 임상약리학, 청구문화사, 2016, p.387

☑ 해설

▶ 혼수상태인 저혈당 환자는 경구투여를 할 수 없으므로 D50W를 투여할 때는 정맥으로 공급해야한다.

176 협심증발작 시 nitroglycerin을 투여하고자한다. 투여경로로 적절한 것은?

① 흡입 ② 주사 ③ 경구투여

④ 직장내적용 ⑤ 직장내적용설하투여

☑ 정답 ④

☑ 문헌 박희진 외, Paramedics 기초의학, 에듀팩토리, 2019, p.345

☑ 해설

▶ nitroglycerin은 경구투여를 하더라도 간장에서 대사되어 무효하며 오로지 설하투여로 사용한다.

177 MAO(monoamineoxidase)억제약 투여와 tyramin함유식품을 섭취했을 때 일어나는 부작용으로 옳은 것은?

① 출혈　　　② 부정맥　　　③ 호흡마비　　　④ 저혈당반응　　　⑤ 고혈압반응

☑ 정답 ⑤

☑ 문헌 범진필, 임상약리학, 청구문화사, 2016, p.217

☑ 해설

▸ MAO(monoamineoxidase)저해제 투여에 의해 티라민의 분해가 억제되므로 tyramin 함유식품을 섭취하면 심한 혈압상승반응이 일어난다.

178 Digitalis 투여에 의한 가벼운 부정맥 중독증상이 있을 때 효과적인 처치로 옳은 것은?

① Ca^{++}투여　　② 투여중지　　③ 투여량 감소　　④ 포도당 투여　　⑤ 부정맥 처치

☑ 정답 ②

☑ 문헌 박선섭 외, 약리학, 정문각, 2003, p 163

☑ 해설

▸ Digitalis 중독의 경우 즉시 투여를 중지하고, 저칼륨혈중이 있으면 K+을 투여한다.

179 항부정맥 약물의 전기생리학적 특성으로 옳지 않은 것은?

① Ca^{++} 통로 차단　　　　② K^+ 통로 차단　　　　③ Na^+ 통로 차단

④ 교감신경성 β차단　　　　⑤ Cl^- 통로 차단

☑ 정답 ⑤

☑ 문헌 전국응급구조학과교수협의회, 기본 응급약리학, 도서출판 한미의학, 2014, p.159

☑ 해설

▸ 항부정맥 약물은 전기생리학적 특성에 따라 4군으로 분류한다.

Class Ⅰ 항부정맥 약물 : Na^+통로 차단

Class Ⅱ 항부정맥 약물 : 교감신경성 β차단

Class Ⅲ 항부정맥 약물 : K^+통로 차단

Class Ⅳ 항부정맥 약물 : Ca^{++}통로 차단

180 전기생리학적 특성으로 볼 때 Class Ⅳ 항부정맥 약물로, Ca++통로를 차단하는데 작용하는 약물로 옳지 않은 것은?

① lidocaine   ② procainamide   ③ propranolol

④ quinidine   ⑤ thiopental sodium

☑ 정답 ⑤

☑ 문헌 전국응급구조학과교수협의회, 기본 응급약리학, 도서출판 한미의학, 2014, p.159

☑ 해설

   ▶ Ca+통로 차단제는 다음과 같은 약물들이 있다.

quinidine, procainamide, lidocaine, propranolol, phenytoin, disopyramide, amiodarone, verapamil, diltiazem, digitalis glycosides, adenosine 등.

   ▶ thiopental sodium : 마취제

181 고혈압치료제의 약리작용으로 옳지 않은 것은?

① 이뇨작용   ② 혈관확장

③ Ca++ 통로 차단   ④ 혈액의 고점성도

⑤ angiotensin 전환효소 저해

☑ 정답 ④

☑ 문헌 박선섭 외, 약리학, 정문각, 2003, p 171

☑ 해설

   ▶ adrenaline성 α와 β차단, 중추작용 등이 있다.

182 혈액응고인자 factor Ⅶ, Ⅸ등의 합성에 작용하여 지혈작용을 하는 비타민제제로 옳은 것은?

① B   ② C   ③ D   ④ E   ⑤ K

☑ 정답 ⑤

☑ 문헌 박희진 외, Paramedics 기초의학, 에듀팩토리, 2019, p.402

☑ 해설

▶ 비타민 K는 프로트롬빈, factor VII, IX, X등의 합성에 필요하며, 프로트롬빈(prothrombin)형성을 촉진한다.

183 임신성 고혈압에 투여되는 약물의 작용기전으로 옳은 것은?

① 혈관수축

② 혈관 후부하 증가

③ 혈관 전부하 감소

④ 나트륨과 수분배설

⑤ 순환혈액량 감소

☑ 정답 ④

☑ 문헌 구본기 외, 임상약리학, 정문각, 2005, p.286

☑ 해설

▶ Furosemide, Hydrochlorothiazide 등의 이뇨제는 염소, 나트륨, 칼륨 등의 배설을 증가시켜 이뇨작용을 하여 임신부종, 악성 고혈압 등에 효과를 나타낸다.

184 베라파밀(verapamil)의 혈압강하 약리작용 기전으로 옳은 것은?

① 심장에서 Ca^{2+}통로의 차단

② 중추연수의 β_2 수용체 효능작용

③ 혈관 평활근의 α_1 수용체 차단작용

④ 혈관 평활근의 K^+통로 ,투과성 증가

⑤ 자율신경절의 니코틴(nicotine) 수용체 차단

☑ 정답 ①

☑ 문헌 박희진 외, Paramedics 기초의학, 에듀팩토리, 2019, p.349

☑ 해설

▶ 심장의 SA node 및 AV node에서 Ca^{2+}channel의 억제작용에 의해 심장을 억제한다.

185 항히스타민제의 약리작용으로 옳지 않은 것은?

① 진정작용   ② 모세혈관 확장

③ 아세틸콜린의 방출억제   ④ 히스타민에 의한 부종 감소

⑤ 모세혈관 투과성 증가 억제

☑ 정답 ②

☑ 문헌 전국응급구조학과교수협의회, 기본 응급약리학, 도서출판 한미의학, 2014, p.342

☑ 해설

▶ 항히스타민제의 약리작용 :

    - 모세혈관 투과성 증가 억제

    - 히스타민에 의한 부종 감소

    - 중추신경계에 대한 진정작용

    - 아세틸콜린의 방출억제 등

186 항부정맥제로 분류 할 수 있는 약물은?

① 도부타민(dobutamine)

② 에스모롤(esmolol)

③ 리도카인(lidocaine)

④ 도파민(dopamine)

⑤ 푸로세마이드(furosemide)

☑ 정답 ③

☑ 문헌 전국응급구조학과교수협의회, 기본 응급약리학, 도서출판 한미의학, 2014, p.158

☑ 해설

▶ 도부타민(dobutamine) : 교감신경효능제

    푸로세마이드(furosemide) : 이뇨제

187 에틸알코올(ethyl alcohol)의 작용으로 옳은 것은?

① 체온 상승   ② 말초혈관 확장   ③ 피부발적과 냉감

④ 항이뇨호르몬 분비증가   ⑤ 위액분비 억제

☑ 정답 ②

☑ 문헌 범진필, 임상약리학, 청구문화사, 2016, p.137

☑ 해설

▶ 체온조절중추의 억제로 체온이 하강한다.

피부발적과 온감이 있다.

항이뇨호르몬 분비억제로 이뇨작용 상승.

위액분비 촉진작용이 소량 있다.

188 베라파밀(verapamil)의 혈압강하 약리작용 기전으로 옳은 것은?

① 심장에서 Ca^{2+}통로의 차단

② 중추연수의 β_1 수용체 효능작용

③ 평활근의 α_1 수용체 차단작용

④ 평활근의 K^+통로 투과성 증가

⑤ 자율신경절의 니코틴(nicotine) 수용체 차단

☑ 정답 ①

☑ 문헌 범진필, 임상약리학, 청구문화사, 2016, p.344

☑ 해설

▶ 심장의 SA node 및 AV node에서 Ca^{2+}channel의 억제작용에 의해 심장을 억제한다.

189 아스피린(Aspirin)의 약리작용 기전으로 옳은 것은?

① 근육이완　　　　　② 혈압강하　　　　　③ 진정수면 효과

④ 중추신경 흥분　　　⑤ 혈소판응집 억제

☑ 정답 ⑤

☑ 문헌 범진필, 임상약리학, 청구문화사, 2016, p.239

☑ 해설

▶ 혈소판응집 억제작용으로 심근경색을 예방하기 위해 75~325mg을 1일 1회 경구투여한다.

001 위장관의 해부학적 세포층으로 옳지 않은 것은?

① 장막   ② 점막   ③ 근육층

④ 반투과성막   ⑤ 점막하조직

☑ 정답 ④

☑ 문헌 박희진 외, Paramedics 기초의학, 에듀팩토리, 2019, p.351

☑ 해설

▶ 점막 : 위장관 내강을 덮는다.

점막하조직 : 혈관을 포함하고 있는 결합조직층

근육층 : 안쪽은 환상이고, 바깥쪽은 종축인 평활근

장막 : 단층 편평상피로 덮인 윤문상 결합조직

002 작은창자(소장)에서 볼 수 있는 해부학적 구조로 옳은 것은?

① 융모   ② 날문(유문)   ③ 들문(분문)

④ 회맹판   ⑤ 으뜸세포

☑ 정답 ①

☑ 문헌 박희진 외, Paramedics 기초의학, 에듀팩토리, 2019, p.361

☑ 해설

▶ 들문(분문)은 식도 하부와 위상부 영역이다.

003 샘창자샘(브루너선, Brunner glands)을 볼 수 있는 소화기관으로 옳은 것은?

① 식도   ② 위   ③ 샘창자(십이지장)

④ 작은창자(소장)   ⑤ 큰창자(대장)

☑ 정답 ③

☑ 문헌 해부학편찬위원회, 사람해부학, 범문에듀케이션, 2019, p.658
☑ 해설
▶ 부루너선은 샘창자샘(십이지장샘)이라고도 한다.

004 장선(창자움, 리버퀸 음와, crypt of Lieberkühn)를 볼 수 있는 소화기관으로 옳은 것은?

① 식도   ② 위   ③ 샘창자(십이지장)

④ 작은창자(소장)   ⑤ 큰창자(대장)

☑ 정답 ④

☑ 문헌 해부학편찬위원회, 사람해부학, 범문에듀케이션, 2019, p.658

☑ 해설
▶ 장선(창자움, 리버퀸 음와, crypt of Lieberkühn)는 작은창자의 융모 바닥사이에 장내강 쪽으로 열린 좁은 주머니를 형성하기 위해 밑으로 함입된 부위이다.

005 큰창자(대장)의 해부학적 위치로 옳은 것은?

① 돌창자(회장)에서 항문까지

② 샘창자(십이지장)에서 항문까지

③ 돌막창자판막(회맹판)에서 항문까지

④ 빈창자(공장)에서 잘룩창자(결장)까지

⑤ 위에서 오름잘룩창자(상행결장)까지

☑ 정답 ③

☑ 문헌 해부학편찬위원회, 사람해부학, 범문에듀케이션, 2019, p.659

☑ 해설
▶ 큰창자(대장)는 돌막창자판막(회맹판)에서 항문에 이르는 부분이다.

006 식도 아래부위와 위(stomach)가 연결되어지는 부위 명으로 옳은 것은?

① 들문부(분문부)

② 위바닥부(위저부)

③ 위몸통부(위체부)

④ 날문부(유문부)

⑤ 샘창자부(십이지장부)

☑ 정답 ①

☑ 문헌 해부학편찬위원회, 사람해부학, 범문에듀케이션, 2019, p.650

☑ 해설

▶ 위가 식도에 접하는 곳을 들문(분문)이라 하며 들문(분문)에서 좌측상부에 둥근 천장 모양
으로 볼록한 부분을 위바닥(위저), 그 아래의 넓은 부분을 위몸통(위체)이라고 한다.

007 가로잘록창자(횡행결장 transverse colon)의 설명으로 옳은 것은?

① 배안을 왼쪽에서 오른쪽으로 가로질러 하부로 내려간다.

② 골반연으로부터 곧창자(직장), 막창자(맹장) 연접부까지 이른다.

③ 간의 하면으로부터 복강을 가로질러 좌하늑부 비장의 아래까지 아치를 이룬다.

④ 돌막창자판막(회맹판) 높이에서 시작하여 오른쪽 허리뼈(요추)를 따라 상행하여 간의 하
면까지 상행한다.

⑤ 좌하늑부의 복부와 허리부위(요부)를 따라 지나며 좌엉덩뼈오목(좌장골와)에서 중앙으로
돌아 골반연에서 S상결장과 연결된다.

☑ 정답 ③

☑ 문헌 해부학편찬위원회, 사람해부학, 범문에듀케이션, 2019, p.659

☑ 해설

▶ 가로잘록창자(횡행결장)는 우결장곡에서 위의 대만 하부를 좌측으로 가로질러 비장에 이르
러서 다시 아래로 구부러져 좌결장곡을 이루고 내림주름창자(하행결장)에 이어지는 길이가
약 50cm인 부분이다.

008 간(liver)의 해부학적 특징으로 옳은 것은?

① 5개의 엽(lobe)으로 되어있다

② 색은 적갈색이며 혈관이 잘 발달되어 있다.

③ 왼쪽 끝은 두텁고 아래로 내려가면서 가늘어진다.

④ 문맥이라는 특수혈관만 통과하여 양분을 운반한다.

⑤ 복강의 왼쪽 상부로 가로막(횡격막) 상부에 위치한다.

☑ 정답 ②

☑ 문헌 해부학편찬위원회, 사람해부학, 범문에듀케이션, 2019, p.662

☑ 해설

▶ 가로막(횡격막) 바로 아래 우상복부에 위치하며 부분적으로 갈비뼈(늑골)에 둘러싸여 있으며 무게는 약 1,500g 정도로 동맥과 정맥뿐 아니라 문맥이라는 특수혈관이 통과하여 양분을 운반한다.

009 맛 감지 맛봉오리(미뢰)가 주로 위치하고 있는 곳은?

① 목구멍편도(구개편도)

② 후두덮개(후두개)

③ 잎새유두(엽상유두)

④ 보통유두(심상유두)

⑤ 성곽유두(유곽유두)

☑ 정답 ⑤

☑ 문헌 박희진 외, Paramedics 기초의학, 에듀팩토리, 2019, p.354

☑ 해설

▶ 성곽유두(유곽유두)는 혀의 안쪽, 혀편도(설편도) 앞에 위치한다.

010 쓸개관과 큰이자관(췌관)이 합쳐지는 큰샘창자유두(대십이지장유두)부위로 옳은 것은?

① 이자머리부(췌두부)

② 이자꼬리부(췌미부)

③ 온쓸개이자관팽대(총담췌관팽대)

④ 간이자괄약근부(간췌괄약근부)

⑤ 작은샘창자유두부(소십이지장유두부)

☑ 정답 ③

☑ 문헌 해부학편찬위원회, 사람해부학, 범문에듀케이션, 2019, p.665

☑ 해설

▶ 쓸개관과 큰이자관(췌관)이 합쳐지는 부위는 온쓸개이자관팽대(총담췌관팽대)부 이며, 화산모양의 샘창자꼭지(십이지장유두)를 통하여 샘창자(십이지장)로 개구한다.

011 이자(췌장)의 머리부분(A)과 꼬리부분(B)의 해부학적 위치로 옳은 것은?

	①	②	③	④	⑤
A	간	샘창자(십이지장)	십이지장	비장	가로막(횡격막)
B	지라(비장)	비장	간	횡격막	비장

☑ 정답 ②

☑ 문헌 해부학편찬위원회, 사람해부학, 범문에듀케이션, 2019, p.665

☑ 해설

▶ 이자(췌장)의 머리부분은 샘창자(십이지장)에 의해 둘러싸여있고, 중심은 몸통부분, 꼬리부분은 지라(비장)에 닿아있다이자(췌장)의 머리부분만 제외한 전부가 복막후 장기에 속한다.

012 구강의 좌·우 외측벽을 이루는 부위의 명칭으로 옳은 것은?

① 볼부위(협부)　　　② 턱끝(이부)　　　③ 코부위(비부)

④ 입부위(구부)　　　⑤ 유돌부

☑ 정답 ①

☑ 문헌 대한해부학회, 알기쉬운 사람해부학, 현문사, 2019. p.14

☑ 해설

▶ 구강의 좌 · 우 외측벽인 볼부위(협부)는 협지방체가 있다.

---

013 사랑니(지치)라고도 하는 영구치로 옳은 것은?

① 앞니(절치) ② 송곳니(견치) ③ 작은어금니(소구치)

④ 제1큰어금니(대구치) ⑤ 제3큰어금니(대구치)

☑ 정답 ⑤

☑ 문헌 박희진 외, Paramedics 기초의학, 에듀팩토리, 2019, p.353

☑ 해설

▶ 영구치의 제3큰어금니(대구치)를 '사랑니(지치 wisdom teeth)'라고도 하며 17~25세 때 나오지만, 일생동안 나오지 않을 수도 있다.

---

014 침샘(타액선)의 해부학적 위치이다. (A), (B), (C)의 샘(선)이름으로 옳은 것은?

> • 깨물근(교근) 위에 있으며, 양쪽 귀의 전하방에 위치한 (A)은 가장 크고, (B)은 턱뼈(하악골) 내측, 구강의 바닥에 위치한다. (C)은 혀아래쪽에 위치하고 끈끈한 타액을 분비한다.

	①	②	③	④	⑤
A	귀밑샘(이하선)	이하선	악하선	악하선	설하선
B	혀밑샘(설하선)	악하선	이하선	설하선	이하선
C	턱밑샘(악하선)	설하선	설하선	이하선	악하선

☑ 정답 ②

☑ 문헌 박희진 외, Paramedics 기초의학, 에듀팩토리, 2019, p.356

☑ 해설

▶ 귀밑샘(이하선)은 묽은 순장액성 타액을 분비하고, 턱밑샘(악하선)은 혼합성 타액, 혀밑샘(설하선)은 진하고 끈끈한 타액을 분비한다.

015 귀밑샘(이하선)의 특징으로 옳지 않은 것은?

① 씹기근으로 덮혀 있다.

② 인두의 아래부위에 위치한다.

③ 바깥귀의 전방아래에 위치한다.

④ 위쪽은 넓고 아래쪽은 좁아진다.

⑤ 무게가 15~30g으로 침샘 중 가장 크다.

☑ 정답 ②

☑ 문헌 박희진 외, Paramedics 기초의학, 에듀팩토리, 2019, p.356

☑ 해설

▶ 양쪽 귀의 전하방에 위치하고 깨물근(교근)위에 있다.

016 위와 샘창자(십이지장)가 연결되는 부분의 해부학적 명칭으로 옳은 것은?

① 들문(분문)　　② 위바닥(위저)　　③ 위몸통(위체)　　④ 날문(유문)　　⑤ 큰굽(대만)

☑ 정답 ④

☑ 문헌 해부학편찬위원회, 사람해부학, 범문에듀케이션, 2019, p.651

☑ 해설

▶ 날문부위(유문부)의 기시부는 약간 팽대되어 유문동을 이룬다.

017 작은창자(소장)의 해부학적 구조이다. (A), (B), (C)의 명칭으로 옳은 것은?

> • 융모와 융모사이의 기저부에는 (A)이 개구하고, 점막하 조직내에는 (B)점액선이 있으며, 융모 기저부에는 (C)이 있어 다량의 묽은 액체를 분비하여 소화와 흡수효율을 높여준다.

	①	②	③	④	⑤
A	브루너선	브루너선	장선	장선	리베르쿤선
B	장선	리베르쿤선	브루너선	리베르쿤선	장선
C	리베르쿤선	장선	리베르쿤선	브루너선	브루너선

☑ 정답 ③

☑ 문헌 해부학편찬위원회, 사람해부학, 범문에듀케이션, 2019, p.656

☑ 해설

▶ 융모와 융모사이의 기저부에는 장선이 개구하고, 브루너선(Bruner's gland)에서는 맑고 점성
이 높은 알칼리성 점액을 분비한다. 융모 기저부에는 리베르쿤선(Lieberkuhn's gland)이 있다.

018 간의 둥근모세혈관(동양혈관) 내막에 존재하여 식작용을 하는 세포로 옳은 것은?

① 배상세포   ② 색소세포   ③ 골모세포

④ 쿠퍼(Kupffer)세포   ⑤ 췌도세포

☑ 정답 ④

☑ 문헌 이인모 외, Basic Medicine, 학지사메디컬, 2019, p.158

☑ 해설

▶ 간문맥의 혈액에는 소화관을 통해 들어온 세균이 있는데 쿠퍼(Kupffer)세포가 둥근모세혈관
(동양혈관)의 내막에 존재하여 식작용을 하여 세균을 제거한다.

019 쓸개주머니(담낭)의 해부학적 위치로 옳은 것은?

① 간의 우엽 상부

② 간의 좌엽 상부

③ 간의 방형엽 뒤쪽

④간의 좌엽과 우엽 사이의 상부

⑤ 간의 우엽과 방형엽 사이의 하면

☑ 정답 ⑤

☑ 문헌 이인모 외, Basic Medicine, 학지사메디컬, 2019, p.159

☑ 해설

▶ 쓸개주머니(담낭)는 간의 우엽과 방형엽 사이의 하면에 부착된 서양 배 모양의 주머니이다.

020 단백질을 구성하는 기본물질로 옳은 것은?

① 핵산   ② 인지질   ③ 단당류

④ 아미노산   ⑤ 탄수화물

☑ 정답 ④

☑ 문헌 박희진 외, Paramedics 기초의학, 에듀팩토리, 2019, p.19

☑ 해설

▸ 단백질은 100여개 이상의 아미노산이 펩티드(peptide)결합을 하여 만든다.

021 효소의 촉매 반응률에 영향을 미치는 요인으로 옳지 않은 것은 ?

① 온도   ② pH   ③ 삼투압

④ 효소와 기질의 농도   ⑤ 조인자와 조효소의 농도

☑ 정답 ③

☑ 문헌 이창현 외, 해부생리학, 메디컬코리아, 2007, p.52

☑ 해설

▸ 일반적으로 온도의 증가는 비효소-촉매반응 속도를 증가시키고, 최적 pH 범위를 넘으면 효소의 활성은 감소한다.

▸ 조인자는 Ca^{2+}, Mg^{2+}, Mn^{2+}, Cu^{2+}, Zn^{2+}, Fe^{2+}등과 같은 금속이온들이 있으며, 조효소는 니아신, 리보플라민 및 다른 수용성 비타민으로부터 유래한 유기분자로 수소원자와 작은 분자를 전이하는 작용을 한다.

022 단백질 소화의 촉매작용을 하는 펩신(pepsin)의 최적 pH로 옳은 것은?

① 2.0   ② 5.5   ③ 6.8

④ 7.0   ⑤ 9.0

☑ 정답 ①

☑ 문헌 강병우 외, 응급구조사 기초의학, 군자출판사, 2014, p.314

☑ 해설

▸ 산성인산분해효소(acid phosphatase)의 최적 pH : 5.5

침아밀라아제(salivary amylase)의 최적 pH : 6.8

리파아제(lipase)의 최적 pH : 7.0

알칼리인산해효소(alkaline phosphatase)의 최적 pH : 9.0

023 아미노산 대사과정에서 멜라닌결핍으로 발생하는 선천성 장애로 옳은 것은?

① 페닐케톤뇨증   ② 백색증   ③ 단풍당밀뇨증

④ 호모시스틴뇨증   ⑤ 고콜레스테롤혈증

☑ 정답 ②

☑ 문헌 전국응급구조학과교수협의회, Paramedic을 위한 병리학, 메디컬코리아, 2009, p.363

☑ 해설

▸ 페닐케톤뇨증 : 페닐피루브산 증가에 의한 아미노산 대사 장애

단풍당밀뇨증 : 류신, 이소류신, 발린의 증가에 의한 아미노산 대사 장애

모시스틴뇨증 : 호모시스틴 축적에 의한 탄수화물 대사 장애

고콜레스테롤혈증 : 혈중 콜레스테롤의 증가에 의한 지질 대사 장애

024 어린이에게 추가되는 필수아미노산으로 옳은 것은?

① 리신   ② 히스티딘   ③ 트레오닌

④ 메티오닌   ⑤ 페닐알라닌

☑ 정답 ②

☑ 문헌 박희진 외, Paramedics 기초의학, 에듀팩토리, 2019, p.19

☑ 해설

▸ 체내에서 합성되지 않아 음식으로 섭취해야 되는 아미노산으로 리신(lysine), 트립토판
(tryptophan), 트레오닌(threonine), 페닐알라닌(phenylalanine), 발린(valine), 메티오닌
(methionine), 류신(leucine), 이소류신(isoleucine) 등 8가지가 있으며, 어린아이는 히스티
딘(histidine)이 추가된다.

025 필수아미노산의 설명으로 옳은 것은?

① 알라닌(alanine) 등 8가지가 있다.

② 아미노산에서 아민기를 제거한 것이다.

③ 체내에서 합성되지 않아 음식으로 섭취한다.

④ 아미노산이 펩티디(peptide)결합을 한 구조이다.

⑤ 어린아이는 시스테인(cysteine)을 포함하여 9가지이다.

☑ 정답 ③

☑ 문헌 박희진 외, Paramedics 기초의학, 에듀팩토리, 2019, p.19

☑ 해설

▶ 필수아미노산 : 체내에서 합성되지 않아 음식으로 섭취해야 되는 아미노산

026 췌장 아밀라아제(amylase)의 작용부위로 옳은 것은?

① 위　② 샘창자(십이지장)　③ 지라(이자)　④ 작은창자(소장)　⑤ 큰창자(대장)

☑ 정답 ②

☑ 문헌 변영순 외, 병태생리학, 정담미디어, 2014, p.230

☑ 해설

▶ 췌장아밀라아제의 작용부위는 샘창자(십이지장)이며, 전분을 맥아당과 과당류로 전환 시킨다.

027 췌장아밀라아제(amylase)의 소화생성물로 옳은 것은?

① 젖당　　② 맥아당　　③ 포도당　　④ 아미노산　　⑤ 지방산

☑ 정답 ②

☑ 문헌 박희진 외, Paramedics 기초의학, 에듀팩토리, 2019, p.370

☑ 해설

▶ 췌장아밀라아제의 작용부위는 샘창자(십이지장)이며, 전분을 맥아당과 과당류로 전환 시킨다.

028 소장에 흡수된 지방의 이동경로로 옳은 것은?

① 간문맥 → 간　　　　② 간문맥 → 간동맥　　　　③ 암죽관 → 순환계

④ 암죽관 → 간문맥　　⑤ 소장 → 간

☑ 정답 ③

☑ 문헌 박희진 외, Paramedics 기초의학, 에듀팩토리, 2019, p.372

☑ 해설

▶ 담즙, 지방산, 췌액 등이 있으면 콜레스테롤은 소장에 쉽게 흡수되고 유미미립으로 혼합되
어 림프관을 경유하여 순환계로 들어간다.

029 1g의 지방에서 얻을 수 있는 에너지의 량으로 옳은 것은?

① 3Kcal　　　　② 6Kcal　　　　③ 9Kcal

④ 12Kcal　　　⑤ 15Kcal

☑ 정답 ③

☑ 문헌 박희진 외, Paramedics 기초의학, 에듀팩토리, 2019, p.17

☑ 해설

▶ 1g의 탄수화물이나 단백질의 경우 4Kcal의 에너지를 얻을 수 있다.

030 필수지방산으로 분류되는 것으로 옳은 것은?

① 루신(leucine)　　　　　　　② 메티오닌(methionine)

③ 트립토판(tryptophan)　　　④ 리신(lysine)

⑤ 리놀레산(linoleic acid)

☑ 정답 ⑤

☑ 문헌 박희진 외, Paramedics 기초의학, 에듀팩토리, 2019, p.18

☑ 해설

▶ 리놀레산(linoleic acid)과 리놀렌산(linolenic acid)은 필수지방산이다.

031 수용성 비타민으로 분류되는 것은?

① A   ② B_2 ③ D   ④ E   ⑤ K

☑ 정답 ②

☑ 문헌 박희진 외, Paramedics 기초의학, 에듀팩토리, 2019, p.400

☑ 해설

▸ 수용성 비타민 : B1,2,3,6,12, C 등이 있다.

032 프로트롬빈생산과 응고인자 Ⅶ, Ⅸ, Ⅹ의 작용에 필요한 비타민은?

① B_3 ② B_{12} ③ C

④ E   ⑤ K

☑ 정답 ⑤

☑ 문헌 박희진 외, Paramedics 기초의학, 에듀팩토리, 2019, p.402

☑ 해설

▸ 비타민 K는 혈액응고에 관여하며 결핍 시 출혈이 있다.

033 비타민 D의 기능으로 옳은 것은?

① Na^+의 평형조절   ② Ca^{2+}의 평형조절   ③ K^+의 평형조절

④ Cl^-의 평형조절   ⑤ 조효소의 평형조절

☑ 정답 ②

☑ 문헌 박희진 외, Paramedics 기초의학, 에듀팩토리, 2019, p.401

☑ 해설

▸ Ca_2^+와 PO_4^{3-}의 장내흡수를 촉진하기 때문에 비타민 D는 뼈의 석회화에 필요하다.

034 콜라겐합성에 관여하고 결핍 시 괴혈병을 유발하는 비타민으로 옳은 것은?

① A   ② B   ③ C   ④ D   ⑤ E

☑ 문헌 박희진 외, Paramedics 기초의학, 에듀팩토리, 2019, p.401

☑ 해설

▶ 비타민 C는 푸른잎 채소에 많으며 결핍 시 괴혈병을 유발한다.

035 H+에 의해 탈분극된 미각세포에서 느끼는 맛으로 옳은 것은?

① 짠맛　　　　　　　② 신맛　　　　　　　③ 단맛

④ 쓴맛　　　　　　　⑤ 짜고단맛

☑ 정답 ②

☑ 문헌 박희진 외, Paramedics 기초의학, 에듀팩토리, 2019, p.598

☑ 해설

▶ 짠맛 : Na+

단맛 : 당

쓴맛 : 퀴닌

036 위의 기능으로 옳지 않은 것은?

① 위산분비

② 지방유화

③ 음식물의 저장

④ 음식물의 미즙화

⑤ 단백질 소화 개시

☑ 정답 ②

☑ 문헌 박희진 외, Paramedics 기초의학, 에듀팩토리, 2019, p.366

☑ 해설

▶ 위는 음식물을 저장하고, 단백질의 소화를 개시하며 위산을 분비하여 세균을 죽이고, 음식물을 미즙형태로 소장으로 보낸다.

037 위저에 분포된 벽세포에서 분비되는 생성물로 옳은 것은?

① 점액 ② HCl ③ 펩시노겐

④ 가스트린 ⑤ 히스타민

☑ 정답 ②

☑ 문헌 박희진 외, Paramedics 기초의학, 에듀팩토리, 2019, p.366

☑ 해설

▶

위치	세포형태	분비물
위저부	벽세포 주세포 배상세포 장크롬친화성세포 D세포	HCl, 내인자 펩시노겐 점액 히스타민, 세로토닌 소마토스타틴
유문부	G세포 주세포 배상세포 D세포	가스트린 펩시노겐 점액 소마토스타틴

038 유문부에 분포된 D세포에서 분비되는 생성물로 옳은 것은?

① 점액 ② 펩시노겐

③ 히스타민 ④ 가스트린

⑤ 소마토스타틴

☑ 정답 ⑤

☑ 문헌 해부학편찬위원회, 사람해부학, 범문에듀케이션, 2019, p.498

☑ 해설

▶ 소마토스타틴(somatostatin)은 D세포(또는 델타(δ)세포)에서 분비되며 인슐린과 같은 조건
에서 분비된다.

039 유문부에 분포된 G세포에서 분비되는 생성물로 옳은 것은?

① 점액   ② 히스타민   ③ 펩시노겐

④ 가스트린   ⑤ 소마토스타틴

☑ 정답 ④

☑ 문헌 해부학편찬위원회, 사람해부학, 범문에듀케이션, 2019, p.498

☑ 해설

     ▸ 가스트린은 G세포에서 분비되며, 산을 분비하고 위 운동을 자극하여 위를 비운다.

040 위(stomach)에서 흡수되며 결핍 시 악성빈혈을 초래하는 비타민으로 옳은 것은?

① A   ② B_{12} ③ C

④ D   ⑤ E

☑ 정답 ②

☑ 문헌 박희진 외, Paramedics 기초의학, 에듀팩토리, 2019, p.401

☑ 해설

     ▸ 비타민 B12는 골수에서 적혈구를 성숙하는데 필요하므로 위 절제 수술환자는 B12를 주사

       맞거나 복용해야한다. 결핍 시에는 악성빈혈이 발생한다.

041 Cl^-과 H^+을 위액으로 분비하는 위세포로 옳은 것은?

① 벽세포   ② 주세포   ③ D세포

④ G세포   ⑤ 배상세포

☑ 정답 ①

☑ 문헌 이인모 외, Basic Medicine, 학지사메디컬, 2019, p.152

☑ 해설

     ▸ 벽세포는 HCO3-을 혈액으로 분비하는 동안 Cl-과 H+은 위액으로 분비한다.

042 위벽세포에서 HCl이 분비되도록 자극하는 호르몬으로 옳은 것은?

① 티록신　　　　　② 세크레틴　　　　　③ 옥시토신

④ 가스트린　　　　　⑤ 콜레시스토키닌

☑ 정답 ④

☑ 문헌 이인모 외, Basic Medicine, 학지사메디컬, 2019, p.153

☑ 해설

▶ 벽세포에 의한 HCl분비는 가스트린(gastrin)과 아세틸콜린(acetylcholine)에 의해 자극을 받는다.

043 위의 벽세포에서 분비되는 HCl에 의한 위액의 pH농도로 옳은 것은?

① 2이하　② 4이하　③ 6이하　④ 8이하　⑤ 10이하

☑ 정답 ①

☑ 문헌 강병우 외, 응급구조사 기초의학, 군자출판사, 2014, p.314

☑ 해설

▶ 벽세포에서 분비되는 고농도의 HCl은 위액을 pH2이하의 산성으로 만든다.

044 소화효소에 의한 단백질 분해과정이다(A)에서 작용하는 물질과 (B)의 분해물질로 옳은 것은?

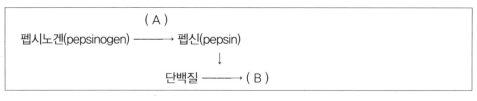

	①	②	③	④	⑤
A	HCO_3^-	HCO_3^-	HCl	HCl	HCl
B	지질	펩티드	지방산	펩티드	글리세린

☑ 정답 ④

☑ 문헌 박희진 외, Paramedics 기초의학, 에듀팩토리, 2019, p.366

☑ 해설

▶ HCl은 펩시노겐을 활성화시키고, 펩신은 단백질을 polypeptide로 분해한다.

045 졸린거-엘리슨 증후군(Zollinger-Ellinson syndrome)의 발생과 연관이 있는 소화기 분비물로 옳은 것은?

① 트립신(trypsin), 이자액　　　　　　② 트립신, 위산

③ 가스트린(gastrin), 이자액　　　　　④ 가스트린, 위산

⑤ 가스트린, 쓸개즙

☑ 정답 ④

☑ 문헌 전국응급구조학과교수협의회, 내과전문응급처치학, 도서출판 한미의학, 2018, p.692

☑ 해설

▶ 졸린거-엘리슨 증후군(Zollinger-Ellinson syndrome)의 경우 십이지장 궤양은 고농도의 가스트린에 반응하여 위산이 과다로 분비되기 때문에 일어난다.

046 소화성궤양을 일으키는 위장관 서식 세균으로 옳은 것은?

① 대장아메바

② 대장균(E-coli)

③ 보툴리누스(Botulinus)균

④ 에로모나스(Aeromonas)균

⑤ 헬리코박터 파일로리(Helicobacter pylori)

☑ 정답 ⑤

☑ 문헌 전국응급구조학과교수협의회, 내과전문응급처치학, 도서출판 한미의학, 2018, .367

☑ 해설

▶ 대부분의 소화성 궤양 환자들은 헬리코박터 파일로리(Helicobacter pylori)세균에 감염되어 있으며 치료를 위해 항생제가 쓰이고 있다.

047 소화된 양분을 흡수하는 소장내의 미세구조로 옳은 것은?

① 융모 ② 장막 ③ 근점막

④ 위소와 ⑤ 장음와(=리버쿤 음와)

☑ 정답 ①

☑ 문헌 박희진 외, Paramedics 기초의학, 에듀팩토리, 2019, p.371

☑ 해설

▸ 소장의 내강(lumen)으로 돌출되어있는 융모에서 양분을 흡수한다.

048 다음과 같은 분해과정에 관여하는 효소(A)로 옳은 것은?

(A)
설탕 ─────→ 포도당과 과당

① 수크라아제(sucrase) ② 말타아제(maltase)

③ 락타아제(lactase) ④ 아미노펩티다아제(aminopeptidase)

⑤ 엔테로키나아제(enterokinase)

☑ 정답 ①

☑ 문헌 박희진 외, Paramedics 기초의학, 에듀팩토리, 2019, p.370

☑ 해설

▸ 수크라아제 결핍 시 위장관 장애가 발생한다.

049 다음과 같은 분해과정에 관여하는 효소(A)로 옳은 것은?

(A)
맥아당 ─────→ 포도당

① 수크라아제(sucrase) ② 말타아제(maltase)

③ 락타아제(lactase) ④ 아미노펩티다아제(aminopeptidase)

⑤ 엔테로키나아제(enterokinase)

☑ 문헌 박희진 외, Paramedics 기초의학, 에듀팩토리, 2019, p.370

☑ 해설

  ▸ 말타아제(maltase)는 이당류 가수분해효소로 맥아당을 분해한다.

050 다음과 같은 특징을 갖는 효소로 옳은 것은?

> • 젖당을 소화한다.
> • 결핍된 성인 아시아인이 많다.
> • 결핍 시 설사, 위경련 등을 일으킨다.

① 수크라아제(sucrase)

② 말타아제(maltase)

③ 락타아제(lactase)

④ 아미노펩티다아제(aminopeptidase)

⑤ 엔테로키나아제(enterokinase)

☑ 문헌 박희진 외, Paramedics 기초의학, 에듀팩토리, 2019, p.370

☑ 해설

  ▸ 요구르트는 락타아제(lactase)효소를 갖고 있기 때문에 우유보다 소화가 잘된다.

051 대장에서의 노폐물 배설과정이 순서대로 나열된 것은?

> 가. 막창자(맹장   나. 오름주름창자(상행결장)
> 다. 가로주름창자(횡행결장)   라. 구불잘록창자(S상결장)
> 마. 곧창자(직장)

① 가→나→다→라→마   ② 가→나→라→다→마

③ 가→다→나→마→라   ④ 나→가→다→라→마

⑤ 다→나→가→마→라

☑ 정답 ①

☑ 문헌 해부학편찬위원회, 사람해부학, 범문에듀케이션, 2019, p.659

☑ 해설

▶ 돌창자(회장)에서 온 미즙은 마창자(맹장), 오름주름창자(상행결장), 가로주름창자(횡행결장), 내림주름창자(하행결장), 구불잘록창자(S상결장), 곧창자(직장), 항문관을 차례로 통과 한다.

052 배변반사가 일어날 수 있는 직장내압으로 옳은 것은?

① 10~20mmHg   ② 20~30mmHg   ③ 30~40mmHg

④ 40~50mmHg   ⑤ 50~60mmHg

☑ 정답 ③

☑ 문헌 이인모 외, Basic Medicine, 학지사메디컬, 2019, p.156

☑ 해설

▶ 배변반사는 직장내압이 30~40mmHg 수준으로 상승할 때 느끼며, 중추는 척수의 천수에 있다.

053 간의 기능으로 옳지 않은 것은?

① 알부민 생산

② 포도당 대사

③ 쿠퍼세포에 의한 식작용

④ 담즙으로 콜레스테롤 배설

⑤ 당조절을 위한 인슐린분비

☑ 정답 ⑤

☑ 문헌 박희진 외, Paramedics 기초의학, 에듀팩토리, 2019, p.386

☑ 해설

▶ 간은 혈액의 해독과 탄수화물대사, 지질대사, 단백질합성, 담즙분비 등의 기능이 있다.

054 담즙의 성분으로 옳지 않은 것은?

① 인지질   ② 인지질   ③ 담즙산염

④ 빌리루빈   ⑤ 아밀롭신

☑ 정답 ⑤

☑ 문헌 강병우 외, 응급구조사 기초의학, 군자출판사, 2014, p.319

☑ 해설

▶ 담즙의 주요성분은 담즙색소인 빌리루빈(bilirubin), 담즙산염, 인지질(주로 레시틴), 콜레스테롤, 무기이온 등이다. 아밀롭신은 췌액이다.

055 다음과 같은 작용을 하는 소화기관으로 옳은 것은?

> • 암모니아를 요소로 전환시키는 효소가 있다.
> • 독성 포르피린(porphyrin)을 빌리루빈(bilirubin)으로 전환한다.

① 위   ② 간   ③ 담낭

④ 이자   ⑤ 십이지장

☑ 정답 ②

☑ 문헌 박희진 외, Paramedics 기초의학, 에듀팩토리, 2019, p.386

☑ 해설

▶ 간은 호르몬, 약물과 다른 활성분자들을 화학적 변형을 통해 제거할 수 있다.

056 다음과 같은 작용을 하는 소화기관으로 옳은 것은?

> • 스테로이드 호르몬의 물질대사를 한다.
> • 벤조피렌(benzopyrene)이나 다이옥신(dioxin) 등의 해독효소를 가지고 있다.

① 위   ② 간   ③ 이자

④ 샘창자(십이지장)   ⑤ 쓸개주머니(담낭)

☑ 정답 ②

☑ 문헌 박희진 외, Paramedics 기초의학, 에듀팩토리, 2019, p.386

☑ 해설

▶ 간은 호르몬, 약물과 다른 활성분자들을 화학적 변형을 통해 제거할 수 있다.

057 염산(HCl)을 분비하는 위(stomach)의 부위로 옳은 것은?

① 들문　　　　　② 벽세포　　　　　③ 위바닥

④ 으뜸세포　　　⑤ 점액목세포

☑ 정답 ②

☑ 문헌 이인모 외, Basic Medicine 기초의학, 학지사메디컬, 2019, p.152

☑ 해설

▶ 벽세포 : 염산(HCl)을 분비하여 pepsinogen 및 rennin을 활성화 으뜸세포(주세포) : pepsinogen 분비

점액목세포 : 점액분비

058 췌장액(이자액)속에 포함된 효소로 옳지 않은 것은?

① 트립신(trypsin)

② 리파아제(lipase)

③ 아밀라아제(amylase)

④ 엘라스타아제(elastase)

⑤ 프티알린(ptyalin)

☑ 정답 ⑤

☑ 문헌 박희진 외, Paramedics 기초의학, 에듀팩토리, 2019, p.370

☑ 해설

▶ 췌장액(이자액)속에 포함된 효소 : 트립신(trypsin), 키모트립신(chymotrypsin), 엘라스타아제(elastase), 카르복시펩티다아제(carboxypeptidase), 포스포리파아제(phospholipase), 리파아제(lipase), 아밀라아제(amylase) 등이 있다.

059 췌장액 효소의 활성화 과정이다. (A)와 (B)에 알맞은 활성물질은?

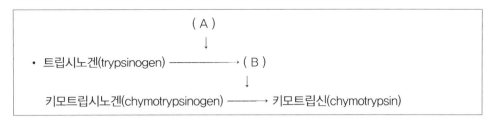

	①	②	③	④	⑤
A	엔테로키나아제	리파아제	엔테로키나아제	트립신	트립신
B	리파아제	트립신	트립신	엔테로키나아제	리파아제

☑ 정답 ③

☑ 문헌 박희진 외, Paramedics 기초의학, 에듀팩토리, 2019, p.370

☑ 해설

▸ 트립시노겐은 엔테로키나아제에 의해 활성화되고, 활성화된 트립신은 췌자액속의 다른 효소원들을 활성화 시킨다.

060 위(stomach)에서 분비되는 호르몬으로 옳은 것은?

① 가스트린

② 세크레틴

③ 구아니린

④ 위억제 펩티드

⑤ 콜레시스토키닌

☑ 정답 ①

☑ 문헌 이인모 외, Basic Medicine, 학지사메디컬, 2019, p.153

☑ 해설

▸ 가스트린은 위점막 구조를 유지하며 벽세포의 HCl분비를 자극하고, 주세포의 펩시노겐 분비를 자극한다.

061 전분을 맥아당으로 분해하는 효소로 옳은 것은?

① 펩신 ② 트립신 ③ 락타아제

④ 아밀라아제 ⑤ 수크라아제

☑ 정답 ④

☑ 문헌 박희진 외, Paramedics 기초의학, 에듀팩토리, 2019, p.370

☑ 해설

▶ 입에서는 타액 아밀라아제가, 십이지장에서는 췌장 아밀라아제가 전분을 맥아당, 과당류 등으로 분해한다.

062 펩시노겐(Pepsinogen)을 활성화하는데 필요한 물질은?

① 혈소판 ② 염산(HCl) ③ invertase

④ secretin ⑤ enterokinase

☑ 정답 ②

☑ 문헌 강병우 외, 응급구조사 기초의학, 군자출판사, 2014, p.314

☑ 해설

▶ 염산(HCl)의 작용: 벽세포에서 분비, 직접 소화 작용을 하지 않음.

① pepsinogen → pepsin으로 활성화시킴.

② 산성 유지 : pH 1~2

③ 세균과 이 물질을 죽이는 작용, 세균 번식을 방지.

④ 음식물 부패 방지.

⑤ 각종 효소의 불활성 ex) 타액의 amylase의 효소 작용 억제.

⑥ rennin의 활성화 : 주세포에서 분비되는 prorennin → rennin,

유즙속의 casein → paracasein(pepsin의 작용을 받기 쉽게 함) ; 젖단백 소화

063 단백질의 화학적 소화가 처음으로 이루어지는 곳으로 옳은 것은?

① 구강 ② 식도 ③ 위

④ 샘창자(십이지장) ⑤ 돌창자(회장)

☑ 정답 ③

☑ 문헌 박희진 외, Paramedics 기초의학, 에듀팩토리, 2019, p.366

☑ 해설

▶ 위선의 주세포에서 분비되는 pepsinogen은 HCl에 의해 단백질을 pepsin으로 전환시키는 단백질의 1차 소화장소이다.

064 탄수화물의 화학적 소화가 처음으로 이루어지는 곳으로 옳은 것은?

① 구강　　　　　　　② 식도　　　　　　　③ 위

④ 샘창자(십이지장)　　⑤ 돌창자(회장)

☑ 정답 ①

☑ 문헌 박희진 외, Paramedics 기초의학, 에듀팩토리, 2019, p.365

☑ 해설

▶ 소화효소인 amylase에 의해 다당류인 전분(starch)을 이당류인 맥아당(maltose)과 dextrin으로 분해시킨다.

065 트리글리세리드(triglyceride)를 가수분해하는 효소로 옳은 것은?

① 리파아제(lipase)　　② 아밀라아제(amylase)　　③ 락타아제(lactase)

④ 트립신(trypsin)　　⑤ 엘라스타아제(elastase)

☑ 정답 ①

☑ 문헌 박인국, 생리학, 라이프사이언스, 2003, p. 77.

☑ 해설

▶ 아밀라아제(amylase) : 다당류를 가수분해하는 효소.

락타아제(lactase) : 젖당을 가수분해하여 포도당과 갈락토오스를 생성하는 가수분해효소.

트립신(trypsin) : 이자액에서 분비되는 단백질 분해효소.

엘라스타아제(elastase) : 엘라스틴을 특이하게 가수분해하는 세린프로테아제.

066 기아나 당뇨병의 경우 지방조직으로부터 지방산의 방출이 증가하여 나타날 수 있는 증상으로 옳은 것은?

① 케톤증

② 젖산증

③ 고칼륨증

④ 고칼슘증

⑤ 갈색지방증

☑ 정답 ①

☑ 문헌 전국응급구조학과교수협의회, 내과전문응급처치학, 도서출판 한미의학, 2018, p.320

☑ 해설

▸ 기아나 단식, 당뇨병의 경우 지방조직으로부터 지방산의 방출이 증가하면 간에 의한 케톤체 생산이 증가한다. 결과적으로 비정상적인 고농도의 케톤체가 혈액으로 분비되면 케톤증(ketosis)이 나타난다.

067 뇌가 사용하는 주요 에너지원으로 옳은 것은?

① 젖산

② 지방

③ 케톤체

④ 포도당

⑤ 탄수화물

☑ 정답 ④

☑ 문헌 박인국, 생리학, 라이프사이언스, 2003, p.80.

☑ 해설

▸ 뇌는 혈액 포도당을 주요 에너지원으로 사용하며, 단식 상태일 때는 글리코겐 분해와 당신생을 통하여 주로 간에 의하여 공급된다. 심각한 기아상태에서는 케톤체를 에너지원으로 사용한다.

068 소장 내에서 당의 흡수 속도를 촉진시키는 인자로 옳은 것은?

① 펩티다제   ② 지용성 비타민   ③ 부신겉질(피질) 호르몬

④ 지방산과 글리세롤   ⑤ 인슐린과 갑상선 호르몬

☑ 정답 ⑤

☑ 문헌 이창현 외, 해부생리학, 메디컬코리아, 2007, p.306

☑ 해설

▶ 인슐린은 세포로 특히 뼈대근육세포, 심장근육세포, 지방세포로 촉진적확산에 의해 당의 이동을 증진한다.

069 위의 내용물 중 가장 빠르게 배출되는 것으로 옳은 것은?

① 지방   ② 단백질   ③ 인지질   ④ 탄수화물   ⑤ 콜레스테롤

☑ 정답 ④

☑ 문헌 한국해부학교수협의회 편, 생리학, 정담미디어, 2005, p.164

☑ 해설

▶ 3대 영양소 중에서 가장 빠르게 배출되는 것은 탄수화물이고, 단백질은 2배 정도 느리며, 지방은 위의 운동을 억제함으로써 가장 느린 편이다.

070 췌장의 내분비 세포에서 분비되고 혈당을 상승시키는 호르몬으로 옳은 것은?

① glucagon   ② insulin   ③ trypsin

④ somatostatin   ⑤ chymotrypsin

☑ 정답 ①

☑ 문헌 김종연 외, 알기쉬운 인체생리학, 고문사, 2018, p.269

☑ 해설

▶ 췌장의 내분비 세포(Langerhans샘)

① α-cell(20%) : glucagon 분비 glycogen → glucose(혈당상승)

② β-cell(75%): insulin 분비 glucose → glycogen(혈당저하)

③ δ-cell(5%) : somatostatin α, β세포 분비 억제 조절

071 집합 림프소절(Peyer's patch)이 있는 곳으로 옳은 것은?

① 샘창자(십이지장)　　　② 주름창자(결장)　　　③ 막창자(맹장)

④ 빈창자(공장)　　　⑤ 돌창자(회장)

☑ 정답 ⑤

☑ 문헌 박희진 외, Paramedics 기초의학, 에듀팩토리, 2019, p.362

☑ 해설

▶ 파이어반(Peyer's patch) : 작은창자 점막에 있는 림프성 조직

072 온쓸개관(총담관)이 개구된 소화기관으로 옳은 것은?

① 쓸개주머니(담낭)　　　② 돌창자(회장)　　　③ 샘창자(십이지장)

④ 위　　　⑤ 빈창자(공장)

☑ 정답 ③

☑ 문헌 박희진 외, Paramedics 기초의학, 에듀팩토리, 2019, p.361

☑ 해설

▶ 쓸개즙(담즙)(bile)은 간에서 생산되어 쓸개주머니(담낭)에 저장되었다가 자극이 있을 때 담
관, 온쓸개관(총담관)을 거쳐 샘창자(십이지장)로 배출된다.

073 대부분의 영양분이 흡수되는 소화기 부위로 옳은 것은?

① 위　　　② 샘창자(십이지장)　　　③ 작은창자(소장)

④ 큰창자(대장)　　　⑤ 막창자(맹장)

☑ 정답 ③

☑ 문헌 박희진 외, Paramedics 기초의학, 에듀팩토리, 2019, p.371

☑ 해설

▶ 작은창자는 기계적 소화와 화학적 소화과정을 통해 양분을 흡수한다.

074 위산 손실결과 나타나는 산-염기의 반응식으로 옳은 것은?

① $HNO_3 \rightarrow H^+ + NO_3^-$ ② $H^+ + NO_3^- \rightarrow HNO_3$

③ $H^+ + HCO_3^- \rightleftharpoons H_2CO_3$ ④ $H_2CO_3 \rightarrow H^+ + HCO_3^-$

⑤ $H^+ + HCO_3^- \rightarrow H_2CO_3$

☑ 정답 ④

☑ 문헌 박인국 외, 생리학, 라이프사이언스, 2003, p.20.

☑ 해설

    ▶ 과다 구토는 혈액속의 유리수소농도를 감소시켜 혈액 pH가 증가할 수 있다.

075 소장이나 S상 결장 등에서 창자가 꼬인 상태는?

① 중첩   ② 유착   ③ 탈장   ④ 게실   ⑤ 염전

☑ 정답 ⑤

☑ 문헌 전국응급구조학과교수협의회, 내과전문응급처치학, 도서출판 한미의학, 2018, p.376

☑ 해설

    ▶ 대개 장폐쇄증과 장경색증이 나타나므로 신속히 치료해야 한다.

076 다음과 같은 특징을 보이는 소화기계통의 질환으로 옳은 것은?

> • 위의 일부가 가로막을 통과하여 가슴안으로 밀려들어간 상태
> • 노화나 위상부 조임근이 약화될 때 잘 발생한다.

① 위염   ② 식도정맥류   ③ 열공성탈장

④ 역류성식도염   ⑤ 흡수불량증후군

☑ 정답 ③

☑ 문헌 전국응급구조학과교수협의회, 내과전문응급처치학, 도서출판 한미의학, 2018, p.377

☑ 해설

    ▶ 대체로 무증상이지만 식도역류와 관련되어 불변감이 나타난다.

077 다음과 같은 특징을 보이는 소화기계통의 질환으로 옳은 것은?

> • 식도정맥압이 증가되어 식도가 늘어나고 꼬여서 나타난다.
> • 간경변증, 간정맥 울혈과 관련이 있다.

① 위염   ② 식도정맥류   ③ 열공성탈장

④ 역류성식도염   ⑤ 흡수불량증후군

☑ 정답 ②

☑ 문헌 전국응급구조학과교수협의회, 내과전문응급처치학, 도서출판 한미의학, 2018, p.365

☑ 해설

   ▸ 정맥압의 상승은 간으로 운반되는 혈액이 감소되거나 차단되어 식도로 가는 정맥혈류가 증가되기 때문이다.

078 다음과 같은 특징을 보이는 소화기계통의 질환으로 옳은 것은?

> • 막창자 꼬리에 염증이 생긴 것으로 감염과 폐쇄가 원인이다.
> • 일반적인 복통으로 시작하여 오른쪽 아래배로 이동한다.

① 장폐쇄   ② 궤양성대장염   ③ 열공성탈장

④ 서혜부탈장   ⑤ 막창자꼬리염(충수염)

☑ 정답 ⑤

☑ 문헌 전국응급구조학과교수협의회, 내과전문응급처치학, 도서출판 한미의학, 2018, p.379

☑ 해설

   ▸ 막창자 꼬리에 세균이 포함된 분변이 들어가 염증과 부종이 일어나고 순환이 감소되면 괴저가 일어난다.

079 다음과 같은 특징을 보이는 간염으로 옳은 것은?

> • 바이러스 간염 중 가장 경미하고 회복이 잘된다.
> • 위생불량으로 잘 발생하고 간경화로 진행하지 않는다.

① A 형   ② B 형   ③ C 형   ④ D 형   ⑤ E 형

☑ 문헌 박희진 외, Paramedics 기초의학, 에듀팩토리, 2019, p.389

☑ 해설

> 분변 매개 구강감염으로 전파되고 절대로 만성 간염이나 간경화로 진행되지 않는다.

080 다음과 같은 특징을 보이는 간염으로 옳은 것은?

- 세포내 DNA를 공격한다.
- 침, 소변, 분변, 정액, 태반 등을 통해 감염된다.
- 보균상태가 길며 추후 만성 간염이나 간경화로 진행될 수 있다.

① A 형   ② B 형   ③ C 형   ④ D 형   ⑤ E 형

☑ 정답 ②

☑ 문헌 박희진 외, Paramedics 기초의학, 에듀팩토리, 2019, p.389

☑ 해설

> 약물중독자, 동성애자, 수혈자, 의료업 조사자에게 감염기회가 높다.

081 다음과 같은 특징을 보이는 간염으로 옳은 것은?

- 세포내 RNA를 공격한다
- 혈액과 성을 매개로 감염된다.
- 수혈 후 발생빈도가 높다.

① A 형   ② B 형   ③ C 형   ④ D 형   ⑤ E 형

☑ 정답 ③

☑ 문헌 박희진 외, Paramedics 기초의학, 에듀팩토리, 2019, p.389

☑ 해설

> B형 간염보다 더 만성 간염이나 간경화로 진행될 수 있다.

082 식세포(phagocyte)인 쿠퍼세포(Kupffer cell)가 있는 기관으로 옳은 것은?

① 소장   ② 대장   ③ 이자

④ 간   ⑤ 쓸개

☑ 정답 ④

☑ 문헌 김종연 외, 알기쉬운 인체생리학, 고문사, 2018, p.134

☑ 해설

▸ 간의 쿠퍼세포는 동양혈관(sinusoid)벽에 고정되어있는 고정 식세포이다.

083 프로스타글란딘(prostaglandin)에 의한 음식 알레르기 치료제로 효과가 있는 것은?

① 아스피린   ② 에피네프린

③ 항히스타민제   ④ 코르티코스테로이드

⑤ β−아드레날린 작동성 자극약

☑ 정답 ①

☑ 문헌 박인국 외, 생리학, 라이프사이언스, 2003, p.349

☑ 해설

▸ 아스피린은 프로스타글란딘 합성을 억제한다.

084 독성물질 흡수에 응급수단으로 투여하는 구토약으로 옳은 것은?

① Ondansetron   ② Ipecac syrup   ③ Colestipol

④ Disulfiram   ⑤ Granisetron

☑ 정답 ②

☑ 문헌 박희진 외, 환경응급, 대학서림, 2013, p.174

☑ 해설

▸ Disulfiram : 알코올 중독 조절제

Colestipol : 담즙배설 촉진제

Ondansetron, Granisetron : 진토약

085 성인의 경우 토근 시럽(Ipecac syrup) 투여 후 30분이 지나도 구토현상이 없다면 다음 처치로 적절한 것은?

① 위세척

② Apomorphine을 주사

③ 우유 등 중화제 투여

④ 활성탄과 함께 투여

⑤ 처음 용량의 2배를 재투여

☑ 정답 ①

☑ 문헌 박희진 외, 환경응급, 대학서림, 2013, p.174

☑ 해설

▶ 1세 이하인 경우에는 2티스푼 투여 후 구토가 없으면 20분 후에 재투여 할 수 있지만, 성인의 경우는 약이 흡수되면 심부정맥, 심방세동 등의 심장독성이 나타날 수 있으므로 위세척이 필요하다.

086 프로클로르페라진(prochlorperazine)의 약리효과로 옳은 것은?

① 진토

② 혈전용해

③ 혈관이완

④ 항부정맥

⑤ 항고혈압

☑ 정답 ①

☑ 문헌 김세은 외, 응급약리학, 한미의학, 2003, p.280

☑ 해설

▶ 프로클로르페라진(prochlorperazine)은 페노치아진 유도체로 심한 오심과 구토의 치료에 효과적이다.

087 소화관에서의 흡수정도를 나열한 강심배당체이다 흡수가 가장 잘 되는 약물부터 차례로 나열된 것은?

	100%	50%	0%
①	Digitoxin	Digoxin	Ouabain
②	Digitoxin	Ouabain	Digoxin
③	Digoxin	Digitoxin	Ouabain
④	Digoxin	Ouabain	Digitoxin
⑤	Ouabain	Digitoxin	Digoxin

☑ 정답 ①

☑ 문헌 박선섭 외, 약리학, 정문각, 2003, p 161

☑ 해설

▶ 흡수정도가 다르기 때문에 Ouabain은 경구투여하면 아무런 효과가 없다.

001 인두의 해부학적 위치이다. (A), (B), (C)의 명칭으로 옳은 것은?

> • (A)는 물렁입천장(연구개) 위쪽에 있으며, 코안(비강)과 교통하여 호흡하는 동안 공기의
> 통로역할을 하고, (B)는 입안(구강)의 뒤쪽에 위치하고 물렁입천장(연구개) 뒤에서 시작
> 한다. (C)는 구강인두 바로 아래에 위치한다.

	①	②	③	④	⑤
A	코인두(비인두)	비인두	구강인두	구강인두	후두인두
B	후두인두	구강인두	비인두	후두인두	구강인두
C	구강인두	후두인두	후두인두	비인두	비인두

☑ 정답 ②

☑ 문헌 해부학편찬위원회, 사람해부학, 범문에듀케이션, 2019, p.621

☑ 해설

▶ 코인두(비인두)의 양측 측벽에는 귀의 가운데귀(중이)와 연결되는 이관인두구가 위치하고,
구강인두는 물렁입천장(연구개)의 뒤에서 시작하여 코인두(비인두)와 연결되어 후두덮개
(후두개)의 위쪽 경계부위로 내려간다. 후두인두는 후두덮개(후두개)의 위쪽경계부위에서
부터 반지연골(윤상연골)까지를 말한다.

002 코곁굴(부비동)로 옳지 않은 것은?

① 이마굴(전두동)　　　② 벌집굴(사골동)　　　③ 나비굴(접형골동)

④ 위턱굴(상악동)　　　⑤ 목구멍편도(구개편도)

☑ 정답 ⑤

☑ 문헌 해부학편찬위원회, 사람해부학, 범문에듀케이션, 2019, p.157

☑ 해설

▶ 위턱뼈(상악골), 이마뼈(전두골), 벌집뼈(사골), 나비뼈(접형골)는 안에 공기가 차있는 빈 공
간을 가지고 있어 이 빈 공간들은 코안(비강)과 교통하기 때문에 코곁굴(부비동)이라 한다.

003 다음과 같은 해부학적 특징을 갖는 후두연골로 옳은 것은?

> • 후두의 최하단에 위치한다.
> • 방패연골(갑상연골) 아래쪽에 위치한 반지모양의 연골
> • 앞은 폭이 작은 활(궁)모양이고, 뒤는 넓적한 판 형태

① 반지연골(윤상연골)   ② 모뿔연골(피열연골)

③ 잔뿔연골(소각연골)   ④ 쐐기연골(설상연골)

⑤ 후두덮개연골(후두개연골)

☑ 정답 ①

☑ 문헌 해부학편찬위원회, 사람해부학, 범문에듀케이션, 2019, p.623

☑ 해설

▶ 반지연골(윤상연골)은 후두의 최하단에 위치하여 바로 아래는 제1기관연골이 이어진다.

004 다음과 같은 해부학적 특징을 갖는 후두연골로 옳은 것은?

> • 탄력연골이다.
> • 음식 삼킬 때 후두 입구를 막아 준다.
> • 후두입구의 앞쪽위에 돌출된 주걱모양의 연골

① 반지연골(윤상연골)   ② 모뿔연골(피열연골)

③ 잔뿔연골(소각연골)   ④ 쐐기연골(설상연골)

⑤ 후두덮개연골(후두개연골)

☑ 정답 ⑤

☑ 문헌 해부학편찬위원회, 사람해부학, 범문에듀케이션, 2019, p.623

☑ 해설

▶ 후두덮개연골(후두개연골)은 방패연골(갑상연골) 후상방에 위치한다.

005 허파(폐)의 해부학적 특징으로 옳지 않은 것은?

① 외측은 늑골과 접한다.　　　　② 내측은 세로칸(종격)에 접한다.

③ 하면은 가로막(횡격막)에 닿는다.　　④ 스펀지 같은 반원추형 기관이다.

⑤ 우측폐는 2엽, 좌측폐는 3엽으로 되어있다.

☑ 정답 ⑤

☑ 문헌 해부학편찬위원회, 사람해부학, 범문에듀케이션, 2019, p.627

☑ 해설

▶ 허파(폐)의 외측은 갈비(늑골)면, 하면은 가로막(횡격)면, 내측은 세로칸(종격)면이라고 한다.

006 다음과 같은 기능이 있는 기관계로 옳은 것은?

• 가스교환　　　• 인체에 산소의 공급　　　• 이산화탄소의 배출

① 외피계　　　　　② 순환계　　　　　③ 호흡계

④ 림프계　　　　　⑤ 내분비계

☑ 정답 ③

☑ 문헌 해부학편찬위원회, 사람해부학, 범문에듀케이션, 2019, p.620

☑ 해설

▶ 호흡계는 비강, 인두, 후두, 기관, 폐 등으로 구성되고 가스교환을 한다.

007 후두의 기능으로 옳은 것은?

① 림프액 생산　　　　② 호흡량 조절　　　　③ 호흡속도의 조절

④ 발성과 공기의 통로　　⑤ 갑상선호르몬 분비조절

☑ 정답 ④

☑ 문헌 해부학편찬위원회, 사람해부학, 범문에듀케이션, 2019, p.623

☑ 해설

▶ 인두와 기관사이의 부분으로 발성과 공기의 통로작용을 한다.

008 비강제적 호흡주기에서 들이마시고 내쉰 공기의 양은?

① 폐활량 ② 폐용량 ③ 일호흡용적

④ 흡식예비용적 ⑤ 호식예비용적

☑ 정답 ③

☑ 문헌 박희진 외, Paramedics 기초의학, 에듀팩토리, 2019, p.420

☑ 해설

▸ 일호흡용적은 일환기량이라고도 한다.

009 흡식예비용적 + 1호흡용적 + 호식예비용적의 합은?

① 폐활량 ② 잔기량 ③ 폐용량

④ 흡식용량 ⑤ 기능적 잔기량

☑ 정답 ①

☑ 문헌 박희진 외, Paramedics 기초의학, 에듀팩토리, 2019, p.421

☑ 해설

▸ 폐활량 = 흡식예비용적 + 일호흡용적 + 호식예비용적

010 정상 일호흡 호식 후에 폐에 남아있는 공기량은?

① 잔기량 ② 흡식용량 ③ 흡식예비용적

④ 일호흡용적 ⑤ 기능적 잔기량

☑ 정답 ⑤

☑ 문헌 박희진 외, Paramedics 기초의학, 에듀팩토리, 2019, p.421

☑ 해설

▸ 정상 일호흡 호식 후에 폐에 남아있는 공기량을 기능적 잔기량이라고 한다.

011 후두와 기관의 연결부를 이루는 연골로 옳은 것은?

① 반지연골(윤상연골) ② 모뿔연골(피열연골)

③ 잔뿔연골(소각연골)   ④ 쐐기연골(설상연골)

⑤ 후두덮개연골(후두개연골)

☑ 정답 ①

☑ 문헌 해부학편찬위원회, 사람해부학, 범문에듀케이션, 2019, p. 623

☑ 해설

▶ 반지연골(윤상연골)은 후두와 기관의 연결부를 이루는 연골로 본질적으로 소리상자(voice box)의'상자'를 구성한다.

012 잠수부가 빠른 속도로 해수면으로 올라왔을 때 감압병을 일으킬 수 있는 가스는?

① 산소   ② 탄소   ③ 질소

④ 이산화탄소   ⑤ 일산화탄소

☑ 정답 ③

☑ 문헌 박희진 외, 환경응급, 대학서림, 2013, p.139

☑ 해설

▶ 감압이 너무 빨리 일어나면 질소가스 기포가 조직액에서 형성되어 혈액으로 들어가 작은 혈관을 막아 실신, 근육과 관절통 등을 유발한다.

013 헤모글로빈 한 분자와 결합하는 산소의 분자수는?

① 1   ② 2   ③ 3   ④ 4   ⑤ 5

☑ 정답 ④

☑ 문헌 김종연 외, 알기쉬운 인체생리학, 고문사, 2018, p.186

☑ 해설

▶ 헤모글로빈의 단백질 부분은 2개의 알파사슬과 2개의 베타사슬로 구성된다. 이 4개의 폴리펩티드사슬은 각각 1개의 헴기와 결합되어있다각 헴기의 중앙에는 1분자의 철이 있는데 이것은 산소 1분자와 결합 할 수 있다따라서 헤모글로빈 1분자는 4개의 산소분자와 결합할 수 있다.

014 105mmHg의 산소분압(동맥혈의 산소분압)에서 헤모글로빈의 산소포화도로 옳은 것은?

① 약 20%　　② 약 40%　　③ 약 60%　　④ 약 80%　　⑤ 약 100%

☑ 정답 ⑤

☑ 문헌 전국응급구조학과교수협의회, 내과전문응급처치학, 도서출판 한미의학, 2018, p.14

☑ 해설
▶ 허파꽈리 공기의 산소분압(105mmHg)에서 헤모글로빈의 산소로 100%의 산소포화도를 나타낸다.

015 40mmHg의 산소분압(조직에서의 산소분압)에서 헤모글로빈의 산소포화도로 옳은 것은?

① 약 15%　　② 약 35%　　③ 약 55%　　④ 약 75%　　⑤ 약 95%

☑ 정답 ④

☑ 문헌 전국응급구조학과교수협의회, 내과전문응급처치학, 도서출판 한미의학, 2018, p.14

☑ 해설
▶ 조직의 산소분압(40mmHg)에서 헤모글로빈은 약25%의 산소를 내 놓는다. 즉 75%가 산소로 포화된다. 운동하는 근육조직의 경우 산소분압은 더 낮아지며 따라서 헤모글로빈은 쉽게 산소를 내어 놓는다. 이로써 조직의 산소분압은 40mmHg가까이로 유지된다.

016 산소에 대한 헤모글로빈의 친화성에 대한 보어효과(Bohr effect)를 잘 설명한 것은?

① 친화성은 O_2가 저하할 때 감소된다.　　② 친화성은 O_2가 저하할 때 상승된다.
③ 친화성은 고도가 높아질 때 감소된다.　　④ 친화성은 pH가 저하할 때 상승한다.
⑤ 친화성은 pH가 저하할 때 감소한다.

☑ 정답 ⑤

☑ 문헌 전국응급구조학과교수협의회, 내과전문응급처치학, 도서출판 한미의학, 2018, p.482

☑ 해설

▸ 친화성은 pH가 저하할 때 감소하고 pH가 증가할 때 상승된다. 이것을 보어효과(Bohr effect)라고 한다.

017 혈액 중에서 가장 많이 운반되는 이산화탄소의 형태는?

① 용해 CO_2 ② 탄산칼슘   ③ 탄산칼륨

④ 중탄산염   ⑤ carbaminohemoglobin

☑ 정답 ④

☑ 문헌 박희진 외, Paramedics 기초의학, 에듀팩토리, 2019, p.422

☑ 해설

▸ 70%정도가 중탄산염(HCO_3^-)형태로 운반되며 중탄산염은 H+를 완충할 수 있으며, 그에 의해 동맥혈의 pH가 정상으로 유지 되도록 해준다.

018 혈액의 산-염기평형에 대한 pH와 CO_2분압 상태이다. (A), (B), (C), (D)에 알맞은 내용은?

• 호흡성 산증의 경우 pH는 (A)고 CO_2분압은(도) (B)으며, 대사성 산증의 경우는(도) pH는 (C)고 CO_2분압은(도) (D)다.

	①	②	③	④	⑤
A	낮	낮	높	높	높
B	높	낮	높	낮	낮
C	낮	높	낮	높	낮
D	낮	높	낮	낮	낮

☑ 정답 ①

☑ 문헌 박희진 외, Paramedics 기초의학, 에듀팩토리, 2019, p.22

☑ 해설

▸ 호흡성 산증의 경우 pH는 7.35보다 낮으며, CO2분압은 41mmHg보다 높다.

대사성 산증의 경우 pH는 7.35보다 낮으며, CO2분압도 39mmHg보다 낮다.

019 호흡기계 중에서 기도의 역할과 음식물의 통로로 작용하는 부위로 옳은 것은?

① 인두   ② 후두   ③ 폐포

④ 기관지   ⑤ 세기관지

☑ 정답 ①

☑ 문헌 해부학편찬위원회, 사람해부학, 범문에듀케이션, 2019, p.621

☑ 해설

▶ 인두는 혀 뒷부분부터 후두와 식도 앞까지로 공기와 음식의 통로이다.

020 호흡기계 중에서 발성에 관여하는 부위로 옳은 것은?

① 인두   ② 후두   ③ 폐포

④ 기관지   ⑤ 세기관지

☑ 정답 ②

☑ 문헌 해부학편찬위원회, 사람해부학, 범문에듀케이션, 2019, p.623

☑ 해설

▶ 후두는 인두와 기관사이의 부분으로 발성과 호흡작용을 한다.

021 허파꼭대기의 해부학적 위치로 옳은 것은?

① 5번째 경추 앞쪽   ② 가로막 면 바로 위

③ 가슴우리 아래 부위   ④ 빗장뼈보다 조금 위

⑤ 가로막 면과 같은 위치

☑ 정답 ④

☑ 문헌 대한해부학회, 알기쉬운 사람해부학, 현문사, 2019 p.312

☑ 해설

▶ 허파꼭대기 : 빗장뼈보다 조금 위

　허파바닥 : 가로막 위

0**22** 세균 등을 기도의 점액에 흡착시켜 담으로 배출하는 기능과 관련이 있는 것으로 옳지 않은 것은?

① 점액   ② 배상세포   ③ 후두직경

④ 섬모운동   ⑤ 섬모거짓중층원주상피

☑ 정답 ③

☑ 문헌 해부학편찬위원회, 사람해부학, 범문에듀케이션, 2019, p.59

☑ 해설

▸ 술잔세포(배상세포) : 각종 점막, 특히 호흡기기도 및 창자의 점막 상피세포에 있는 단세포의 점액샘.

▸ 섬모운동 : 대기와 함께 들어온 세균, 미세먼지 등을 기도의 점액에 흡착시킨 다음, 담으로서 체외로 배출

▸ 점액 : 건조한 공기에다 습기를 주어 체온과 같은 정도까지 가온 가습시켜 폐포에 수송하는 역할 수행

▸ 섬모거짓중층원주상피 : 점액을 분비하는 기관지점막의 상피

0**23** 일호흡용적 A, 흡식성예비용적 B, 호식성예비용적 C일 때 폐활량으로 옳은 것은?

① A + B - C   ② A - B - C   ③ A + B + C

④ B - C - A   ⑤ B - A + C

☑ 정답 ③

☑ 문헌 박희진 외, Paramedics 기초의학, 에듀팩토리, 2019, p.421

☑ 해설

▸ 폐의 용적(lung volume)

(1) 일호흡 용적(Tidal volume, TV) : 안정시 한번 호흡량(약 400~500mL)

(2) 흡식성 예비용적(inspiratory reserve volume, IRV) : 안정흡식 후 더 마실 수 있는 양(약 2,500~3,500mL)

(3) 호식성 예비용적(expiratory reserve volume, ERV) : 안정호식 후 더 내쉴 수 있는 양(약 1,000~1,500mL)

(4) 잔기 용적(residual volume, RV) : 호식성 예비용적을 밖으로 내보내고도 폐포 속에 남은 공기(1,000~1,500mL)

▶ 폐의 용량(lung capacity)

(1) 폐활량(vital capacity, VC) : 공기를 최대로 들어 마셨다가 최대로 내뿜는 공기의양. 일호흡용적 + 흡식성예비용적 + 호식성예비용적 = 4,800mL

(2) 흡식용량(inspiratory capacity, IV) : 일호흡용적과 흡식성예비용적을 합한 것.
IC = TV + IRV

(3) 기능적 잔기용(functional residual capacity, FRC) : 호식예비용적과 잔기용적을 합친 것
FRC = ERV + RV

(4) 총폐활량(total lung capacity, TLC) : 최대로 흡입하였을 때의 폐내의 공기량.
폐활량 + 잔기 용적 = 6,000mL

(5) 사강(dead space) : 무효공간, 기도 일부에 공기가 머무르는 량. 약 150mL

024 산소해리곡선에 영향을 미치는 인자로 옳지 않은 것은?

① 습도   ② 온도   ③ pH

④ 고도   ⑤ 2,3-DPG(diphosphoglycerate)

☑ 정답 ①

☑ 문헌 박희진 외, Paramedics 기초의학, 에듀팩토리, 2019, p.304

☑ 해설

▶ 산소해리곡선 : 산소포화도와 산소분압과의 관계를 나타낸 그래프.

▶ 영향을 미치는 인자 : 온도, pH, 2,3-DPG(diphosphoglycerate)

▶ 고도, 온도 낮을수록, CO_2 분압 저하, H+ 낮을수록(알칼리성 일수록) 곡선이 좌측으로 이동하여 산소포화도가 높아진다.

025 다음과 같은 특징을 보이는 호흡 형태로 옳은 것은?

• 호흡곤란과 무호흡의 연속
• 임종이나 두개강의 내압 상승 시 볼 수 있다.

---

① 과도호흡   ② 무호흡   ③ 비오호흡

④ 쿠스마울 호흡   ⑤ 체인 – 스토크스 호흡

☑ 정답 ⑤

☑ 문헌 전국응급구조학과교수협의회, 응급구조사를 위한 병리학, 메디컬사이언스, 2018, p.98

☑ 해설

▶ 호흡의 깊이가 규칙적으로 증감하며 무호흡기가 교대하는 특징적인 호흡 특히 중추신경 장
애에 의한 혼수에서 나타난다.

026 허파에서의 가스교환 원리로 옳은 것은?

① 분압차에 의한 여과   ② 분압차에 의한 삼투

③ 분압차에 의한 확산   ④ 분압차에 의한 팽창

⑤ 분압차에 의한 능동적운반

☑ 정답 ③

☑ 문헌 박희진 외, Paramedics 기초의학, 에듀팩토리, 2019, p.421

☑ 해설

▶ 산소와 이산화탄소의 가스교환은 분압차에 의한 확산에 의해 교환된다.

027 헤모글로빈(Hemoglobin)과 산소의 결합이 잘되는 경우로 옳은 것은?

① CO_2분압이 높을수록   ② O_2분압이 높을수록

③ O_2분압이 낮을수록   ④ O_2분압과 관계가 없다.

⑤ CO_2분압과 O_2분압이 같을 때

☑ 정답 ②

☑ 문헌 박희진 외, Paramedics 기초의학, 에듀팩토리, 2019, p.304

☑ 해설

▶ O_2분압이 높을수록 포화도가 높다.

028 호식예비용적(expiratory reserve volume : ERV)으로 옳은 것은?

① 약 500mL   ② 약 1,200mL   ③ 약 1,500mL

④ 약 2,200mL   ⑤ 약 2,600mL

☑ 정답 ②

☑ 문헌 박희진 외, Paramedics 기초의학, 에듀팩토리, 2019, p.420

☑ 해설

▶ 수동적인 호식 후 능동적인 호식 노력에 의해 밖으로 보내지는 용적을 호식예비용적이라 한다.

029 폐포내 O_2분압으로 옳은 것은?

① 약 45mmHg   ② 약 40mmHg   ③ 약 100mmHg

④ 약 575mmHg   ⑤ 약 30mmHg

☑ 정답 ③

☑ 문헌 박희진 외, Paramedics 기초의학, 에듀팩토리, 2019, p.421

☑ 해설

▶ 폐포내 O_2 분압은 100mmHg이고, 폐포내 CO_2의 분압은 40mmHg이다.

▶ 폐포주위 모세혈관(정맥혈)의 O_2 분압은 40mmHg이고, 폐포주위 모세혈관 CO_2 분압 45mmHg이다.

030 안정 시 정상 남자의 폐활량으로 옳은 것은?

① 약 3,000mL   ② 약 3,500mL   ③ 약 3,800mL

④ 약 4,800mL   ⑤ 약 5,500mL

☑ 정답 ④

☑ 문헌 박희진 외, Paramedics 기초의학, 에듀팩토리, 2019, p.421

☑ 해설

▶ 최대로 흡식한 후 최대로 호식하였을 때의 폐기량으로 건강한 남자의 경우 약 4,000~4,800 정도가 된다.

031 산소공급이 중단되어 뇌손상이 유발될 수 있는 시간으로 옳은 것은?

① 4~5분 　　　　　② 5~6분 　　　　　③ 6~8분

④ 8~10분 　　　　⑤ 10~15분

☑ 정답 ①

☑ 문헌 한국해부학교수협의회 편, 생리학, 정담미디어, 2005, p.279

☑ 해설

▶ 산소가 없이는 ATP를 형성하지 못하기 때문에 뇌에 산소량이 4~5분 중단될 경우 손상을 받는다.

032 혼수상태에 있는 50대 여인이 다음과 같은 호흡양상을 보였다. 어떠한 호흡패턴으로 평가할 수 있는가?

> • 이 여자는 요독증 환자였다.
> • 호흡횟수와 양이 점점 증가하다 서서히 감소하였다.
> • 호흡 사이사이에 10~60초간의 주기적인 무호흡이 있었다.

① 무호흡

② 비옷(Biot) 호흡

③ 실조성 호흡

④ 횡격막 호흡

⑤ 체인-스톡스(Cheyne-Stokes) 호흡

☑ 정답 ⑤

☑ 문헌 박희진 외, Paramedics 기초의학, 에듀팩토리, 2019, p.436

☑ 해설

▶ 이런 환자는 CO_2에 대한 민감도가 증가되어있으므로 CO_2는 상대적으로 과대호흡을 일으키고 동맥혈의 PCO_2는 낮아진다.

033 28세 남자의 호흡용적이 다음과 같을 때 폐활량은 얼마나 되는가?

> - 1호흡용적 : 500mL.
> - 호식성 예비용적 : 1,200mL.
> - 흡식성 예비용적 : 3,100mL
> - 잔기용적 : 1,100mL

① 1,700mL   ② 2,300mL   ③ 3,600mL

④ 4,300mL   ⑤ 4,800mL

☑ 정답 ⑤

☑ 문헌 박희진 외, Paramedics 기초의학, 에듀팩토리, 2019, p.421

☑ 해설

▶ 폐활량 = 일호흡용적 + 흡식성예비용적 + 호식성예비용적으로 약 4,800mL이다.

034 안정시에 폐 전체에서 폐혈류에 대한 폐환기의 비율로 옳은 것은?

① 약 0.4   ② 약 0.8   ③ 약 1.2   ④ 약 1.6   ⑤ 약 2.0

☑ 정답 ②

☑ 문헌 박희진 외, Paramedics 기초의학, 에듀팩토리, 2019, p.424

☑ 해설

▶ 환기량 4.2L/min ÷ 혈류량 5.5L/min

035 흡식운동 시 관련 된 근육의 수축과 이완에 대하여 옳은 것은?

① 복근 수축   ② 소흉근 이완   ③ 외늑간근 수축

④ 횡격막 이완   ⑤ 흉쇄유돌근 이완

☑ 정답 ③

☑ 문헌 박희진 외, Paramedics 기초의학, 에듀팩토리, 2019, p.424

☑ 해설

▶ 흡식 시(들숨) : 소흉근 수축, 외늑간근 수축, 횡격막 수축, 흉쇄유돌근 수축

036 산소 해리곡선에서 해리도의 감소 요인으로 옳은 것은?

① 온도가 높을수록

③ 해발이 낮을수록

④ CO_2 분압이 증가 할수록

⑤ 조직 세포속에 CO_2나 젖산의 농도가 증가 할수록

☑ 정답 ③

☑ 문헌 박희진 외, Paramedics 기초의학, 에듀팩토리, 2019, p.304

☑ 해설

▶ pH가 낮거나 온도가 높으면 해리도는 증가한다.

037 다음과 같은 증상을 보이는 폐질환으로 옳은 것은?

> • 파열에 취약
> • 폐의 흉막하에 가장 흔히 발생
> • 수포나 크게 보이는 거품을 형성

① 천식

② 폐렴

③ 유육종증

④ 만성기관지염

⑤ 수포성폐기종

☑ 정답 ⑤

☑ 문헌 변영순 외, 병태생리학, 정담미디어, 2014, p.200

☑ 해설

▶ 폐의 흉막하에 가장 흔히 발생하는 수포성폐기종은 파열에 취약하며, 수포나 크게 보이는 거품을 형성한다.

038 다음과 같은 증상을 보이는 폐질환으로 옳은 것은?

> • 폐문 림프절 등이 검게 얼룩져 있다.
> • 공장이나 석탄광부들에게 많이 발생한다.
> • 폐와 배액되는 림프절에 탄소가 축적되어있다.

① 천식   ② 규폐증   ③ 탄분증
④ 진폐증   ⑤ 만성기관지염

☑ 정답 ③

☑ 문헌 변영순 외, 병태생리학, 정담미디어, 2014, p.203

☑ 해설

　☑ 탄분증(anthracosis) : 일반적으로 무해하나 탄소입자가 폐와 배액되는 림프절에 많이 축
　　적되어있다.

039 폐의 함기량 이상으로 공기가 유입되었을 때 발생하는 질환으로 옳은 것은?

① 폐울혈   ② 폐수종   ③ 폐색전
④ 폐기종   ⑤ 폐경색

☑ 정답 ④

☑ 문헌 전국응급구조학과교수협의회, 응급구조사를 위한 병리학, 메디컬사이언스, 2018, p.103

☑ 해설

　▶ 폐기종(허파공기증)은 종말세기관지 원위부의 기도가 영구적으로 비정상적인 확장을 일으
　　키고 이들 벽의 파괴가 동반되는 폐의 함기량 이상 질환이다.

040 다음과 같은 특징을 나타내는 폐의 순환장애로 옳은 것은?

> • 거의 좌심실부전에 의한다.
> • 폐의 모세혈관에 혈액이 체류한 상태

① 폐울혈   ② 폐수종   ③ 폐색전
④ 폐기종   ⑤ 폐경색

☑ 문헌 박희진 외, Paramedics 기초의학, 에듀팩토리, 2019, p.428

☑ 해설

▸ 좌심실부전은 심근경색을 비롯한 여러 질환에서 잘 일어난다.

041 다음과 같은 특징을 보이는 폐의 염증으로 옳은 것은?

- 기침, 고열, 흉통, 체중감소 등이 나타난다.
- 악취가 나는 농성 또는 혈성 객담을 다량 배출한다.
- 국소적인 괴사를 특징으로 하는 화농성 농양을 만드는 병변이다.

① 폐농양   ② 폐괴저   ③ 기관지폐렴

④ 대엽성 폐렴   ⑤ 바이러스성 폐렴

☑ 정답 ①

☑ 문헌 전국응급구조학과교수협의회, 응급구조사를 위한 병리학, 메디컬사이언스, 2018, p.104

☑ 해설

▸ 호발부위는 우폐하엽, 우폐상엽, 좌폐하엽 순이다.

042 분진이나 에어로졸(aerosol)흡입으로 인한 미만성 간질성 폐질환(광범위사이질폐병)으로 옳은 것은?

① 진폐증   ② 석면폐증   ③ 속립성 결핵

④ 속발성 폐결핵   ⑤ 진행성 폐결핵

☑ 정답 ①

☑ 문헌 변영순 외, 병태생리학, 정담미디어, 2014, p.203

☑ 해설

▸ 미만성 간질성 폐질환(diffuse interstitial pulmonary disease)은 진폐증, 규폐증, 석면폐증 등이 있다.

043 다음과 같은 특징을 보이는 호흡기의 상태로 옳은 것은?

> • 기종성 낭포파열, 폐농양 등이 원인이다.
> • 폐를 압박하여 호흡곤란을 초래할 수 있다.
> • 흉막강 안에 공기나 가스가 들어차 흉벽과 허파쪽이 떨어져 있는 상태.

① 유미흉   ② 중피종

③ 흉수종   ④ 종격동염

⑤ 공기가슴증(기흉)

☑ 정답 ⑤

☑ 문헌 전국응급구조학과교수협의회, 응급구조사를 위한 병리학, 메디컬사이언스, 2018, p.106

☑ 해설

▶ 유발적 기흉의 원인 : 폐기종, 기관지천식, 폐결핵 및 폐농양

   특발성 기흉의 원인 : 폐첨부의 흉막하 수포 파열

044 다음과 같은 특징을 보이는 호흡기계통의 질환으로 옳은 것은?

> • 흡기는 쉽지만 호기는 힘들다.
> • 폐포낭에 다량의 공기가 머문다.
> • 오무린 입술과 술통형 가슴을 보인다.

① 폐렴   ② 무기폐

③ 폐결핵   ④ 폐농양

⑤ 허파공기증

☑ 정답 ⑤

☑ 문헌 전국응급구조학과교수협의회, 응급구조사를 위한 병리학, 메디컬사이언스, 2018, p.103

☑ 해설

▶ 들이마신 공기가 폐포에 갇히므로 호기 때는 힘이 든다.폐포에 갇힌 공기를 잘 배출하기 위
해 의자의 등받이에 기대는 자세를 취하며, 과도한 호흡노력에 의해 얼굴과 피부가 붉게 되
어 핑크빛 얼굴이 되기도 한다.

045 다음과 같은 특징을 보이는 호흡기계통의 질환으로 옳은 것은?

> • 폐에 공기가 없는 상태
> • 호흡곤란, 청색증, 불안증을 보인다
> • 통증이나 늑골골절에 따른 부적절한 호흡 등으로 발생

① 폐렴   ② 무기폐

③ 폐결핵   ④ 폐농양

⑤ 폐공기종

☑ 정답 ②

☑ 문헌 전국응급구조학과교수협의회, 응급구조사를 위한 병리학, 메디컬사이언스, 2018, p.103

☑ 해설

▸ 대개는 폐의 작은 일부분에 발생하고 점액 마개에 의해 기도가 막히는 경우에도 발생한다.

046 다음과 같은 특징을 보이는 호흡기계통의 질환으로 옳은 것은?

> • 호흡은 약하고 얕다.
> • 가슴막공간(흉막강)에 공기가 찬 상태
> • 총상, 자상, 흉부 압착 등의 외상으로 종종 발생한다.

① 농흉   ② 흉수

③ 기흉   ④ 흉막염

⑤ 폐부종

☑ 정답 ③

☑ 문헌 박희진 외, Paramedics 기초의학, 에듀팩토리, 2019, p.304

☑ 해설

▸ 외상 부위에서 공기가 빨려드는 호흡음이 들리기도 한다 손상 받은 쪽의 공기압이 증가하면서 종격이 손상 받은 반대쪽으로 이동한다. 종격의 편위가 보이는 것은 응급상황이다.

047 다음과 같은 특징을 보이는 호흡기계통의 질환으로 옳은 것은?

> • 흉통, 호흡곤란, 불안증, 청색증 등을 유발한다.
> • 폐동맥이 혈전이나 색전에 의해 갑자기 막힌 상태

① 농흉　　　　　　　② 흉수　　　　　　　③ 폐부종

④ 흉막염　　　　　　⑤ 폐색전증

☑ 정답 ⑤

☑ 문헌 박희진 외, Paramedics 기초의학, 에듀팩토리, 2019, p.428

☑ 해설

▶ 심각한 폐색전증에서는 쇼크 또는 사망할 수도 있다.

048 기관지 확장증(bronchiectasis)의 호발 부위로 옳은 것은?

① 폐 상엽　　　　　　② 폐 하엽　　　　　　③ 폐 중엽

④ 폐 첨부　　　　　　⑤ 폐 사열부

☑ 정답 ②

☑ 문헌 박희진 외, Paramedics 기초의학, 에듀팩토리, 2019, p.432

☑ 해설

▶ 기관지 확장증은 중·소기관지에 잘 발생하고 폐하엽에 많지만 결핵병소 주위의 것은 상엽
에도 발생한다.

049 진해제의 작용에 관한 내용이다. A, B에 적절한 용어는?

> • (A)진해제는 연수 부위의 해소중추에 직접 작용하여 기침반사를 억제하고,(B)진해제
> 는 기도, 폐, 흉막의 신장수용체를 마비시키거나 활성을 감소시켜 기침반사를 줄일 수
> 있다.

	①	②	③	④	⑤
A	마약성	비마약성	알코올성	비알코올성	교감성
B	비마약성	마약성	비알코올성	알코올성	부교감성

☑ 정답 ①

☑ 문헌 범진필, 임상약리학, 청구문화사, 2016, p.322

☑ 해설

▶ 마약성진해제 : codeine, dihydrocodeine 등

비마약성진해제 : dextromethorphan(cough syrup S), noscapine 등

▶ 진해제의 주작용은 마약 성분의 유무에 따라 다르다.

050 **진해제의 부작용으로 옳지 않은 것은?**

① 구갈　　　　② 변비　　　　③ 졸음　　　　④ 피부홍반　　　　⑤ 기립성저혈압

☑ 정답 ④

☑ 문헌 범진필, 임상약리학, 청구문화사, 2016, p.322

☑ 해설

▶ 진해제의 부작용 : 변비, 졸음, 구갈, 기립성저혈압, 오심 등

051 **기관지천식 치료약물인 cromolyn sodium의 주작용으로 옳은 것은?**

① 기침반사의 억압　　　　　　　② 중추신경 억제로 점액분비 감소

③ 감작된 비만세포의 탈과립 억제　　④ 연수 자극으로 항천식작용 유도

⑤ 히스타민에 의한 기도부종 감소

☑ 정답 ③

☑ 문헌 박희진 외, Paramedics 기초의학, 에듀팩토리, 2019, p.439

☑ 해설

▶ cromolyn의 주작용은 감작된 비만세포의 탈과립을 억제함으로써 간접적으로 항천식 작용을 나타낸다.

052 Xanthine 유도체의 기관지 확장 기전은?

　① 평활근 세포의 이완

　② 평활근 세포의 수축

　③ 교감신경 흥분성 증가

　④ 교감신경 흥분성 감소

　⑤ 부교감신경 흥분성 증가

☑ 정답 ①

☑ 문헌 범진필, 임상약리학, 청구문화사, 2016, p.316

☑ 해설

　▶ Xanthine 유도체는 cyclic AMP를 분해하는 phosphodiesterase를 억제하여 cyclic AMP 농도를 증가시켜 기관지 평활근세포를 이완시킴으로써 기관지를 확장시킨다.

053 기관지확장과 이뇨를 촉진하여 급성폐부종을 치료하는데 효과적인 약물은?

　① Corticosteroids　　　　　　② Antihistamines

　③ Penicillin제제　　　　　　　④ Xanthine 유도체

　⑤ Sulfonamides

☑ 정답 ④

☑ 문헌 범진필, 임상약리학, 청구문화사, 2016, p.246

☑ 해설

　▶ Xanthine 유도체는 급성과 만성 천식, 기관지염, 폐기종과 신생아 질식 때 기관지경련의 증상을 치료하고, 기관지확장과 이뇨를 촉진하여 급성폐부종을 치료하는데 효과적이다.

054 호흡기응급의 치료에 자주 사용되는 교감신경효능제로 옳지 않은 것은?

　① 알부테롤(albuterol)　　　　　② 터부탈린(terbutaline)

　③ 에피네프린(epinephrine)　　　④ 이소에자린(isoetharine)

　⑤ 코티코스테로이드(Corticosteroids)

☑ 정답 ⑤

☑ 문헌 범진필, 임상약리학, 청구문화사, 2016, p.318

☑ 해설

▶ 호흡기 고통을 치료할 때는 $\beta 2$수용체를 활성화시키는 것이 바람직하다. 코티코스테로이드 (Corticosteroids)는 호흡기에 대하여 기관지점막의 항염작용, 점액분비 감소 등의 작용을 한다.

055 호흡기응급에 사용되는 아미노필린(aminophylline)의 약리작용으로 옳은 것은?

① 폐활량 감소

② 호흡량 감소

③ 호흡수 증가

④ 기관지 평활근 수축

⑤ 기관지 평활근 이완

☑ 정답 ⑤

☑ 문헌 박희진 외, Paramedics 기초의학, 에듀팩토리, 2019, p.438

☑ 해설

☑ 아미노필린(aminophylline)은 화학적으로 카테콜아민과 관계있는 잔틴(xanthine)이라는 계열의 약물이며 기관지 평활근을 이완시킨다.

056 연수의 해소중추에 억제적으로 사용되는 마약성 진해제는?

① codeine   ② lloprost   ③ epinephrine

④ carbacyclin   ⑤ saponins

☑ 정답 : ①

☑ 문헌 범진필, 임상약리학, 청구문화사, 2016, p.322

☑ 해설 : codeine은 methyl morphine으로 진통작용은 morphine보다 약하며 진해작용은 비교적 강하다.

057 다음과 같은 약리작용을 하는 자율신경계 작용제는?

> • 심박수와 심박출량 증가
> • 기관지확장, 가벼운 천식에 효과
> • 마황에 함유된 alkaloid로 동공산대

① ephedrine ② tyramine ③ methyldopa

④ dopamine ⑤ methoxamine

☑ 정답 ①

☑ 문헌 범진필, 임상약리학, 청구문화사, 2016, p.316

☑ 해설

▶ 1887년에 Nagai에 의해 추출되었다.

058 단순 알레르기 반응이나 천식의 경우 사용할 수 있는 에피네프린의 희석농도는?

① 1 : 10 ② 1 : 100 ③ 1 : 1,000

④ 1 : 10,000 ⑤ 1 : 100,000

☑ 정답 ③

☑ 문헌 박희진 외, Paramedics 기초의학, 에듀팩토리, 2019, p.549

☑ 해설

▶ 1:1,000의 희석농도로 피하주사를 한다.

001 콩팥(신장)의 토리쪽곱슬세관(근위곡세뇨관)과 먼쪽곱슬세관(원위곡세뇨관) 사이의 부위명으로 옳은 것은?

① 콩팥피라밋(신추체)　　② 콩팥깔때기(신우)　　③ 콩팥유두(신유두)

④ 토리주머니(사구체낭)　　⑤ 콩팥고리(Helen 고리)

☑ 정답 ⑤

☑ 문헌 해부학편찬위원회, 사람해부학, 범문에듀케이션, 2019, p.680

☑ 해설

▶ 토리주머니(사구체낭)을 지나 토리쪽곱슬세관(근위곡세뇨관), 콩팥고리, 먼쪽곱슬세관(원위곡세뇨관), 집합관으로 이어진다.

002 콩팥단위(네프론)를 이루는 해부학적 부위로 옳지 않은 것은?

① 콩팥고리　　　　　　　　② 집합세관

③ 토리주머니(사구체낭)　　　④ 토리쪽곱슬세관(근위곡세뇨관)

⑤ 먼쪽곱슬세관(원위곡세뇨관)

☑ 정답 ②

☑ 문헌 이인모 외, Basic Medicine 기초의학, 학지사메디컬, 2019, p.173

☑ 해설

▶ 콩팥단위(네프론)는 토리(사구체), 토리주머니(사구체낭), 토리쪽곱슬세관(근위곡세뇨관), 콩팥고리, 먼쪽곱슬세관(원위곡세뇨관) 등으로 이루어진다.

003 음경 심동맥을 싸고 있으며 발기 장치로 중요한 조직은?

① 귀두부　　　　② 요도 해면체　　　③ 음경 해면체

④ 요도 막성부　　⑤ 요도 음경부

☑ 정답 ③

☑ 문헌 해부학편찬위원회, 사람해부학, 범문에듀케이션, 2019, p.701

☑ 해설

▶ 음경 양쪽을 달리는 2개의 음경해면체는 음경각이라 하며 각각 두덩뼈(치골) 내면에서 일어나 앞 끝은 뾰족하고 귀두에 붙어있다.

004 여성생식기에 대한 해부학적 설명으로 옳지 않은 것은?

① 수정란이 착상되는 층은 자궁내막이다.

② 자궁벽은 내막, 근층 및 외막의 3층으로 구성되어 있다.

③ 난소는 골반 양측 벽에 접촉하는 약간 편평한 실질기관이다.

④ 질은 전후로 편평한 길이 7cm 정도의 평활근성 관강기관이다.

⑤ 여성 외부생식기관은 불두덩, 음핵, 대음순, 소음순, 자궁으로 이루어진다.

☑ 정답 ⑤

☑ 문헌 해부학편찬위원회, 사람해부학, 범문에듀케이션, 2019, p.703

☑ 해설

▶ 여성생식기는 난소, 난관, 자궁이 주체를 이루며 교접기 및 산도로서의 질과 유선이 부속된다.

005 콩팥단위(신원)을 구성하는 부위로 옳은 것은?

① 토리(사구체)와 토리주머니(사구체낭)

② 콩팥소체(신소체)와 콩팥세관(세뇨관)

③ 콩팥유두(신유두)와 콩팥소체(신소체)

④ 콩팥유두(신유두)와 작은콩팥잔(소신배)

⑤ 큰콩팥잔(대신배)와 토리주머니(사구체낭)

☑ 정답 ②

☑ 문헌 해부학편찬위원회, 사람해부학, 범문에듀케이션, 2019, p.677

☑ 해설

▶ 콩팥단위(신원 nephron)는 콩팥소체(신소체)와 콩팥세관(세뇨관)으로 구성되어있다. 콩팥소체(신소체)는 토리(사구체)와 보우만주머니로 구성되어있다.

006 오줌보(방광)의 해부학적 구조로 옳은 것은?

① 여성의 경우 후측각으로 요도가 나간다.

② 여성의 경우 하각으로 요관이 들어온다.

③ 첨부, 목(경부), 저부의 3부분으로 나뉜다.

④ 빈 오줌보(방광)는 4개의 삼각면을 갖는다.

⑤ 소변이 찬 오줌보(방광)는 두덩뼈결합(치골결합)에 닿는다.

☑ 정답 ④

☑ 문헌 이인모 외, Basic Medicine 기초의학, 학지사메디컬, 2019, p.175

☑ 해설

▶ 빈 오줌보(방광)는 상면과 2개의 하면, 후면으로, 상면은 복강쪽을 향하고 2개의 하면은 측복벽을 향하며 후면은 직장을 향하고 방광저를 이룬다.

007 다음과 같은 특징은 갖는 남성생식기계로 옳은 것은?

> • 가장 큰 부속선이다.
> • 오줌보(방광) 아래에 위치한다.
> • 오줌길(요도) 몸쪽(근위부)을 둘러싸고 있다.
> • 실질에는 바닥부(기저부) 후면을 통해 사정관이 들어온다.

① 고환   ② 정관   ③ 부고환   ④ 전립선   ⑤ 구요도선

☑ 정답 ④

☑ 문헌 이인모 외, Basic Medicine 기초의학, 학지사메디컬, 2019, p.180

☑ 해설

▶ 크기는 밤톨정도이고 바닥부(기저부)는 방광경에 붙고 첨단부는 요생식격막에 놓여있다.

008 콩팥(신장)의 구조적 · 기능적 단위로 옳은 것은?

① 토리(사구체)   ② 콩팥단위(신원)   ③ 콩팥소체(신소체)

④ 콩팥깔때기(신우)   ⑤ 토리주머니(사구체낭)

☑ 정답 ②

☑ 문헌 이인모 외, Basic Medicine 기초의학, 학지사메디컬, 2019, p.173

☑ 해설

▶ 1개의 콩팥(신장)에는 100만개 이상의 콩팥단위(신원 nephron)가 있다.

009 방광의 해부학적 위치이다. (A)와 (B)의 위치로 옳은 것은?

> • 남성의 경우 방광은 (A)바로 앞에 놓이며, 여성의 경우는 (B)의 앞에 위치한다.

	①	②	③	④	⑤
A	작은창자	작은창자	직장	직장	막창자꼬리돌기(충수돌기)
B	자궁과 질	난소	난소	자궁과 질	자궁과 질

☑ 정답 ④

☑ 문헌 해부학편찬위원회, 사람해부학, 범문에듀케이션, 2019, p.683

☑ 해설

▶ 남성의 경우 곧창자(직장) 앞에 있으며, 여성은 자궁과 질의 앞에 위치한다.

010 정자와 난자의 발생과정 중 발생과정이 같은 단계로 짝지어진 것은?

① 1차정모세포 – 제2난모세포 ② 1차정모세포 – 제1극체

③ 2차정모세포 – 제1극체 ④ 2차정모세포 – 제2극체

⑤ 정자세포 – 제1난모세포

☑ 정답 ③

☑ 문헌 박희진 외, Paramedics 기초의학, 에듀팩토리, 2019, p.465

☑ 해설

▶ 1차정모세포 - 1차난모세포

2차정모세포 - 2차난모세포와 제1극체

정세포 - 난세포

정자 - 난자와 제2극체

011 젖(유방)의 해부학적 구조의 설명으로 옳지 않은 것은?

① 분만 후에는 유륜이 흑갈색으로 변한다.

② 내부는 방사상의 젖샘엽(유선엽)이 있다.

③ 꼭지(유두)에는 12~15개의 유공이 개구한다.

④ 크기는 선조직을 싸고 있는 지방의 양에 의해 결정된다.

⑤ 작은마름근(소능형근)과 큰마름근(대능형근) 사이에 위치한다.

☑ 정답 ⑤

☑ 문헌 대한해부학회, 알기쉬운 사람해부학, 현문사, 2019. p.384

☑ 해설

▶ 젖(유방)은 큰가슴근(대흉근)의 표면을 덮는 큰가슴근막(대흉근막) 위에 얹혀있는 반구형의 봉우리로 150~200g 정도이다.

012 신장의 생리적 기능으로 옳지 않은 것은?

① 혈장량 조절　　　　② 혈장의 pH 조절　　　③ 전해질 농도조절

④ 체내 호르몬 농도 조절　　⑤ 혈액속의 노폐물 농도 조절

☑ 정답 ④

☑ 문헌 김종연 외, 알기쉬운 인체생리학, 고문사, 2018, p.288

☑ 해설

▶ 신장의 주요기능은 혈당과 간질액 등의 세포외액을 조절하는 것인데 요형성을 통해 이루어진다.

013 비뇨기의 일부구조이다. 소변의 배설 순서로 옳은 것은?

가. 방광　　나. 콩팥잔(신배)　　다. 콩팥깔때기(신우)　　라. 요관

① 가→나→다→라　② 가→나→라→다　③ 나→다→라→가

④ 나→라→가→다　⑤ 다→가→나→라

☑ 정답 ③

☑ 문헌 김종연 외, 알기쉬운 인체생리학, 고문사, 2018, p.291

☑ 해설

▶ 토리주머니(사구체낭)로 걸러진 소변은 몸쪽곱슬뇨세관(근위곡세뇨관) → 콩팥고리 → 먼쪽곱슬뇨세관(원위곡세뇨관) → 집합관 → 작은콩팥술잔(소신배) → 큰콩팥술잔(대신배) → 콩팥깔때기(신우) → 요관 → 방광 → 요도

014 소변을 만드는 신장의 구조적 기능적 기본단위로 옳은 것은?

① 콩팥고리　　　　　② 콩팥유두(신유두)　　　　③ 콩팥기둥(신주)

④ 콩팥단위(네프론)　　⑤ 작은콩팥술잔(소신배)

☑ 정답 ④

☑ 문헌 대한해부학회, 알기쉬운 사람해부학, 현문사, 2019. p.351

☑ 해설

▶ 각 신장은 백만 개 이상의 콩팥단위(네프론)를 보유하고 있으며, 한 네프론은 요세관(세뇨관)과 관련된 작은 혈관으로 구성되어있다.

015 양쪽 신장에 의해 1분 동안 생산되는 여과액의 용량은?

① 요세관(세뇨관) 여과량

② 요세관(세뇨관) 흡수량

③ 보우만낭 통과량

④ 토리(사구체) 여과량

⑤ 토리(사구체) 흡수량

☑ 정답 ④

☑ 문헌 김종연 외, 알기쉬운 인체생리학, 고문사, 2018, p.283

☑ 해설

▶ 1분 동안 양쪽 신장에 의해 생산되는 여과액의 용량을 토리(사구체)여과량. (glomerular filtration rate, GFR)이라 한다. GFR은 여자의 경우 약 115ml, 남자의 경우 약 125ml이다.

016 신장에서의 재흡수 경로로 옳은 것은?

① 토리(사구체) → 토리주머니(사구체낭)

② 요세관(세뇨관) → 모세혈관

③ 먼쪽곱슬뇨세관(원위세뇨관) → 몸쪽곱슬뇨세관(근위세뇨관)

④ 몸쪽곱슬뇨세관(근위세뇨관) → 헨레고리(콩팥고리)

⑤ 헨레고리(콩팥고리) → 먼쪽곱슬세뇨관(원위세뇨관)

☑ 정답 ②

☑ 문헌 김종연 외, 알기쉬운 인체생리학, 고문사, 2018, p.285

☑ 해설

▶ 수분의 재흡수는 삼투압에 의해 일어나는데 요세관(세뇨관)에서 주변 모세혈관으로 NaCl 의 수송을 따라간다.

017 몸쪽곱슬뇨세관(근위세뇨관)에서의 염분과 수분의 재흡수 기전이다. 재흡수 될 때의 이동원리로 옳은 것은?

> • Na^+은 여과액에서 (A)으로 재흡수 되며, Cl^-는 전기적 인력에 의해 (B)으로 재흡수된 다. 수분은 (C)으로 NaCl의 수송을 따라 재흡수된다.

	①	②	③	④	⑤
A	수동적	수동적	능동적	능동적	삼투작용
B	능동적	삼투작용	수동적	삼투작용	능동적
C	삼투작용	능동적	삼투작용	수동적	수동적

☑ 정답 ③

☑ 문헌 이강이 외, 인체생리학, 현문사, 2019 p.169

☑ 해설

▶ Na^+은 능동적으로 수송되는 한편, Cl^-는 전기적 인력에 의해 수동적으로 재흡수 된다. 수분 은 삼투작용으로 NaCl의 수송을 따라 움직인다.

018 재흡수가 가장 많이 일어나는 부위로 옳은 것은?

① 집합관

② 헨레고리

③ 토리주머니(사구체낭)

④ 먼쪽곱슬뇨세관(원위세뇨관)

⑤ 몸쪽곱슬뇨세관(근위세뇨관)

☑ 정답 ⑤

☑ 문헌 김종연 외, 알기쉬운 인체생리학, 고문사, 2018, p.285

☑ 해설

▸ 여과액 속 약 65%의 염과 수분은 몸쪽곱슬뇨세관(근위세뇨관)을 거치면서 재흡수 된다. 추가로 20%정도는 헨레고리에서, 나머지 15%정도는 먼쪽곱슬뇨세관(원위곡 세뇨관)에서 재흡수 된다.

019 대부분의 물과 전해질이 재흡수되는 부위로 옳은 것은?

① 집합관

② 헨레고리

③ 토리주머니(사구체낭)

④ 먼쪽곱슬뇨세관(원위세뇨관)

⑤ 몸쪽곱슬뇨세관(근위세뇨관)

☑ 정답 ⑤

☑ 문헌 해부학편찬위원회, 사람해부학, 범문에듀케이션, 2019. p.679

☑ 해설

▸몸쪽(토리쪽)곱슬뇨세관(근위세뇨관)은 토리여과액의 약 65%를 흡수하고 이 과정에서 한 사람의 1일 ATP소비량의 약 6%를 소비한다.

020 헨레고리 하행각(A)과 상행각(B), 집합관(C)의 삼투농도 변화로 옳은 것은?

	①	②	③	④	⑤
A	증가	증가	증가	감소	감소
B	증가	감소	감소	증가	증가
C	감소	증가	감소	증가	감소

☑ 정답 ②

☑ 문헌 김종연 외, 알기쉬운 인체생리학, 고문사, 2018, p.290

☑ 해설

▸ 하행각에서는 수분의 재흡수로 삼투농도가 증가하고, 상행각에서는 $NaCl$의 재흡수로 삼투
농도가 감소한다. 집합관에서는 다시 수분의 재흡수로 삼투농도가 증가한다.

021 신장에서의 분비 경로로 옳은 것은?

① 모세혈관→요세관(세뇨관)

② 토리주머니(사구체낭)→토리(사구체)

③ 헨레고리→먼쪽곱슬뇨세관(원위세)뇨관

④ 몸쪽곱슬뇨세관(근위세뇨관)→헨레고리

⑤ 먼쪽곱슬뇨세관(원위세뇨관)→몸쪽곱슬뇨세관(근위세뇨관)

☑ 정답 ①

☑ 문헌 이강이 외, 인체생리학, 현문사, 2019 p.170

☑ 해설

▸ 분비는 요세관(세뇨관) 주위 모세혈관에서 요세관(세뇨관)으로의 능동수송을 의미한다.
이 수송은 재흡수와 방향이 반대이다.

022 소변 속의 Na^+의 재흡수와 K^+의 분비조절에 관여하는 호르몬으로 옳은 것은?

① 티록신(thyroxine)　　② 인슐린(insulin)　　③ 글루카곤(glucagon)

④ 에스트로겐(estrogen)　　⑤ 알도스테론(aldosterone)

☑ 정답 ⑤

☑ 문헌 김종연 외, 알기쉬운 인체생리학, 고문사, 2018, p.246

☑ 해설
　▶ Na$^+$의 재흡수와 K$^+$의 분비는 부신피질에서 분비되는 알도스테론(aldosterone)에 의해 조절된다.

023 정자의 형성과정에서 핵상이 2n인 세포는?

① 제1정모세포　　　　② 제2정모세포

③ 정자세포　　　　　④ 정자

⑤ 제1극체

☑ 정답 ①

☑ 문헌 기초의학 교재편찬연구회, 인체생리학, 에듀팩토리. 2017 p.495

☑ 해설
　▶ 제1정모세포(2n)는 제1차 감수분열을 하여 제2정모세포(n)가 되고, 제2정모세포는 제2차 감수분열을 하여 정자세포(n)를 형성한다. 정자세포는 성숙하여 정자 (n)로 변한다.

024 신장의 제거율(clearance)이 0인 것으로 옳은 것은?

① Na　　　　　　　② glucose

③ insulin　　　　　④ mannitol

⑤ creatine

☑ 정답 ②

☑ 문헌 이강이 외, 인체생리학, 현문사, 2019 p.172

☑ 해설
　▶ 클리어런스(clearance)란 혈장 중의 어느 물질을 정화하는 신장의 청소능력을 나타내는 말이다.

025 분비 저하 시 배뇨량이 증가하여 요붕증이 발생하는 호르몬으로 옳은 것은?

① insulin   ② androgen   ③ vasopressin

④ parathormone   ⑤ glucocorticoid

☑ 정답 ③

☑ 문헌 김종연 외, 알기쉬운 인체생리학, 고문사, 2018, p.179

☑ 해설

▶ 시상하부로부터 뇌하수체 후엽에 이르는 경로가 장애가 발생하면 ADH(vasopressin)분비 감소로 소변량이 증가하는 요붕증(diabetes insipidus)이 발생한다.

026 사구체내에 다음과 같은 압력이 분포할 때 사구체의 순수여과압으로 옳은 것은?

- 혈액교질 삼투압 : 30mmHg
- 토리주머니(사구체낭) 정수압 : 13mmHg
- 토리(사구체) 모세혈관의 정수압 : 70mmHg

① 17mmHg   ② 27mmHg   ③ 58mmHg   ④ 92mmHg   ⑤ 118mmHg

☑ 정답 ②

☑ 문헌 기초의학 교재편찬연구회, 인체생리학, 에듀팩토리. 2017. p.478

☑ 해설

▶ 스탈링(Starling)의 가설. 여과압 =모세혈관압-(혈장 교질삼투압 + 보만낭내 정수압) = 70mmHg - (30mmHg +13mmHg)

027 콩팥(신장)의 기능적 단위로 옳은 것은?

① 뉴런   ② 척수   ③ 세뇨관   ④ 집합관   ⑤ 콩팥단위(신원)

☑ 정답 ⑤

☑ 문헌 김종연 외, 알기쉬운 인체생리학, 고문사, 2018, p.279

☑ 해설

▶ 콩팥단위(신원)(nephron)은 신장의 구조적, 기능적 단위이다.

028 부신피질 호르몬인 알도스테론(aldosterone)의 분비 촉진 요인으로 옳지 않은 것은?

① K^+농도 증가   ② 세포외액량 감소

③ 혈장 내 Na^+농도 감소   ④ 노폐물내 NH_3의 발생 증가

⑤ 출혈, 외상, 간경화, 신장염 등

☑ 정답 ④

☑ 문헌 김종연 외, 알기쉬운 인체생리학, 고문사, 2018, p.247

☑ 해설

▶ 알도스테론은 Na^+을 재흡수하는 호르몬인 동시에 K^+의 재흡수를 억제하는 호르몬이다.

▶ 알도스테로(aldosterone)의 분비 촉진 요인 :

  - K^+농도 증가

  - 세포외액량 감소

  - 혈장 내 Na^+농도 감소

  - 출혈, 외상, 간경화, 신장염 등

029 신장에서의 전해질 배설에 관한 내용이다. Na^+의 배설에 관한 설명으로 옳은 것은?

① 2/3는 NH_3와 결합해 있다.

② 1/3은 소변 중에 유리되어있다.

③ Na^+이 과잉일 때는 K^+의 배설량이 감소한다.

④ 섭취량이 많을 때는 사구체 여과량이 증가한다.

⑤ 칼시토닌(calcitonin)과 파라토르몬(parathormone)에 의해 조절된다.

☑ 정답 ④

☑ 문헌 기초의학 교재편찬연구회, 인체생리학, 에듀팩토리. 2017 p.479

☑ 해설

▶ 신체 조직 내의 Na^+함량이 많을 때 는 부신피질이 알도스테론의 생산이 억제됨으로써 세뇨관에서의 Na^+흡수는 잘 이루어지지 않는다.

030 콩팥겉질(신장피질)의 사구체 곁세포에서 분비되는 레닌의 작용으로 옳은 것은?

① 수분조절   ② 혈압조절   ③ 산-염기 조절

④ 소변의 농도 조절   ⑤ 수분의 재흡수 조절

☑ 정답 ②

☑ 문헌 김종연 외, 알기쉬운 인체생리학, 고문사, 2018, p.179

☑ 해설

▶ 신장의 renin이 angiotensin I 을 유리시키고, 효소의 작용에 의해 angiotensin II로 변화되고 angiotensin II는 부신피질을 자극하여 aldosterone을 분비한다.

031 남성의 1차 생식기관으로 옳은 것은?

① 정관   ② 음경   ③ 고환

④ 전립선   ⑤ 사정관

☑ 정답 ③

☑ 문헌 대한해부학회, 알기쉬운 사람해부학, 현문사, 2019. p.363

☑ 해설

▶ 남성 생식기계의 1차 생식기관은 정자 및 남성 호르몬을 생산하는 고환이고 여성 생식기계의 1차 생식기관은 난자 및 여성호르몬을 생산하는 난자이다.

032 복강속의 고환이 음낭으로 하강하지 못해 불임을 초래하는 상태로 옳은 것은?

① 잠복고환   ② 고환염좌   ③ 고환비대

④ 고환하수   ⑤ 고환협착

☑ 정답 ①

☑ 문헌 대한해부학회, 알기쉬운 사람해부학, 현문사, 2019. p.369

☑ 해설

▶ 고환이 음낭으로 내려가지 못하여 잠재고환상태가 된다. 이는 음낭의 온도보다 높은 강 온도의 영향으로 정자의 생성이 감소한다.

033 글리코겐, 단백질 등을 분비하여 정자의 성숙 촉진과 저장을 담당하는 곳으로 옳은 것은?

① 고환   ② 음경   ③ 정세관

④ 전립선   ⑤ 부고환

☑ 정답 ⑤

☑ 문헌 대한해부학회, 알기쉬운 사람해부학, 현문사, 2019. p.368

☑ 해설

▶ 정자의 생명을 유지시키고 성숙을 촉진시키도록 도와주는 글리코겐과 단백질 그리고 다른 물질들을 분비한다.

034 남성생식기의 구조 중 정자의 이동 통로이며 불임절제 시술 부위로 옳은 것은?

① 정관   ② 음경   ③ 고환

④ 전립선   ⑤ 사정관

☑ 정답 ①

☑ 문헌 대한해부학회, 알기쉬운 사람해부학, 현문사, 2019. p.369

☑ 해설

▶ 길이 약 45cm 가량의 근육성 관으로 위중층원주상피로 되어있고, 정자의 이동 통로이다.

035 방광 하부에 위치하며 요도와 사정관이 관통하며 정액 특유의 냄새가 나는 알칼리성 점액을 분비하는 곳으로 옳은 것은?

① 정관   ② 음경   ③ 고환   ④ 사정관   ⑤ 전립선

☑ 정답 ⑤

☑ 문헌 대한해부학회, 알기쉬운 사람해부학, 현문사, 2019. p.369

☑ 해설

▶ 전립선은 우유와 같은 연한 알칼리성 액을 분비하여 질의 산성 분비액을 중화시켜 정자가 여성의 생식기로 들어갈 수 있게 해준다.

036 남성생식기 중에서 여성의 대전정선(큰질어귀샘)에 해당하는 부위로 옳은 것은?

① 음경 　　② 정관 　　③ 고환 　　④ 전립선 　　⑤ 요도구선

☑ 정답 ⑤

☑ 문헌 대한해부학회, 알기쉬운 사람해부학, 현문사, 2019. p.370

☑ 해설
▶ Cowper's glands(망울요도샘, 요도구선)은 점액같은 알칼리성 액을 분비하여 성교시 음경의 끝부분인 귀두를 매끄럽게 하는 윤활작용을 한다.

037 여성의 1차 생식기관으로 옳은 것은?

① 질 　　② 난관 　　③ 자궁 　　④ 난소 　　⑤ 난자

☑ 정답 ④

☑ 문헌 대한해부학회, 알기쉬운 사람해부학, 현문사, 2019. p.374

☑ 해설
▶ 여성 생식기계의 1차 생식기관은 난자와 성호르몬을 생산하는 난소이고, 부속기관으로는 난관과 자궁, 질 등이 있다.

038 다음과 같은 작용이 있는 여성생리주기로 옳은 것은?

• 황체형성호르몬인 LH 분비가 가장 많다 　　• estrogen 분비가 가장 많다   • 난포기가 끝나고 항체기가 시작되었다. 　　• 난포의 파열이 있었다

① 재생기 　　② 증식기 　　③ 배란기 　　④ 분비기 　　⑤ 월경기

☑ 정답 ③

☑ 문헌 김종연 외, 알기쉬운 인체생리학, 고문사, 2018, p.254

☑ 해설
▶ 난소주기 14일경에 LH와 FSH의 분비가 급격히 증가하면서 성숙난포(graafian follicle)의 벽이 파열된다.

039 자궁속막의 주기에 따라 수정란이 착상하기에 적당한 시기로 옳은 것은?

① 월경기　　　② 증식기　　　③ 분비기　　　④ 생식기　　　⑤ 월경전기

☑ 정답 ③

☑ 문헌 김종연 외, 알기쉬운 인체생리학, 고문사, 2018, p.255

☑ 해설

▶ 월경주기에서 가장 긴 약 15-16일에 해당하며, 난소주기에서 황체기에 해당하는 시기이며
자궁내막은 배아(embryo)를 수용하여 양육할 수 있는 상태가 된다.

040 부신피질의 기능저하 시 나타나는 질환으로 옳은 것은?

① Grave's disease(Basedow's disease)

② 점액수종(myxedema)

③ Addison's disease

④ 골다공증(osteoporosis)

⑤ 뼈연화증(osteomalacia)

☑ 정답 ③

☑ 문헌 전국응급구조과교수협의회, (사)한국응급구조학회. 응급구조사를 위한 병리학, 메디컬
사이언스, 2018, p.195

☑ 해설

▶ 뇌하수체전엽에서 문제가 발생하여 ACTH분비가 저하되므로 Addison's disease가 발생하며
주요한 증상으로는 혈압하강, 근무력증, 피부의 색소침착외에 혈액 내의 전해질농도 변화가
일어난다.

041 소변에 포함된 요소와 요산을 생성하는 기관은?

① 간　　　② 토리　　　③ 세뇨관　　　④ 신소체　　　⑤ 토리주머니

☑ 정답 ①

☑ 문헌 박희진 외, Paramedics 기초의학, 에듀팩토리, 2019, p.450

☑ 해설

▶ 유독한 암모니아는 간에서 오르니틴회로를 거치면서 무독한 요소와 요산으로 생성된다.

042 30세 여성이 12월 20일을 전후로 다음과 같은 생리적 변화를 보였다. 월경주기로 볼 때 이 여성의 생리적인 시기는?

> • 난포의 파열이 있다.
> • 난포기가 끝나고 황체기가 시작되었다.
> • 에스트로겐(estrogen)분비가 가장 많았다.
> • 황체형성호르몬인 LH(luteinizing hormone)분비가 가장 많았다.

① 재생기   ② 증식기   ③ 배란기
④ 분비기   ⑤ 월경기

☑ 정답 ③

☑ 문헌 김종연 외, 알기쉬운 인체생리학, 고문사, 2018, p.254

☑ 해설

▶ 배란기의 특징은 황체형성호르몬인 LH(luteinizing hormone)분비가 많으며, 에스트로겐 (estrogen)분비가 가장 많다.

043 여과계수를 A, 토리 모세혈관압을 B, 토리주머니 정수압을 C, 토리 교질삼투압을 D 라 할 때 토리 여과율(GFR)을 구하는 공식으로 옳은 것은?

① A(B+C–D)   ② B(A–C–D)   ③ A(B–C–D)
④ A(B+C+D)   ⑤ D(B+C–A)

☑ 정답 ③

☑ 문헌 박희진 외, Paramedics 기초의학, 에듀팩토리, 2019, p.452

☑ 해설

▶ 여과계수(토리 모세혈관압-토리주머니 정수압-토리 교질삼투압)로 계산된다.

044 요로 결석증의 원인물질로 옳은 것은?

① 요산염, 인산염, 수산염   ② 요산염, 인산염, 암모늄염
③ 인산염, 탄산염, 질산염   ④ 인산염, 수산염, 암모늄염
⑤ 요산염, 수산염, 암모늄염

☑ 정답 ①

☑ 문헌 전국응급구조학과교수협의회, 내과전문응급처치학, 도서출판 한미의학, 2018, p.413

☑ 해설

▸ 요산염석은 산성 요에서 형성되기 쉽고, 인산염석은 알칼리성 요에서 형성되기 쉽다.

045 요독증과 관련이 있는 내용으로 옳은 것은?

① 단백뇨를 배설한다.

② 소변량이 갑자기 증가한다.

③ 호기에 달콤한 냄새가 인지된다.

④ 노폐물보다 당성분이 많이 검출된다.

⑤ 고칼륨증, 고인혈증, 저칼슘증 등의 전해질 이상이 나타난다.

☑ 정답 ⑤

☑ 문헌 전국응급구조과교수협의회, (사)한국응급구조학회. 응급구조사를 위한 병리학, 메디컬 사이언스, 2018, p.249

☑ 해설

▸ 소변의 배설에 장애가 발생하여 여러 가지 노폐물이 혈액 중에 축적되어 여러 장기의 장애를 일으키는 것은 요독증 이라고 하며 전신성 부종을 동반한다.

046 다음과 같은 특징을 보이는 콩팥의 악성종양으로 옳은 것은?

- 10세 이하 소아에서 호발한다.
- 콩팥모세포종(신아세포종)이라고도 하며 커다란 확장종괴 이다.
- 단면은 황색, 균질, 고형으로 보이며 10kg까지 되는 것도 있다.

① 척수종양　　　　　② 췌장종양　　　　　③ 유잉(Ewing)육종

④ 윌름(Wilm)종양　　⑤ 카포시(Kaposi)육종

☑ 정답 ④

☑ 문헌 박희진 외, Paramedics 기초의학, 에듀팩토리, 2019, p.459

☑ 해설

▸ 윌름(Wilm)종양은 신장을 압박하여 위축시키며 복강 내 전체를 압박하기도 한다.

047 난소의 상피세포가 발생근원인 종양으로 옳지 않은 것은?

① 장액성 종양   ② 점액성 종양   ③ 투명세포종양

④ 내배엽동종양   ⑤ 브렌너(Brenner)종양

☑ 정답 ④

☑ 문헌 이한기 외, 병리학, 수문사, 2005, p.339

☑ 해설

   ▸ 난소의 종양은 상피세포종, 생식세포종, 성삭-기질세포종, 전이종 등으로 대별된다.

048 난소의 생식세포가 발생근원인 종양으로 옳지 않은 것은?

① 기형종   ② 융모막암종   ③ 내배엽동종양

④ 미분화세포종   ⑤ 투명세포종양

☑ 정답 ⑤

☑ 문헌 이한기 외, 병리학, 수문사, 2005, p.340

☑ 해설

   ▸ 난소의 종양은 상피세포종, 생식세포종, 성삭-기질세포종, 전이종 등으로 대별된다

049 다음과 같은 특징을 보이는 비뇨기계통의 질환으로 옳은 것은?

> • 여성보다 남성에 흔하다.
> • 심한 경련성 옆구리 통증을 유발한다.
> • 칼슘염화물 등이 요로를 폐쇄하여 발생한다.

① 요도염   ② 사구체신염   ③ 콩팥돌(신결석)

④ 물콩팥증(수신증)   ⑤ 콩팥기능상실(신부전)

☑ 정답 ③

☑ 문헌 전국응급구조학과교수협의회, 내과전문응급처치학, 도서출판 한미의학, 2018, p.413

☑ 해설

   ▸ 결석은 주로 신장에서 형성되지만 방광에서도 형성된다통증은 폐쇄된 요관의 수축으로 일어난다.

050 소변흐름의 조절능력을 상실한 비뇨기계통의 질환으로 옳은 것은?

① 방광염   ② 신우신염   ③ 물콩팥증(수신증)

④ 오줌새기(요실금)   ⑤ 콩팥기능상실(신부전)

☑ 정답 ④

☑ 문헌 박희진 외, 알기쉬운 병리학, 메디컬코리아, 2007, p.240

☑ 해설

▸ 임신, 출산, 자궁적출 및 폐경에 의한 여성에 많으며 60세 이상에서 빈발한다.

051 임신중독증의 증상으로 옳지 않은 것은?

① 부종   ② 고혈압   ③ 단백뇨

④ 갑작스런 체중증가   ⑤ 임신 4개월 후에 나타남

☑ 정답 ⑤

☑ 문헌 박희진 외, 알기쉬운 병리학, 메디컬코리아, 2007, p.265

☑ 해설

▸ 임신중독증은 보통 임신 7개월 이후에 나타난다.

052 성적 장애로 옳지 않은 것은?

① 관음증   ② 노출증   ③ 작화증

④ 성욕도착   ⑤ 성적 가학증

☑ 정답 ③

☑ 문헌 박희진 외, 알기쉬운 병리학, 메디컬코리아, 2007, p.473

☑ 해설

▸ 노출증 : 무관심 상태의 이성에게 자신의 성기를 노출하는 것

성욕도착 : 무생물을 이용한 성적 자극

성적 가학증 : 희생자가 고통을 당할 때 가학 성애자의 성적 자극을 느끼는 것

관음증 : 남의 성적인 행위나 부분을 은밀히 지켜보는 것

053 40대 중년 남자가 관절에 심한 통증을 호소하여 진단한 결과 다음과 같은 소견을 얻었다. 이 환자의 진단명으로 옳은 것은?

> • 요산대사의 이상으로 혈중 요산농도가 증가되었다
> • 요산염의 배설이 잘 되지 않았다
> • 요산이 결정체로 관절조직에 침착되었다

① 통풍   ② 요산뇨   ③ 연골육종

④ 변형성 관절증   ⑤ 추간원판 헤르니아

☑ 정답 ①

☑ 문헌 박희진 외, Paramedics 기초의학, 에듀팩토리, 2019, p.460

☑ 해설

▶ 핵산에서 유래하는 purine대사로부터 생긴 요산이 결정체로 되어 관절조직에 침착하는 질환.

054 페닐케톤뇨증(phenylketonuria)과 관련이 있는 것은?

① 암모니아가 다량 배설된다.

② 조직갈변증과 변형성 관절염이 나타난다.

③ 배설장애가 생겨 정신박약이 되기도 한다.

④ 타이로시나제(tyrosinase)의 결핍으로 발생한다.

⑤ 뇨와 혈중에 페닐알라닌(phenylalanine)이 증가한다.

☑ 정답 ⑤

☑ 문헌 박희진 외, Paramedics 기초의학, 에듀팩토리, 2019, p.460

☑ 해설

▶ 뇨와 혈중에 페닐알라닌(phenylalanine)이 증가하고 페닐피루브산(phenylpyruvicacid)이 배설된다.

055 자궁평활근과 혈관을 수축하는 약물로 옳은 것은?

① oxytocin   ② heparin   ③ clozapine

④ pimozide   ⑤ benztropine

☑ 정답 ①

☑ 문헌 범진필, 임상약리학, 청구문화사, 2016, p.423

☑ 해설

▶ heparin : 항응고제

clozapine, pimozide : 항정신병 약물

benztropine : 항파킨슨병 약물

056 progestin(progesterone)의 약리작용으로 옳지 않은 것은?

① 불임의 진단과 치료
② 월경전 긴장감 조절
③ 자궁내 과출혈 조절
④ 자궁내막증의 통증조절
⑤ 자궁수축으로 분만 유도

☑ 정답 ⑤

☑ 문헌 범진필, 임상약리학, 청구문화사, 2016, p.418

☑ 해설

▶ progestin은 자궁내막증의 통증조절, 호르몬 불균형에 따른 자궁내 과출혈 조절, 월경전 긴
장감 조절, 불임의 진단과 치료 등에 사용될 수 있다.

057 신장에서 나트륨과 물의 흡수를 억제하는 삼투성 이뇨제는?

① 치아민(thiamine)
② 글루카곤(glucagon)
③ 알부테롤(albuterol)
④ 만니톨(mannitol)
⑤ 디아제팜(diazepam)

☑ 정답 ④

☑ 문헌 박희진 외, Paramedics 기초의학, 에듀팩토리, 2019, p.479

☑ 해설

▶ 만니톨은 세포내에서 세포외로의 수분이동을 촉진시킨다.

058 분만 후 과출혈이 있는 산모에게 투여하는 자궁수축제로 옳은 것은?

① 황산마그네슘 　　　　② 아미노필린(aminophylline) 　　　　③ 황산아트로핀

④ 옥시토신(oxytocin) 　　　⑤ 터부탈린(terbutaline)

☑ 정답 ④

☑ 문헌 전국응급구조과교수협의회, 응급약리학, 한미의학, 2013, p.329

☑ 해설

▸ 옥시토신을 투여하기 전에 아기와 태반이 완전히 나왔는지 필히 확인하여야 한다.

059 조산억제제로 사용되는 교감신경 효능제로 옳은 것은?

① 황산마그네슘 　　　　　　　　② 아미노필린(aminophylline)

③ 황산아트로핀 　　　　　　　　④ 옥시토신(oxytocin)

⑤ 터부탈린(terbutaline)

☑ 정답 ⑤

☑ 문헌 김세은 외, 응급약리학, 한미의학, 2003, p. 245

☑ 해설

▸ 자궁의 β2아드레날린성 수용체에 대한 자극은 자궁이완을 일으켜 분만을 억제한다.

060 다음과 같은 약리작용을 하는 교감신경 작용제는?

> • 사구체 여과율을 증가시킨다.
> • α수용체에 작용하여 혈관을 수축한다.
> • noradrenaline합성의 전구물질로 심장의 β1수용체에 작용하여 수축력을 증강시킨다.

① isoproterenol 　　　　② methoxamine 　　　　③ methyldopa

④ dopamine 　　　　⑤ tyramine

☑ 정답 ④

☑ 문헌 전국응급구조과교수협의회, 응급약리학, 한미의학, 2013, p.489

☑ 해설

▶ 소량으로 장간막 및 신동맥의 dopamine 수용체를 통해서 혈관확장을 일으켜 사구체여과율을 증가시킨다.

061 삼투압 이뇨제의 특성을 설명한 것이다. (A)(B)(C)에 알맞은 내용은?

> • 삼투압 이뇨제는 (A)에서 자유로이 여과되고, (B)에서 재흡수 되지 않으며, 약리학적으로 불활성이므로 대량으로 투여하면 토리여과액 및 세뇨관액의 삼투압이 크게 (C)한다.

	①	②	③	④	⑤
(A)	신세뇨관	토리	콩팥소체	신세뇨관	토리
(B)	토리	신세뇨관	토리	콩팥소체	신세뇨관
(C)	증가	증가	감소	감소	감소

☑ 정답 ②

☑ 문헌 범진필, 임상약리학, 청구문화사, 2016, p.327

☑ 해설

▶ 대표적인 약물은 mannitol, urea, glycerin, isosorbide 등이 있다.

062 과도한 이뇨제의 사용으로 세뇨관으로의 K^+분비가 증가할 때 우려되는 증상으로 옳은 것은?

① 저칼슘혈증　　　　② 고칼슘혈증　　　　③ 저칼륨혈증
④ 고칼륨혈증　　　　⑤ 산증

☑ 정답 ③

☑ 문헌 전국응급구조학과교수협의회, (사)한국응급구조학회, 응급구조사를 위한 병리학, 메디컬사이언스, 2018, p.69

☑ 해설

▶ 저칼륨혈증(hypokalemia)은 신경근 질환과 비정상적인 심전도를 일으킬 수 있다.

063 다음과 같은 작용부위와 작용기전을 나타내는 이뇨제로 옳은 것은?

> • 작용부위 : 상행각의 두꺼운 부분   • 작용기전 : Na$^+$수송 억제

① 루프성 이뇨제　　　② 삼투성 이뇨제　　　③ 티아지드 이뇨제

④ 칼륨–보유 이뇨제　　⑤ 탄산탈수효소 억제제

☑ 정답 ①

☑ 문헌 범진필, 임상약리학, 청구문화사, 2016, p.329

☑ 해설

▶ Furosemide, ethacrynic acid 등이 있다.

001 부교감신경의 절전섬유가 시작되는 부위로 옳은 것은?

① 흉수부, 천수부   ② 요수부, 천수부   ③ 흉수부, 요수부

④ 뇌신경부, 천수부   ⑤ 뇌신경부, 요수부

☑ 정답 ④

☑ 문헌 박희진 외, Paramedics 기초의학, 에듀팩토리, 2019, p.529

☑ 해설

▶ 부교감신경은 뇌신경부의 눈돌림신경(동안신경), 얼굴신경(안면신경), 혀인두신경(설인신경), 제2천수부, 제4천수부 등에서 기시한다.

002 단핵구─큰포식세포 계열에 속하는 것으로 옳은 것은?

① 슈반세포   ② 뇌실막세포   ③ 별아교세포

④ 미세아교세포   ⑤ 희소돌기아교세포

☑ 정답 ④

☑ 문헌 해부학편찬위원회, 사람해부학, 범문에듀케이션, 2019, p.351

☑ 해설

▶ 미세아교세포(소교세포, microglia)는 중추신경계통의 토박이 큰포식세포로서 하루에도 몇 번씩 뇌조직에 대해 완벽한 검사를 수행하면서 죽은 조직, 미생물, 다른 이물질을 잡아먹는다.

003 바닥막이 없고 아래조직을 뚫고 뿌리 같은 돌기를 나타낸 상피세포에 해당하는 것으로 옳은 것은?

① 슈반세포   ② 별아교세포   ③ 뇌실막세포   ④ 미세아교세포   ⑤ 희소돌기아교세포

☑ 정답 ④

☑ 문헌 해부학편찬위원회, 사람해부학, 범문에듀케이션, 2019, p.350

004 뇌척수막으로 옳지 않은 것은?

① 경질막　　　② 거미막　　　③ 연질막　　　④ 기저막　　　⑤ 지주막

☑ 정답 ④

☑ 문헌 해부학편찬위원회, 사람해부학, 범문에듀케이션, 2019, p.365

☑ 해설

　▶ 중추신경계통은 뇌척수막으로 싸여있으며 뇌척수막은 경질막, 거미막(지주막), 연질막의 세
　　 층으로 구성되어있다.

005 뇌척수를 싸고 있는 막의 명칭이다. 표면에서부터 깊은 쪽으로 순서가 옳은 것은?

a. 경질막　　　b. 거미막　　　c. 연질막

① a→b→c　　　② a→c→b　　　③ b→a→c　　　④ b→c→a　　　⑤ c→a→b

☑ 정답 ①

☑ 문헌 해부학편찬위원회, 사람해부학, 범문에듀케이션, 2019, p.365

☑ 해설

　▶ 뇌척수막은 경질막, 거미막(지주막), 연질막의 순으로 세 층으로 구성되어있다.

006 신경계통과 내분비계통의 활동을 통합 조절하는 곳은?

① 소뇌　　　② 시상　　　③ 대뇌　　　④ 뇌줄기　　　⑤ 시상하부

☑ 정답 ⑤

☑ 문헌 김종연 외, 알기쉬운 인체생리학, 고문사, 2018, p.84

☑ 해설

　▶ 시상하부는 자율신경계통을 조절하며 신경계통과 내분비계통의 기능을 통합하여 조절하는
　　 중요한 기능을 갖고 있다.

007 뇌에서 가장 큰 부위로 옳은 것은?

① 대뇌　　　② 시상　　　③ 소뇌　　　④ 뇌줄기　　　⑤ 시상하부

☑ 정답 ①

☑ 문헌 해부학편찬위원회, 사람해부학, 범문에듀케이션, 2019, p.406

☑ 해설

　▶ 대뇌는 뇌의 가장 큰 부위로 창조적, 지적, 과학적인 능력을 조절하는 구조이다.

008 3번 뇌신경의 이름으로 옳은 것은?

① 시각신경　　　　　② 미주신경　　　　　③ 혀인두신경(설인신경)

④ 눈돌림신경(동안신경)　　⑤ 도르레신경(활차신경)

☑ 정답 ④

☑ 문헌 해부학편찬위원회, 사람해부학, 범문에듀케이션, 2019, p.441

☑ 해설

　▶ 시각신경은 2번, 도르레신경(활차신경)은 4번, 혀인두신경(설인신경)은 9번, 미주신경은 10
　　번이다.

009 목의 척추뼈 수와 목척수신경의 수로 옳은 것은?

	①	②	③	④	⑤
척추뼈 수	6	6	7	7	8
척수신경 수(쌍)	7	8	8	9	10

☑ 정답 ③

☑ 문헌 해부학편찬위원회, 사람해부학, 범문에듀케이션, 2019, p.169,375

☑ 해설

　▶ 목의 척추뼈는 7개이며 목척수신경은 8쌍이다.

010 가슴의 척추뼈 수와 가슴척수신경의 수로 옳은 것은?

	①	②	③	④	⑤
척추뼈 수	10	10	12	12	14
척수신경 수(쌍)	10	12	12	14	16

☑ 정답 ③

☑ 문헌 해부학편찬위원회, 사람해부학, 범문에듀케이션, 2019, p.169,375

☑ 해설

▶ 가슴의 척추뼈는 12개이며 가슴척수신경은 12쌍이다.

011 허리와 엉치부의 척수신경 수로 옳은 것은?

① 3쌍   ② 4쌍   ③ 5쌍   ④ 6쌍   ⑤ 7쌍

☑ 정답 ③

☑ 문헌 해부학편찬위원회, 사람해부학, 범문에듀케이션, 2019, p.375

☑ 해설

▶ 허리와 엉치부의 척추뼈는 5개씩 이며 척수신경은 5쌍씩 이다.

012 연질막의 변형구조로 척수를 고정시키는 역할을 하는 것으로 옳은 것은?

① 말총   ② 섬유끈   ③ 종말끈   ④ 치아인대   ⑤ 척수원뿔

☑ 정답 ④

☑ 문헌 해부학편찬위원회, 사람해부학, 범문에듀케이션, 2019, p.367

☑ 해설

▶ 치아인대(치상인대, denticulate ligaments)는 연질막의 연장구조로 척수를 경질막에 고정시킨다.

013 척수의 기능으로 옳은 것은?

① 전달, 보행, 반사　　　　② 전달, 분비, 반사

③ 분비, 보행, 반사　　　　④ 전달, 보행, 호르몬생산

⑤ 보행, 반사, 호르몬생산

☑ 정답 ①

☑ 문헌 해부학편찬위원회, 사람해부학, 범문에듀케이션, 2019, p.364

☑ 해설

  ▶ 전달　: 정보를 몸 위아래로 전달하는 신경섬유 다발로 되어있다.

     보행 : 신경회로에 의해 교대적 팔다리 운동 발생.

     반사 : 자극에 대한 불수의적 반응.

014 뜨거운 것에 닿았을 때 일어나는 반사활(궁)을 순서대로 나열한 것으로 옳은 것은?

a. 운동신경　b. 감각신경　c. 수용기　d. 중추　e. 효과기

① a→b→c→d→e　　　　② a→c→b→d→e

③ b→a→c→d→e　　　　④ c→b→d→a→e

⑤ c→a→b→d→e

☑ 정답 ④

☑ 문헌 이인모 외, BASIC MEDICINE 기초의학, 학지사메디컬, 2019, p.132

☑ 해설

  ▶ 반사활(궁)은 신경계통의 기능적 단위로 수용기, 감각신경, 중추, 운동신경과 그 효과기로

    구성되어 있다.

015 굴곡반사를 일으키는 자극이 클 경우 굴곡반사 반대쪽 팔다리에서 일어나는 반사로

옳은 것은?

① 슬개건반사　　　　② 심부건반사　　　　③ 교차수축반사

④ 굽힘도피반사　　　　⑤ 교차신전반사

☑ 문헌 기초의학 교재편찬연구회, 인체생리학, 에듀팩토리. 2017 p.163

☑ 해설

▶ 굴곡반사가 일어나는 동안 잃어버릴 수 있는 신체균형을 유지하기 위해 일어나는 반사.

016 뇌척수액이 채워져 있어 외부 충격으로부터 신경조직이 잘 보호될 수 있도록 해주는 뇌척수막 부위로 옳은 것은?

① 경질막   ② 연질막   ③ 지주막

④ 지주막하강   ⑤ 뇌실사이구멍

☑ 문헌 기초의학 교재편찬연구회, 인체생리학, 에듀팩토리. 2017 p.163

☑ 해설

▶ 지주막하강은 지주막(거미막)과 연막(연질막)사이의 상대적으로 넓은 공간으로 뇌척 수액
이 채워져 있어 외부 충격으로부터 신경조직이 잘 보호될 수 있다.

017 신경세포(신경원)를 이루는 구조로 옳지 않은 것은?

① 닛슬소체

② 말이집(수초)

③ 슈반세포

④ 하버스관

⑤ 란비엘결절

☑ 문헌 강병우 외, 응급구조사 기초의학, 군자출판사, 2014, p.156

☑ 해설

▶ 신경세포(신경원)를 이루는 구성요소는 닛슬소체, 란비엘결절, 말이집(수초), 슈반세포 등이
있다.

018 가슴(흉부) 및 배부위(복부)의 내장까지 분포하며 대부분 부교감신경섬유로 구성된 뇌신경은?

① 미주신경   ② 더부신경(부신경)   ③ 혀밑신경(설하신경)

④ 벌림신경(외전신경)   ⑤ 도르래신경(활차신경)

☑ 정답 ①

☑ 문헌 최명애 외, 인체의 구조와 기능, 현문사, 2017, p.282

☑ 해설

▶ 주로 연하, 발성 및 내장기능에 관여하고 연수의 옆과 혀인두신경(설인신경) 아래에서 나와 혀인두신경(설인신경)을 따라 목정맥구멍(경정맥공)을 통해 두개강을 나온다.

019 뇌하수체가 수용되어 있는 부위로 옳은 것은?

① 중뇌상부   ② 시상하부 좌우측

③ 나비뼈(접형골)의 대익   ④ 나비뼈(접형골)의 안장(터어키안)

⑤ 이마뼈(전두골)의 앞머리뼈우묵(전두개와)

☑ 정답 ④

☑ 문헌 해부학편찬위원회, 사람해부학, 범문에듀케이션, 2019, p.489

☑ 해설

▶ 지름 1cm, 무게 0.5g 정도의 타원형기관으로 시상하부 밑에 직접 연결되어 있다.

020 심장의 외적 신경지배를 설명한 것이다. (A), (B), (C)의 내용으로 옳은 것은?

> • 굴심방결절(동방결절)과 방실결절의 (A)신경 자극은 심박출량을 증가시키고, (B)신경 자극은 (C)(을)를 줄여서 심박출량을 감소시킨다.

	①	②	③	④	⑤
A	교감	교감	부교감	중추	척수
B	체성	부교감	교감	말초	척골
C	심박동수	심박동수	심박동수	호흡량	호흡량

☑ 정답 ②

☑ 문헌 박희진 외, Paramedics 기초의학, 에듀팩토리, 2019, p.299

☑ 해설

▶ 심장의 흥분충동 전도계의 외적 조절은 자율신경계에 의해서 이루어지며 심박동율과 심박출량은 신체의 생리적 변화에 따라 조절된다.

021 뇌부에 있는 미주신경의 부교감신경섬유가 분포하는 부위로 옳은 것은?

① 심장   ② 눈물샘(누선)

③ 귀밑샘(이하선)   ④ 턱밑샘(악하선)

⑤ 혀의 뒤 1/3부위

☑ 정답 ①

☑ 문헌 해부학편찬위원회, 사람해부학, 범문에듀케이션, 2019, p.441

☑ 해설

▶ 미주신경의 부교감신경섬유는 기관지와 소화관의 평활근, 췌장 및 심장에 분포한다.

022 다음과 같은 해부학적 구조로 되어있는 뇌 부위로 옳은 것은?

> • 넷째뇌실의 아랫부분 1/2
> • 뇌줄기의 아랫부위이며 다리뇌와 척수의 이음 부분
> • 혀인두신경핵, 미주신경핵, 더부신경핵, 혀밑신경핵 등이 있다.

① 숨뇌   ② 소뇌   ③ 중간뇌

④ 다리뇌   ⑤ 시상하부

☑ 정답 ①

☑ 문헌 대한해부학회, 알기쉬운 사람해부학, 현문사, 2019. p.195

☑ 해설

▶ 숨뇌(연수) 앞쪽의 피라미드는 대뇌겉질에서 척수로 가는 운동신경다발이다.

023 신경계의 구조적, 기능적인 단위로 옳은 것은?

① 말이집(수초)　　　　② 단극신경원　　　　③ 신경집(신경초)

④ 신경세포(신경원)　　⑤ 가지돌기(수상돌기)

☑ 정답 ④

☑ 문헌 해부학편찬위원회, 사람해부학, 범문에듀케이션, 2019, p.346

☑ 해설

▶ 신경세포(신경원)는 신경계의 기본단위로 물리적, 화학적 자극에 반응하는 흥분성과 이를 다른 조직에 전달하는 전도성을 지닌 기능적 단위이다.

024 각각의 신경세포(신경원)가 서로 연결되는 부위명으로 옳은 것은?

① 축삭(axon)　　　　　② 연접(synapse)

③ 신경속(fascicle)　　　④ 말이집(수초 myelin sheath)

⑤ 가지돌기(수상돌기 dendrite)

☑ 정답 ②

☑ 문헌 해부학편찬위원회, 사람해부학, 범문에듀케이션, 2019, p.355

☑ 해설

▶ 연접(synapse)부는 1개의 신경세포(신경원)의 신경돌기말단이 다른 신경세포(신경원)의 신경세포체 또는 가지돌기(수상돌기)에 연접한다.

025 다음과 같은 특징을 갖는 간뇌의 부위로 옳은 것은?

> • 시상하구의 하부에 위치한다.
> • 기저표면에는 회백융기와 유두체가 뚜렷하다.
> • 자율신경계의 최고 중추이다.

① 시상　　　② 변연계　　　③ 시상상부　　　④ 시상후부　　　⑤ 시상하부

☑ 정답 ⑤

☑ 문헌 해부학편찬위원회, 사람해부학, 범문에듀케이션, 2019, p.405

☑ 해설

▶ 형태상 시상하부는 중추신경계의 고위중추와 망상체 사이의 중요한 위치를 차지하고 있다.

026 오름(감각)척수신경로로 옳은 것은?

① 척수시상로

② 덮개척수로

③ 가쪽겉질척수로

④ 안쪽그물척수로

⑤ 가쪽안뜰척수로

☑ 정답 ①

☑ 문헌 해부학편찬위원회, 사람해부학, 범문에듀케이션, 2019, p.368

☑ 해설

▶ 오름(감각)척수신경로 : 널판다발, 쐐기다발, 척수시상로, 척수그물로, 뒤척수소뇌로, 앞척
수소뇌로

내름(운동)척수신경로 : 가쪽겉질척수로, 앞겉질척수로, 덮개척수로, 가쪽겉질척수로, 안
쪽그물척수로, 가쪽안뜰척수로, 안쪽안뜰척수로

027 간뇌에서 일어나는 뇌신경으로 옳은 것은?

① 후각신경(제1뇌신경)

② 삼차신경(제5뇌신경)

③ 속귀신경(제8뇌신경)

④ 시각신경(제2뇌신경)

⑤ 눈돌림신경(제3뇌신경)

☑ 정답 ④

☑ 문헌 기초의학 교재편찬연구회, 인체생리학, 에듀팩토리. 2017 p.175

☑ 해설

▶ 시각신경(시신경)은 간뇌에서 일어나(기시하여) 시각을 느낀다.

028 부교감신경의 효과로 옳은 것은?

① 동공확대   ② 방광벽 수축근 이완

③ 털세움근(입모근) 수축   ④ 위장관벽의 근육 수축

⑤ 눈물샘(누선)분비 증가

☑ 정답 ⑤

☑ 문헌 이인모 외, BASIC MEDICINE 기초의학, 학지사메디컬, 2019, p.355

☑ 해설

▶ 피부의 동맥 수축, 방광조임근(방광괄약근) 수축 등에 관여한다.

029 교감신경의 효과로 옳은 것은?

① 동공확대   ② 콩팥(신장)수축

③ 기관지분비 증가   ④ 방광벽 수축근 이완

⑤ 눈물샘(누선)분비 증가

☑ 정답 ⑤

☑ 문헌 이인모 외, BASIC MEDICINE 기초의학, 학지사메디컬, 2019, p.355

☑ 해설

▶ 콩팥(신장)의 수축, 방광벽 수축근이완 등에 관여한다.

030 설하신경의 지배를 받는 목뿔근(설골근)으로 옳은 것은?

① 두힘살근(악이복근)

② 턱목뿔근(악설골근)

③ 붓목뿔근(경돌설골근)

④ 턱끝목뿔근(이설골근)

⑤ 어깨목뿔근(견갑설골근)

☑ 정답 ④

☑ 문헌 최명애 외, 인체의 구조와 기능, 현문사, 2017, p.278

☑ 해설

▶ 두힘살근(악이복근) : 안면과 하악신경

턱목뿔근(악설골근) : 하악신경

붓목뿔근(경돌설골근) : 안면신경

어깨목뿔근(견갑설골근) : 경신경

턱끝목뿔근(이설골근) : 설하신경

031 신경자극을 감각수용기로부터 중추신경계로 전달하는 신경세포(neuron)는?

① 연합뉴런   ② 체성뉴런   ③ 자율뉴런

④ 신경뉴런   ⑤ 감각뉴런

☑ 정답 ⑤

☑ 문헌 최명애 외, 인체의 구조와 기능, 현문사, 2017, p.236

☑ 해설

▸ 연합뉴런 : 중추신경계내에 주로 위치한 다극성 뉴런

체성뉴런 : 골격근 반사와 의지적 통제를 담당

자율뉴런 : 평활근과 심근, 선 등과 같은 불수의 효과기를 자극

신경뉴런 : 감각섬유와 운동섬유의 집합

032 평활근과 심근, 샘 등과 같은 불수의 효과기를 자극하는 신경세포(neuron)는?

① 연합뉴런   ② 체성뉴런   ③ 자율뉴런

④ 신경뉴런   ⑤ 감각뉴런

☑ 정답 ③

☑ 문헌 최명애 외, 인체의 구조와 기능, 현문사, 2017, p.236

☑ 해설

▸ 자율뉴런 : 평활근과 심근, 선 등과 같은 불수의 효과기를 자극

신경뉴런 : 감각섬유와 운동섬유의 집합

033 신경계의 지지세포와 그 기능의 연결이 잘못된 것은?

① 슈반세포 – 수초를 형성

② 위성세포 – 말초신경계의 신경절내 세포체를 지지

③ 상의세포 – 뇌의 뇌실과 척수의 중심관 내강표면을 덮음

④ 희소돌기아교세포 – 중추신경계의 축삭을 둘러싼 수초를 형성

⑤ 소교세포 – 중추신경계에서 뉴런의 외부환경을 조절하는데 도와줌

☑ 정답 ⑤

☑ 문헌 최명애 외, 인체의 구조와 기능, 현문사, 2017, p.232

☑ 해설

▸ 소교세포 - 퇴화된 이물질을 포식함

  성상세포 - 중추신경계에서 뉴런의 외부환경을 조절하는데 도와줌

▸ 희소돌기아교세포(=희돌기교세포), 상의세포(=뇌실막세포)

034 산불진화 중 구급대원이 갑자기 쓰러졌다. 이 때 산소결핍으로 가장 민감하게 손상을 받는 세포는?

① 골세포   ② 지방세포   ③ 연골세포   ④ 배상세포   ⑤ 신경세포

☑ 정답 ⑤

☑ 문헌 최명애 외, 인체의 구조와 기능, 현문사, 2017, p.234

☑ 해설

▸ 뇌는 4분이상 산소공급이 멈추면 손상이 오기 시작한다.

035 아교세포의 종류로 옳지 않은 것은?

① 효과기세포   ② 뇌실막세포   ③ 별아교세포

④ 미세아교세포   ⑤ 희소돌기아교세포

☑ 정답 ①

☑ 문헌 최명애 외, 인체의 구조와 기능, 현문사, 2017, p.232

☑ 해설

▶ 아교세포의 종류(5가지) : 뇌실막세포, 별아교세포, 미세아교세포, 희소돌기아교세포, 신경집세포

036 말초신경계의 축삭을 둘러싸고 축삭의 영양과 재생에 관여하는 것으로 옳은 것은?

① 축삭돌기   ② 시냅스(synapse)

③ 희돌기교세포   ④ 슈반초(sheath of Schwann)

⑤ 랑비에결절(nodes of Ranvier)

☑ 정답 ④

☑ 문헌 이인모 외, BASIC MEDICINE 기초의학, 학지사메디컬, 2019, p.116.

☑ 해설

▶ 말초신경계의 모든 축삭은 슈반초(슈반세포집, sheath of Schwann)로 둘러싸여 있고, 말초신경계와 중추신경계의 어떤 축삭은 수초(myelin sheath)로 둘러싸여 있다.

037 신경전달물질인 글루탐산(glutamic acid)을 글루타민(glutamine)으로 전환하는 등 혈관으로부터 신경세포로 대사물질을 운반하는 신경교세포는?

① 슈반세포   ② 소교세포   ③ 성상세포   ④ 상의세포   ⑤ 희돌기교세포

☑ 정답 ③

☑ 문헌 강병우 외, 응급구조사 기초의학, 군자출판사, 2014, p.158

☑ 해설

▶ 신경전달물질인 글루탐산(glutamic acid)은 성상세포에 흡수되어 글루타민(glutamine)으로 전환된다. 그 다음 글루타민은 성상세포로부터 방출되고 신경전달물질을 재생산하는데 이용된다.

▶ 소교세포 - 퇴화된 이물질을 포식함

성상세포 - 중추신경계에서 뉴런의 외부환경을 조절하는데 도와줌

▶ 희소돌기아교세포(=희돌기교세포), 상의세포(=뇌실막세포)

038 한 뉴런과 두 번째 세포사이의 기능적 연결부는?

① 축삭돌기

② 시냅스(synapse)

③ 희돌기교세포

④ 랑비에결절(nodes of Ranvier)

⑤ 슈반초(sheath of Schwann)

☑ 정답 ②

☑ 문헌 해부학편찬위원회, 사람해부학, 범문에듀케이션, 2019, p.355

☑ 해설

▸ 시냅스(synapse)는 한 뉴런과 두 번째 세포사이의 기능적 연결부이다.

039 독소에 의한 신경작용을 서술한 내용이다. (A), (B), (C), (D)의 용어로 옳은 것은?

> • 보툴리눔(botulinum)독소는 (A)방출을 막아 (B)마비를 일으키고, 파상풍(tetanus)독소는 (C)를 봉쇄하여 (D)마비를 일으킨다.

	①	②	③	④	⑤
A	아드레날린	아드레날린	아세틸콜린	아세틸콜린	아세틸콜린
B	이완성	경련성	이완성	경련성	이완성
C	흥분성시냅스	흥분성시냅스	억제성시냅스	억제성시냅스	흥분성시냅스
D	경련성	이완성	경련성	이완성	경련성

☑ 정답 ③

☑ 문헌 박인국, 생리학, 라이프사이언스, 2003, p.112.

☑ 해설

▸ 보툴리눔독소와 파상풍독소는 신경전달을 방지하여 마비를 일으키는 세균의 생성물질들
이다. 이 신경독소들은 단백질가수분해효소로 작용한다.

040 신경가스를 흡입할 경우 경련성마비를 일으키는 이유로 옳은 것은?

① K+이온이 세포외부로 확산되므로

② 아세틸콜린이 분해 되지 않으므로

③ Na+ 이온이 세포외부로 확산되므로

④ 아세틸콜린이 무스카린성 수용체와 결합하므로

⑤ 아세틸콜린이 수용체 단백질과 쉽게 분해 되기 때문에

☑ 정답 ②

☑ 문헌 박인국, 생리학, 라이프사이언스, 2003, p. 117.

☑ 해설

▶ 신경가스는 골격근의 아세틸콜린에스테라아제(Acetylcholinesterase, AchE)의 활성을 억제
하는 작용을 한다. 신경가스를 흡입하면 Ach가 분해 되지 않으므로 Ach가 계속해서 수용
체 단백질과 결합하고 시냅스 후 세포를 자극하여 경련성 마비를 일으킨다.

041 신경전달물질로 옳지 않은 것은?

① 도파민(dopamine)

② 세로토닌(serotonin)

③ 글루탐산(glutamic acid)

④ 노르에피네프린(norepinephrine)

⑤ 아세틸콜린분해효소(acetylcholinesterase)

☑ 정답 ⑤

☑ 문헌 박희진 외, Paramedics 기초의학, 에듀팩토리, 2019, p.518

☑ 해설

▶ 세로토닌(serotonin) : 뉴런에 의해 신경전달물질로 작용한다.

도파민(dopamine) : 도파민작동성 뉴런에 의해 신경전달물질로 작용한다.

노르에피네프린(norepinephrine) : 중추신경계와 말초신경계에서 신경전달물질로 작용한다.

글루탐산(glutamic acid) : 중추신경계에서 흥분성 신경전달물질로 작용한다.

042 대뇌 전두엽의 기능으로 옳은 것은?

① 체성감각   ② 지적활동   ③ 시각인지

④ 청각감각   ⑤ 구조와 모양에 대한 해석

☑ 정답 ②

☑ 문헌 이인모 외, BASIC MEDICINE 기초의학, 학지사메디컬, 2019, p.122

☑ 해설

    ▶ 전두엽의 기능 : 골격근 수의운동 통제, 개성, 지적활동, 구두교신 등

043 대뇌 후두엽의 기능으로 옳은 것은?

① 구두교신   ② 지적활동   ③ 체성감각

④ 시각인지   ⑤ 청각인지

☑ 정답 ④

☑ 문헌 이인모 외, BASIC MEDICINE 기초의학, 학지사메디컬, 2019, p.122

☑ 해설

    ▶ 체성감각은 대뇌 두정엽의 기능이다.

044 브로카(Broca) 실어증으로 옳은 것은?

① 계산능력이 전혀 없다.

② 언어를 이해하지 못한다.

③ 말의 속도는 빠르나 의미가 없다.

④ 왼쪽 하전두회의 손상에 의한 것이다.

⑤ 말 내용이 꾸며져서 이해하기 곤란하다.

☑ 정답 ④

☑ 문헌 이인모 외, BASIC MEDICINE 기초의학, 학지사메디컬, 2019, p.123

☑ 해설

    ▶ 언어를 이해 못하거나 말 내용이 꾸며져서 이해하기 곤란한 것은 베르니케 실어 증이다.

045 베르니케(Wernicke) 실어증으로 옳은 것은?

① 언어상실증이 나타난다.

② 운동상실증이 나타난다.

③ 말이 느리며 부정확하다.

④ 오른팔과 얼굴감각이 약해진다.

⑤ 상측두회의 손상에 의한 것이다.

☑ 정답 ⑤

☑ 문헌 이인모 외, BASIC MEDICINE 기초의학, 학지사메디컬, 2019, p.122

☑ 해설

▶ 운동언어상실증 등은 브로카(Broca)실어증이다.

046 시상하부와 대뇌변연계가 관여하는 감정이나 행동으로 옳지 않은 것은?

① 성(sex)　　② 섭식　　③ 공포　　④ 공격성　　⑤ 암기력

☑ 정답 ⑤

☑ 문헌 김종연, 알기쉬운 인체생리학, 고문사, 2018, p.82.

☑ 해설

▶ 시상하부와 대뇌변연계(둘레계통)가 관여하는 감정이나 행동은 공격성, 공포, 섭식, 성, 보
상과 처벌 등이다.

047 시상하부에서 관여하는 생리적 기능으로 옳지 않은 것은?

① 분노　　② 갈증　　③ 배고픔　　④ 체온조절　　⑤ 소변의 배설

☑ 정답 ⑤

☑ 문헌 김종연, 알기쉬운 인체생리학, 고문사, 2018, p.84

☑ 해설

▶ 시상하부에서 관여하는 생리적 기능 : 배고픔, 갈증, 체온조절, 분노, 수면, 각성, 성적충동,
성행위, 공포, 고통, 즐거움, 상이한 감정상태에 대한 내장 반응 등

048 역행성 운반에 의해 축삭말단에서 세포체 쪽으로 이동되는 질환으로 옳은 것은?

① 장염

② 백혈병

③ 소아마비

④ 갑상선염

⑤ 보툴리누스

☑ 정답 ③

☑ 문헌 박희진 외, Paramedics 기초의학, 에듀팩토리, 2019, p.524

☑ 해설

▶ 역행성운반 : 수상돌기- 세포체- 축삭의 정상경로가 아닌 역행성운반으로 독성물질이나 각
종 신경친화성의 이물질들은 반대로 축삭말단에서 세포체 쪽으로 이동한다.

049 전척수시상로(anterior spinothalamic tract)의 기능으로 옳은 것은?

① 통증과 온도충격을 전도

② 촉각과 압각을 위한 감각충격 전도

③ 피부, 근육으로부터 오는 감각충격 전도

④ 신체의 양쪽으로부터 온 감각충격을 소뇌에 전도

⑤ 신체의 한쪽으로부터 온 감각충격을 소뇌의 같은 쪽으로 전도

☑ 정답 ②

☑ 문헌 이인모 외, BASIC MEDICINE 기초의학, 학지사메디컬, 2019, p.134

☑ 해설

▶ 외측척수시상로 : 통증과 온도충격을 전도

전척수시상로 : 촉각과 압각을 위한 감각충격 전도

박속과 설상속 : 피부, 근육, 관절, 건으로부터 오는 감각충격 전도

후척수소뇌로 : 신체의 한쪽으로부터 온 감각충격을 소뇌의 같은 쪽으로 전도

전척수소뇌로 : 신체의 양쪽으로부터 온 감각충격을 소뇌에 전도

050 추락에 의해 양 하지의 신근경직과 상지에서 중등도의 굴곡이 발생한 환자의 손상부위로 옳은 것은?

① 뇌간
② 척수수질
③ 대뇌피질
④ 대뇌수질
⑤ 척수피질

☑ 정답 ③

☑ 문헌 최명애 외, 인체의 구조와 기능, 현문사, 2017, p.262

☑ 해설

▸ 대뇌피질의 손상에 기인하는 제피질경직이다. 뇌간의 대부분은 건재하다.

051 얼굴신경(안면신경)의 기능으로 옳은 것은?

① 두피로부터 오는 감각자극
② 평형에 관련된 감각자극
③ 인두근으로부터의 고유수용
④ 안구상사근으로부터의 고유수용
⑤ 혀의 앞 2/3 미뢰로부터 오는 감각자극

☑ 정답 ⑤

☑ 문헌 대한해부학회, 알기쉬운 사람해부학, 현문사, 2019. p.208

☑ 해설

▸ 삼차신경 : 두피로부터 오는 감각자극

속귀신경(내이신경) : 평형에 관련된 감각자극

얼굴신경(안면신경) : 혀의 앞 2/3 미뢰로부터 오는 감각자극

혀인두신경(설인신경) : 인두근으로부터의 고유수용

도르래신경(활차신경) : 안구상사근으로부터의 고유수용

052 미주신경의 기능으로 옳은 것은?

① 발성, 내장기능의 조절

② 청각에 관련된 감각자극

③ 귀밑샘(이하선)으로부터의 타액분비

④ 안구 외측직근으로부터 오는 고유수용

⑤ 어깨를 움직이는 근으로부터오는 고유수용

☑ 정답 ①

☑ 문헌 강병우 외, 응급구조사 기초의학, 군자출판사, 2014, p.367

☑ 해설

▶ 미주신경 : 발성, 내장기능의 조절

속귀신경(내이신경) : 청각에 관련된 감각자극

혀인두신경(설인신경) : 귀밑샘(이하선)으로부터의 타액분비

더부신경(부신경) : 어깨를 움직이는 근으로부터오는 고유수용

갓돌림신경(외전신경) : 안구 외측직근으로부터 오는 고유수용

053 삼차신경(안면신경)에 관한 내용으로 옳은 것은?

① 제Ⅲ뇌신경으로 동안신경이다.

② 제Ⅲ뇌신경으로 운동신경이다.

③ 제Ⅲ뇌신경으로 혼합신경이다.

④ 제Ⅴ뇌신경으로 운동신경이다.

⑤ 제Ⅴ뇌신경으로 혼합신경이다.

☑ 정답 ⑤

☑ 문헌 대한해부학회, 알기쉬운 사람해부학, 현문사, 2019. p.208

☑ 해설

▶ 삼차신경 : 제Ⅴ뇌신경으로 혼합신경이며 눈신경, 위턱신경, 아래턱신경 등 3갈래로 나누어진다.

054 교감신경과 부교감신경의 모든 신경절전섬유에서 방출되는 신경전달물질은?

① 도파민　　② 아세틸콜린　　③ 아드레날린　　④ 에피네프린　　⑤ 노르아드레날린

☑ 정답 ②

☑ 문헌 박희진 외, Paramedics 기초의학, 에듀팩토리, 2019, p.528

☑ 해설

▶ 아세틸콜린(acetylcholine)은 교감신경과 부교감신경의 모든 신경절전섬유와 효과기 세포와의 시냅스에서 부교감 신경절후섬유에 의해 방출되는 신경전달물질이다.

055 교감신경과 부교감신경의 이중 신경지배를 받고 있는 기관으로 옳은 것은?

① 입모근, 생식기　　　② 땀샘, 생식기　　　③ 생식기, 비뇨기

④ 입모근, 비뇨기　　　⑤ 땀샘, 입모근

☑ 정답 ③

☑ 문헌 박인국, 생리학, 라이프사이언스, 2003, p. 162.

☑ 해설

▶ 음경발기는 부교감신경 자극으로부터 오는 혈관확장에 의한 것이고, 사정은 교감신경의 자극에 의한 협동이다. 여자의 경우 음핵발기와 질분비는 부교감신경에 의해 자극받는 한편 오르가즘은 교감신경에 의해 일어난다. 배뇨반사에서도 교감과 부교감신경의 협동작용이 일어난다.

056 다음 두 신경의 공통된 숫자로 옳은 것은?

• 혀밑신경(설하신경)　• 가슴신경(흉신경)

① 6　　　　② 8　　　　③ 10　　　　④ 12　　　　⑤ 14

☑ 정답 ④

☑ 문헌 박희진 외, Paramedics 기초의학, 에듀팩토리, 2019, p.509

☑ 해설

▶ 설하신경 12번, 흉신경 12쌍

057 교감신경의 신경절전섬유의 유출부위(기시부, origin)로 옳은 것은?

① 연수   ② 중뇌   ③ 마름뇌(능뇌)

④ 척수의 천수   ⑤ 척수의 흉요수

☑ 정답 ⑤

☑ 문헌 박희진 외, Paramedics 기초의학, 에듀팩토리, 2019, p.530

☑ 해설

▶ 교감신경의 신경절전섬유의 유출부위는 척수의 흉요수부이며, 부교감신경의 유출부위는 중뇌, 마름뇌(능뇌), 척수의 천수부위이다.

058 부교감신경의 작용효과로 옳은 것은?

① 기관지 확장   ② 위장관 수축

③ 음경발기 이완   ④ 심장의 수축력 감소

⑤ 기관지 점액분비 감소

☑ 정답 ④

☑ 문헌 대한해부학회, 알기쉬운 사람해부학, 현문사, 2019. p.222

☑ 해설

▶ 부교감신경의 작용효과 : 위장관 이완, 음경발기 촉진, 기관지 점액분비 증가

059 교감신경계의 효과로 옳은 것은?

① 모양체근 이완   ② 동공수축

③ 누액 분비촉진   ④ 타액분비 증가

⑤ 심박동수 감소

☑ 정답 ①

☑ 문헌 박희진 외, Paramedics 기초의학, 에듀팩토리, 2019, p.531

☑ 해설

▶ 동공수축, 누액 분비촉진, 타액분비 증가, 심박동수 감소 등은 부교감신경계의 효과이다.

060 교감신경 말단에서 분비되는 호르몬으로 옳은 것은?

① 인슐린   ② 티록신   ③ 아세틸콜린

④ 에스트로겐   ⑤ 아드레날린

☑ 정답 ⑤

☑ 문헌 박희진 외, Paramedics 기초의학, 에듀팩토리, 2019, p.531

☑ 해설

▸ 교감신경 말단에서 분비되는 아드레날린은 혈관수축 등에 관여한다.

061 교감신경계의 효과로 옳은 것은?

① 방광 수축   ② 혈관 수축   ③ 세기관지 수축

④ 심장전도율 감소   ⑤ 위장관 운동 촉진

☑ 정답 ②

☑ 문헌 박희진 외, Paramedics 기초의학, 에듀팩토리, 2019, p.531

☑ 해설

▸ 심장전도율 감소, 세기관지 수축, 위장관 운동 촉진, 방광 수축 등은 부교감신경계의 효과
이다.

062 부교감신경계의 효과로 옳은 것은?

① 음경 발기   ② 혈관 수축

③ 땀분비 촉진   ④ 지방분해 촉진

⑤ 부신수질 호르몬 분비촉진

☑ 정답 ①

☑ 문헌 박희진 외, Paramedics 기초의학, 에듀팩토리, 2019, p.531

☑ 해설

▸ 땀분비 촉진, 부신수질 호르몬 분비촉진, 혈관 수축, 지방분해 촉진 등은 교감신경계의 효
과이다.

063 외부로부터의 자극을 세포체로 받아들이는 구심성섬유(afferent fiber)는?

① 축삭돌기(axon)　　　　　　② 세포체(cell body)

③ 신경아교(neuroglia)　　　　④ 미토콘드리아(mitochondria)

⑤ 가지돌기(수상돌기)(dendrite)

☑ 정답 ⑤

☑ 문헌 최명애 외, 인체의 구조와 기능, 현문사, 2017, p.234

☑ 해설

▶ 수상돌기는 세포체로부터 나뭇가지 모양으로 분지된 돌기이고, 세포체와 더불어 외부신호를 받아들이는 기능을 수행한다.

064 도약전도를 가능하게 하는 신경원의 부위는?

① 세포체(cell body)　　　　　② 축삭돌기(axon)

③ 슈반초(Schwann's sheath)　④ 가지돌기(수상돌기, Dendrite)

⑤ 신경섬유마디(node of Ranvier)

☑ 정답 ⑤

☑ 문헌 해부학편찬위원회, 사람해부학, 범문에듀케이션, 2019, p.352

☑ 해설

▶ 도약전도 : 활동전압을 발생시킬 수 있는 장소로 빨리 전달되는 현상 즉 한곳의 랑비에 결절에서 생긴 활동전압이 다음의 랑비에결절로 마치 징검다리를 건너뛰듯이 전도되는 양상

065 다음과 같은 특징을 갖는 신경교세포로 옳은 것은?

• 중배엽에서 발생 • 중추신경계의 신경교세포 • 조직 내에서 식작용, 물질의 운반과 파괴, 제거 등의 역할

① 성상교세포(astrocyte)　　　② 소교세포(microglia)

③ 슈반세포(Schwann's cell)　④ 상의세포(ependymal cell)

⑤ 희돌기교세포(oligodendrocyte)

☑ 정답 ②

☑ 문헌 해부학편찬위원회, 사람해부학, 범문에듀케이션, 2019, p.351

☑ 해설

　　▶ 소교세포(미세아교세포, microglia)는 신경교세포의 5%를 차지하고 뇌나 척수의 혈관 근처에서 관찰되며 조직 내를 유주하면서 식작용, 물질의 운반과 파괴 및 제거 등의 역할을 한다.

066 체외 및 체내에서 발생되는 각종 자극을 수용하는 감각신경종말의 신경원이 위치하는 부위로 옳은 것은?

① 세포체(cell body)

② 수상돌기(dendrite)

③ 축삭돌기(axon)

④ 슈반초(Schwann's sheath)

⑤ 랑비에결절(node of Ranvier)

☑ 정답 ②

☑ 문헌 대한해부학회, 알기쉬운 사람해부학, 현문사, 2019. p.183

☑ 해설

　　▶ 감각신경종말은 수상돌기(가지돌기)로 이는 체외 및 체내에서 발생하는 각종 자극을 받아들이고, 운동신경종말은 축삭이다.

067 신경세포의 안정 시 세포막의 안 밖의 전압 차이로 옳은 것은?

① -70mV　　　　　　② -80mV　　　　　　③ -90mV

④ -100mV　　　　　　⑤ -110mV

☑ 정답 ①

☑ 문헌 기초의학 교재편찬연구회, 인체생리학, 에듀팩토리. 2017 p.109

☑ 해설

　　▶ 세포막을 경계로 하여 세포 안쪽은 바깥쪽에 비하여 음전하(-)를 띠고 있고 일반적으로 신경세포에서는 -70mV, 근육세포에서는 -90mV 정도를 유지하고 있다.

068 활동전압을 일으키는 최소의 자극 강도로 옳은 것은?

① 역치 ② 불응기 ③ 도약전도

④ 안정막 전압 ⑤ 실무율법칙

☑ 정답 ①

☑ 문헌 박희진 외, Paramedics 기초의학, 에듀팩토리, 2019, p.523

☑ 해설

▶ 역치 : 신경세포가 자극에 의하여 활동전압이 일어나는 경계부

069 축삭의 국소전류가 랑비에 결절에서 다음 마디로 점프하여 전도되는 현상은?

① 역치 ② 불응기 ③ 도약전도

④ 실무율법칙 ⑤ 안정막 전압

☑ 정답 ③

☑ 문헌 김종연, 알기쉬운 인체생리학, 고문사, 2018, p. 74

☑ 해설

▶ 도약전도(saltatory conduction) : 한곳의 랑비에결절에서 생긴 활동전압이 다음의 랑비에결절로 마치 징검다리를 건너뛰듯이 전도되는 양상

070 교감신경 전달물질의 불활성화에 관여하는 효소로 옳은 것은?

① enterokinase ② aminopeptidase ③ diamine oxidase

④ monoamine oxidase ⑤ acetylcholinesterase

☑ 정답 ⑤

☑ 문헌 박희진 외, Paramedics 기초의학, 에듀팩토리, 2019, p.193

☑ 해설

▶ 시냅스간격에는 choline esterase(acetylcholinesterase)가 있어서 방출된 acetylcholine을 choline과 acetate로 분해하기 때문에 acetylcholine의 작용시간을 짧게 한다.

071 synapse로 방출되어 자극을 전달하는 물질로 옳은 것은?

① caffeine ② insulin ③ adrenaline

④ glucagon ⑤ acetylcholine

☑ 정답 ⑤

☑ 문헌 박희진 외, Paramedics 기초의학, 에듀팩토리, 2019, p.193

☑ 해설

▸ acetylcholine : 가장 널리 알려진 물질로 척추동물의 운동신경, 자율신경의 절전섬유, 부교
감신경의 절후섬유, 중추신경계의 일부 신경원 말단에서 유리되는 전달물질이다.

072 흥분전달물질인 acetylcholine이 저장되어 있는 부위로 옳은 것은?

① 핵 ② 축삭 ③ 세포체

④ 종말단추 ⑤ 수상돌기

☑ 정답 ④

☑ 문헌 박희진 외, Paramedics 기초의학, 에듀팩토리, 2019, p.192

☑ 해설

▸ 대표적인 신경전달물질의 하나인 acetylcholine은 신경원이 흥분하면 종말단추의 소포
에서 유리되고, 시냅스간격을 지나 표적세포를 흥분 또는 억제

073 누운 상태에서의 뇌척수압으로 옳은 것은?

① 100mmH$_2$O ② 110mmH$_2$O ③ 120mmH$_2$O

④ 130mmH$_2$O ⑤ 140mmH$_2$O

☑ 정답 ②

☑ 문헌 한국해부학교수협의회 편, 생리학, 정담미디어, 2005, p.279

☑ 해설

▸ 뇌척수압 : 누운상태에서 110mmH2O(약 8mmHg)

074 뇌를 가장 밀접하게 싸고 뇌척수액 분비와 관계가 있는 막으로 옳은 것은?

① 경막   ② 망막   ③ 공막

④ 연막   ⑤ 거미막

☑ 정답 ④

☑ 문헌 최명애 외, 인체의 구조와 기능, 현문사, 2017, p.250

☑ 해설

▶ 뇌를 싸고 있는 막 : 바깥쪽부터 경막-지주막(거미막)-연막

075 제3뇌실을 볼 수 있는 곳으로 옳은 것은?

① 대뇌   ② 소뇌   ③ 간뇌

④ 중뇌   ⑤ 연수

☑ 정답 ③

☑ 문헌 박희진 외, Paramedics 기초의학, 에듀팩토리, 2019, p.492

☑ 해설

▶ 간뇌(사이뇌, diencephalon) : 제 3뇌실의 양쪽에 위치하며 시상(thalamus), 시상하부 (hypothalamus), 뇌하수체(pituitary gland)로 구성

076 뇌척수액이 생산되는 부위로 옳은 것은?

① 공막   ② 활막   ③ 맥락막

④ 지주막   ⑤ 맥락얼기

☑ 정답 ⑤

☑ 문헌 최명애 외, 인체의 구조와 기능, 현문사, 2017, p.252

☑ 해설

▶ 뇌척수액 : 뇌실벽의 맥락막총(맥락얼기, choroidplexus)에 의해 생성

077 뇌척수액에 관한 설명으로 옳지 않은 것은?

① 순환한다.

② 맥락얼기에서 분비된다.

③ 제4뇌실에서 지주막하강으로 흐른다.

④ 배출에 이상이 생기면 뇌수종에 걸린다.

⑤ 하루 1,000mL정도 생산되고 800mL정도는 언제나 남아있다.

☑ 정답 ⑤

☑ 문헌 최명애 외, 인체의 구조와 기능, 현문사, 2017, p.252

☑ 해설

▸ 뇌척수액은 약 500mL/1일 생산되나 약 150ml정도는 언제나 남아있다.

078 뇌척수액의 순환경로로 옳은 것은?

① 측뇌실–중뇌수도–3뇌실–4뇌실–지주막하강–상시상정맥동

② 3뇌실–4뇌실–중뇌수도–지주막하강–상시상정맥동–측뇌실

③ 3뇌실–중뇌수도–4뇌실–측뇌실–지주막하강–상시상정맥동

④ 측뇌실–3뇌실–중뇌수도–4뇌실–지주막하강–상시상정맥동

⑤ 상시상정맥동–측뇌실–3뇌실–중뇌수도–4뇌실–지주막하강

☑ 정답 ④

☑ 문헌 박희진 외, Paramedics 기초의학, 에듀팩토리, 2019, p.526

☑ 해설

▸ 뇌척수액(cerebrospinal fluid; CSF)흐름도 : 측뇌실(lateral ventricle)-제3뇌실(third ventricle)-중뇌수도(cerebral aqueduct)-제4뇌실(fourth ventricle)-지주막하강(subarachnoid space)

079 뇌의 에너지원으로 주로 사용되는 유기물로 옳은 것은?

① 포도당　　　　　② 아미노산　　　　　③ 지방산

④ 글리세롤　　　　⑤ 무기질

☑ 문헌 한국해부학교수협의회 편, 생리학, 정답미디어, 2005, p.279

☑ 해설

▶ 뇌는 신체 에너지 소비량의 30%를 필요로 하며 에너지원으로 주로 포도당을 이용한다.

080 뇌척수의 3겹 막 중 가장 안쪽에 있으며 혈관이 풍부한 막으로 옳은 것은?

① 경막 ② 연막 ③ 지주막

④ 맥락막 ⑤ 모상건막

☑ 정답 ③

☑ 문헌 해부학편찬위원회, 사람해부학, 범문에듀케이션, 2019, p.365

☑ 해설

▶ 뇌를 싸고 있는 막 : 안쪽부터 연막-지주막(거미막)-경막

081 산소에 가장 민감한 세포로 옳은 것은?

① 골세포 ② 지방세포 ③ 연골세포

④ 신경세포 ⑤ 근육세포

☑ 정답 ④

☑ 문헌 한국해부학교수협의회 편, 생리학, 정답미디어, 2005, p.279

☑ 해설

▶ 뇌는 신체 에너지 소비량의 30%를 필요로 하고, 산소가 없이는 ATP를 형성하지 못하기 때문에 뇌에 산소량이 4~5분 중단될 경우 손상을 받는다.

082 대뇌의 피질로 옳은 것은?

① 백질 ② 회백질 ③ 회색질

④ 적색질 ⑤ 중심질

☑ 정답 ②

☑ 문헌 강병우 외, 응급구조사 기초의학, 군자출판사, 2014, p.349

☑ 해설

▶ 대뇌는 뇌 전체의 80%를 차지하는 가장 발달된 부위로 좌우의 대뇌반구로 구분 대뇌반구는 바깥쪽의 회백질인 대뇌피질(cerebral cortex)와 안쪽의 백질인 대뇌수질(white fiber tracts) 로 구성

083 좌뇌와 우뇌를 잇는 주요 신경섬유로 옳은 것은?

① 투사　　　　　　　　② 내낭　　　　　　　　③ 내포

④ 방사관　　　　　　　⑤ 뇌들보(뇌량)

☑ 정답 ⑤

☑ 문헌 해부학편찬위원회, 사람해부학, 범문에듀케이션, 2019, p.406

☑ 해설

▶ 뇌들보(뇌량)는 대뇌반구의 한쪽에서 뇌의 다른 부분을 연결해 준다.

084 반사궁(반사활)의 경로로 옳은 것은?

① 수용기→원심신경→반사중추→구심신경→효과기

② 수용기→구심신경→반사중추→원심신경→효과기

③ 구심신경→수용기→반사중추→원심신경→효과기

④ 효과기→원심신경→반사중추→구심신경→수용기

⑤ 효과기→구심신경→반사중추→원심신경→효과기

☑ 정답 ②

☑ 문헌 해부학편찬위원회, 사람해부학, 범문에듀케이션, 2019, p.383

☑ 해설

▶ 단일반사의 회로를 반사궁(reflex arch)라고 하며 수용기 → 구심신경 → 반사중추 → 원심신 경 → 효과기라는 경로로 구성되어 있다.

085 대뇌피질의 구성세포 중 감각작용을 담당하는 층으로 옳은 것은?

① 다형층   ② 내추체층   ③ 외추체층

④ 외과립층   ⑤ 내과립층

☑ 정답 ⑤

☑ 문헌 최명애 외, 인체의 구조와 기능, 현문사, 2017, p.262

☑ 해설

▶ 대뇌피질의 6층 구조

[종합적인 사고작용]

Ⅰ층 : 분자층(molecular layer)

Ⅱ층 : 외과립층(external granular layer)

Ⅲ층 : 외추체층(external pyramidal layer)

[감각작용]

Ⅳ층 : 내과립층(internal granular layer)

[운동작용]

Ⅴ층 : 내추체층(internal pyramidal layer)

Ⅵ층 : 다형층(multiform layer)

086 기억이나 판단 등 고등정신 기능을 하는 부위로 옳은 것은?

① 척수   ② 시상   ③ 간뇌

④ 연수   ⑤ 대뇌피질

☑ 정답 ⑤

☑ 문헌 최명애 외, 인체의 구조와 기능, 현문사, 2017, p.263

☑ 해설

▶ 대뇌피질 : 대뇌의 가장 상위에 있는 부위로 고도의 정신기능이 영위되는 곳

087 고등동물일수록 잘 발달되어 있고 피질 면적의 약 86%정도를 차지하고 있는 영역으로 옳은 것은?

① 운동영역　　② 감각영역　　③ 체성영역　　④ 연합영역　　⑤ 체성감각영역

☑ 정답 ④

☑ 문헌 김종연 외, 알기쉬운 인체생리학, 고문사, 2018, p.77

☑ 해설

　▶ 대뇌피질의 기능영역

　　.운동영역 : 신체의 운동 주관

　　.감각영역 : 체성 및 특수감각 감지

　　.연합영역 : 고등한 정신기능과 관련이 깊은 곳으로 피질면적의 약 86%를 차지 하는 곳

088 Brodmann 영역의 수로 옳은 것은?

① 12개　　　② 22개　　　③ 32개　　　④ 42개　　　⑤ 52개

☑ 정답 ⑤

☑ 문헌 한국해부생리학교수협의회, 인체해부학(제4판), 현문사, 2017. p.339

☑ 해설

　▶ 대뇌피질 47개, 대뇌수질 5개의 영역으로 총 52개 영역이 있다.

089 이마엽(전두엽)의 기능으로 옳은 것은?

① 시각영역　　② 피부감각　　③ 청각영역　　④ 수의적 운동영역　　⑤ 능동적 운동기능

☑ 정답 ④

☑ 문헌 해부학편찬위원회, 사람해부학, 범문에듀케이션, 2019, p.406

☑ 해설

　▶ 이마엽(전두엽) : 운동영역

　　마루엽(두정엽) : 감각영역

　　뒤통수엽(후두엽) : 시각영역

　　관자엽(측두엽) : 청각영역

090 뒤통수엽(후두엽)의 기능으로 옳은 것은?

① 시각영역　　　　　② 피부감각　　　　　③ 청각영역

④ 수의적 운동영역　　⑤ 능동적 운동기능

☑ 정답 ①

☑ 문헌 해부학편찬위원회, 사람해부학, 범문에듀케이션, 2019, p.407

☑ 해설

▶ 이마엽(전두엽) : 운동영역

　마루엽(두정엽) : 감각영역

　뒤통수엽(후두엽) : 시각영역

　관자엽(측두엽) : 청각영역

091 관자엽(측두엽)의 기능으로 옳은 것은?

① 시각영역　　　　　② 피부감각　　　　　③ 청각영역

④ 수의적 운동영역　　⑤ 능동적 운동기능

☑ 정답 ③

☑ 문헌 해부학편찬위원회, 사람해부학, 범문에듀케이션, 2019, p.407

☑ 해설

▶ 이마엽(전두엽) : 운동영역

　마루엽(두정엽) : 감각영역

　뒤통수엽(후두엽) : 시각영역

　관자엽(측두엽) : 청각영역

092 마루엽(두정엽)의 기능으로 옳은 것은?

① 시각영역　　　　　② 피부감각　　　　　③ 청각영역

④ 수의적 운동영역　　⑤ 능동적 운동기능

☑ 정답 ②

☑ 문헌 해부학편찬위원회, 사람해부학, 범문에듀케이션, 2019, p.406

☑ 해설

▶ 이마엽(전두엽) : 운동영역

마루엽(두정엽) : 감각영역

뒤통수엽(후두엽) : 시각영역

관자엽(측두엽) : 청각영역

093 대뇌피질 중심구 앞쪽에 있는 전회의 영역으로 옳은 것은?

① 지각영역　　　　　② 언어영역　　　　　③ 운동영역

④ 후각영역　　　　　⑤ 청각영역

☑ 정답 ③

☑ 문헌 해부학편찬위원회, 사람해부학, 범문에듀케이션, 2019, p.406

☑ 해설

▶ 1차 운동영역(중심전회) : 신체 원위부의 근육 운동 조절

094 대뇌피질의 Brodmann 영역에서 시각 중추로 옳은 것은?

① 1영역

② 14영역

③ 17영역

④ 41영역

⑤ 50영역

☑ 정답 ③

☑ 문헌 한국해부생리학교수협의회, 인체해부학(제4판), 현문사, 2017. p.341

☑ 해설

▶ 1차 시각영역 : 1차 시각영역(17) : 후두엽의 내측면 후부에 위치하는 조거구의 양쪽에 위치
하고 물체의 색과 크기, 모양 및 움직임 등을 인지

095 척수신경의 구성 쌍으로 옳은 것은?

① C–7, T–12, L–5, S–1, CO–1

② C–7, T–12, L–5, S–5, CO–1

③ C–8, T–12, L–5, S–1, CO–1

④ C–8, T–12, L–5, S–1, CO–5

⑤ C–8, T–12, L–5, S–5, CO–1

☑ 정답 ⑤

☑ 문헌 한국해부생리학교수협의회, 인체해부학(제4판), 현문사, 2017. p.372

☑ 해설

  ▶ 척수신경 : 척수분절에 대응해서 척수 양쪽을 출입하는 31쌍의 말초신경

    목신경(경신경) : 8쌍, 가슴신경(흉신경) : 12쌍, 허리신경(요신경) : 5쌍, 엉치신경(천골신경)

    : 5쌍, 꼬리신경(미골신경) : 1쌍

096 연수와 관련이 있는 생리적 기능으로 옳지 않은 것은?

① 구토   ② 호흡   ③ 심장박동

④ 타액분비   ⑤ 노폐물배설

☑ 정답 ⑤

☑ 문헌 한국해부생리학교수협의회, 인체해부학(제4판), 현문사, 2017. p.350

☑ 해설

  ▶ 중뇌에 속하는 연수에는 심박동, 혈압, 호흡, 타액분비, 기침, 구토 등을 지배, 조절하는 중요

    한 중추가 있으며 제 9, 10, 11, 12뇌신경의 기시핵이 존재

097 대뇌피질의 중심구 뒤쪽에 있는 중심후회의 기능으로 옳은 것은?

① 운동   ② 감각   ③ 청각

④ 기억   ⑤ 통각

☑ 정답 ②

☑ 문헌 해부학편찬위원회, 사람해부학, 범문에듀케이션, 2019, p.406

☑ 해설

▶ 중심전회 : 운동영역

중심후회 : 감각영역

098 변연계의 기능으로 옳지 않은 것은?

① 공포나 감정조절

② 언어와 의식적 기억

③ 혈압과 순환량 조절

④ 체온과 삼투질 농도조절

⑤ 본능행동과 정서감정 주재

☑ 정답 ③

☑ 문헌 한국해부생리학교수협의회, 인체해부학(제4판), 현문사, 2017. p.344

☑ 해설

▶ 체온조절, 삼투질 농도 조절, 섭식 및 음용, 체중조절에 이르는 신체 내부환경을 조절, 본능행동과 정서감정을 주재.

해마 : 언어적 기억, 의식적 기억, 쾌감을 담당하는 소기관

편도체 : 감정적 기억, 무의식적 기억으로 공포나 감정을 담당

099 체온조절 중추로 옳은 것은?

| ① 대뇌 | ② 연수 | ③ 시상 |
| ④ 중뇌 | ⑤ 시상하부 | |

☑ 정답 ⑤

☑ 문헌 김종연, 알기쉬운 인체생리학, 고문사, 2018, p.84

☑ 해설

▶ 시상하부 : 체온, 물질대사 조절

100 망상체가 있는 부위로 옳은 것은?

① 뇌간   ② 간뇌   ③ 연수   ④ 대뇌피질   ⑤ 시상하부

☑ 정답 ⑤

☑ 문헌 강병우 외, 응급구조사 기초의학, 군자출판사, 2014, p.355

☑ 해설

▶ 연수 : 척수와 뇌의 경계부위 위치하고 추체교차부위가 있다. 추체교차속의 신경세포와 섬유가 복잡하게 얽혀 있는 곳을 망상체라 하며, 시상 하부 아래로 뇌간의 망상체를 통하여 자율신경계통을 조절한다.

101 간뇌와 교 사이에 있으며 제3·4뇌신경의 기시핵을 포함하고 있는 부위로 옳은 것은?

① 간뇌   ② 중뇌   ③ 시상   ④ 대뇌피질   ⑤ 시상하부

☑ 정답 ②

☑ 문헌 한국해부생리학교수협의회, 인체해부학(제4판), 현문사, 2017. p.348

☑ 해설

▶ 중뇌(midbrain) : 간뇌와 교 사이에 위치하며, 제 3, 4뇌신경의 기시핵을 포함한다.

102 중간뇌와 숨뇌를 연결하고 제5~8뇌신경의 기시핵을 포함하고 있는 부위로 옳은 것은?

① 시상   ② 간뇌   ③ 다리뇌(pons)   ④ 대뇌피질   ⑤ 시상하부

☑ 정답 ③

☑ 문헌 이인모 외, Basic Medicine 기초의학, 학지사메디컬, 2019, p.126

☑ 해설

▶ 다리뇌(뇌교, pons) : 중뇌와 연수 사이에 위치 제 5, 6, 7, 8뇌신경의 기시핵이 위치 호흡, 골격근의 긴장을 조절하는 중추

103 척수와 뇌의 경계부위에 위치하고 운동신경섬유의 통로가 되는 추체교차와 망상체가 있는 부위로 옳은 것은?

① 간뇌   ② 교(pons)   ③ 연수(숨뇌)   ④ 대뇌피질   ⑤ 시상하부

☑ 정답 ③

☑ 문헌 해부학편찬위원회, 사람해부학, 범문에듀케이션, 2019, p.396

☑ 해설

▶ 연수(숨뇌) : 기본적 생리적 기능과 관련된 몇가지 신경핵들을 포함하며 추체교차속에 망상체가 존재

104 뇌신경과 척수신경의 개수로 옳은 것은?

	①	②	③	④	⑤
뇌신경	11개	12개	11쌍	12쌍	12쌍
척수신경	30개	31개	30쌍	31쌍	30쌍

☑ 정답 ④

☑ 문헌 해부학편찬위원회, 사람해부학, 범문에듀케이션, 2019, p.418

☑ 해설

▶ 말초신경계 : 뇌신경-12쌍, 척수신경-31쌍

105 뇌신경 중 운동신경으로 옳은 것은?

① 얼굴신경   ② 삼차신경   ③ 혀인두신경   ④ 미주신경   ⑤ 더부신경

☑ 정답 ⑤

☑ 문헌 해부학편찬위원회, 사람해부학, 범문에듀케이션, 2019, p.426

☑ 해설

▶ 혼합신경 : 제 5(삼차신경), 7(얼굴신경), 9(혀인두신경), 10(미주신경)

▶ 감각신경 : 제 1(후각신경), 2(시각신경), 8(안뜰달팽이신경)

▶ 운동신경 : 제 3(눈돌림신경), 4(도르래신경), 6(갓돌림신경), 11(더부신경), 12(혀밑신경)

106 뇌신경 중 가장 큰 것과 작은 것으로 짝지어진 것은?

① 삼차신경–시신경

② 미주신경–더부신경(부신경)

③ 눈돌림신경(동안신경)–시신경

④ 삼차신경–도르래신경(활차신경)

⑤ 눈돌림신경(동안신경)–도르래신경(활차신경)

☑ 정답 ④

☑ 문헌 해부학편찬위원회, 사람해부학, 범문에듀케이션, 2019, p.418

☑ 해설

▶ 삼차신경 : 뇌신경중 가장 큰 신경

　도르래신경(활차신경) : 뇌신경 중 가장 작음

107 시각신경의 기능으로 옳은 것은?

① 감각신경　　② 운동신경　　③ 혼합신경　　④ 교감신경　　⑤ 부교감신경

☑ 정답 ①

☑ 문헌 해부학편찬위원회, 사람해부학, 범문에듀케이션, 2019, p.419

☑ 해설

▶ 시신경 : 감각신경

108 제1신경인 후각신경의 기시부로 옳은 것은?

① 대뇌(종뇌)　　② 간뇌　　③ 중뇌　　④ 뇌교　　⑤ 연수

☑ 정답 ③

☑ 문헌 박희진 외, Anatomy & Physiology, 군자출판사, 2015, p.173

☑ 해설

▶ 후각신경(제1뇌신경) : 감각운동, 종뇌(대뇌)에서 기시하여 대뇌 측두엽의 후각중추에 정지

109 신경얼기(신경총)를 형성하지 않는 것은?

① 목신경얼기(경신경총)

② 가슴신경얼기(흉신경총)

③ 팔신경얼기(완신경총)

④ 허리신경얼기(요신경총)

⑤ 엉치신경얼기(천골신경총)

☑ 정답 ②

☑ 문헌 대한해부학회, 알기쉬운 사람해부학, 현문사, 2019. p.215

☑ 해설

▶ 목신경얼기(경신경총)(C1-C4), 팔신경얼기(완신경총)(C5-T1), 가슴신경얼기(흉신경 총)(T1-T12), 허리신경얼기(요신경총)(T12-L4), 엉치신경얼기(천골신경총(L4-S4)이 있다.

110 상지로 가는 신경을 내는 신경총으로 옳은 것은?

① 미주신경

② 팔신경얼기(완신경총)

③ 허리신경얼기(요신경총)

④ 목신경얼기(경신경총)

⑤ 가슴신경얼기(흉신경총)

☑ 정답 ②

☑ 문헌 대한해부학회, 알기쉬운 사람해부학, 현문사, 2019. p.215

☑ 해설

▶ 목신경얼기(경신경총) : 목부(경부)의 근, 횡격막

팔신경얼기(완신경총) : 팔(상지)의 근

가슴신경얼기(흉신경) : 가슴벽(흉벽)의 근

허리신경얼기(요신경총) : 앞넙적다리(전대퇴) 및 안넙적다리(내측대퇴)부의 근

엉치신경얼기(천골신경총) : 뒤넙적다리(후대퇴) 및 아래넙적다리(하퇴)부의 근

111 혀의 전방 2/3를 차지하는 신경으로 옳은 것은?

① 미주신경   ② 안면신경   ③ 혀밑신경

④ 혀인두신경   ⑤ 도르래신경

☑ 정답 ②

☑ 문헌 대한해부학회, 알기쉬운 사람해부학, 현문사, 2019. p.208

☑ 해설

   ▶ 얼굴(안면)신경 : 얼굴의 표정근을 지배하는 운동섬유와 미각에 관여하는 감각섬유가 섞인 혼합신경

112 흉강 및 복강 내의 장기에 분포하는 뇌신경으로 옳은 것은?

① 미주신경   ② 얼굴신경(안면신경)

③ 혀밑신경(설하신경)   ④ 혀인두신경(설인신경)

⑤ 도르래신경(활차신경)

☑ 정답 ①

☑ 문헌 대한해부학회, 알기쉬운 사람해부학, 현문사, 2019. p.211

☑ 해설

   ▶ 미주신경 : 복강내 장기, 즉 위, 대장, 소장, 간, 췌장, 비장, 신장 등에 분포한다.

113 신체의 평형과 관계있는 신경으로 옳은 것은?

① 삼차신경   ② 속귀신경   ③ 미주신경

④ 눈돌림신경   ⑤ 부교감신경

☑ 정답 ②

☑ 문헌 대한해부학회, 알기쉬운 사람해부학, 현문사, 2019. p.210

☑ 해설

   ▶ 속귀신경(내이신경) : 청각과 평형각을 전도하는 신경

114 도르래신경(활차신경)이 지배하는 안구운동 근육으로 옳은 것은?

① 위빗근(상사근)

② 위곧은근(상직근)

③ 아래빗근(하사근)

④ 아래곧은근(하직근)

⑤ 위눈꺼풀올림근(상안검거근)

☑ 정답 ①

☑ 문헌 대한해부학회, 알기쉬운 사람해부학, 현문사, 2019. p.208

☑ 해설

　▶ 도르래신경(활차신경) : 뇌신경 중 가장 작으며 중뇌에서 기시, 위빗근(상사근)을 지배한다.

115 양쪽 미주신경을 목부위(경부)에서 절단하였을 때 심박동수에 미치는 영향으로 옳은 것은?

① 심박동수가 증가한다

② 심박동수가 감소한다.

③ 심박동수가 정지된다

④ 심박동수가 부정상태로 변한다.

⑤ 심박동수가 아무런 변화가 없다.

☑ 정답 ①

☑ 문헌 박희진 외, Anatomy & Physiology, 군자출판사, 2015, p.174

☑ 해설

　▶ 미주신경 : 목부위(경부), 가슴부위(흉부) 및 배부위(복부)의 내장에 분포하여 감각과 운동 및 분비를 조절하는 혼합 신경, 연수에서 기시

116 신경의 활동전위 동안의 이온 흐름을 설명한 것이다. A, B의 내용으로 옳은 것은?

> • 세포 외부에 Na^+농도가 감소하면 활동전위의 크기도(는) (A)되고, K^+농도가 증가되면 안정막 전위도(를) (B)시킨다.

	①	②	③	④	⑤
A	증가	증가	감소	감소	감소
B	증가	감소	증가	감소	안정

☑ 정답 ④

☑ 문헌 강병우 외, 응급구조사 기초의학, 군자출판사, 2014, p.232

☑ 해설

▶ 세포 외부에 Na^+농도가 감소하면 활동전위의 크기를 감소시키지만, 안정막 전위에는 별 영향이 없다. K^+농도가 증가되면 안정막 전위를 감소시킨다.

117 신경의 활동전위 동안의 이온 흐름을 설명한 것이다. A, B의 내용으로 옳은 것은?

> • 세포 외부에 Ca^{2+}농도가 감소하면 신경과 근육세포의 흥분성을 (A)시키고, 세포 외부에 Ca^{2+}농도가 증가하면 흥분성을 (B)시킴으로써 막을 안정시킨다.

	①	②	③	④	⑤
A	증가	증가	감소	감소	감소
B	증가	감소	증가	감소	안정

☑ 정답 ②

☑ 문헌 강병우 외, 응급구조사 기초의학, 군자출판사, 2014, p.232

☑ 해설

▶ 세포 외부에 Ca^{2+}농도가 감소하면 활동전위를 발생시키는 Na^+과 K^+전도도의 변화를 일으키는데 필요한 탈분극양을 감소시킴으로써 신경과 근육세포의 흥분성을 증가 시킨다. 역으로 세포외부에 Ca^{2+}농도가 증가하면 흥분성을 감소시킴으로써 막을 안정시킨다.

118 다음과 같은 작용을 하는 척수로 이름으로 옳은 것은?

> • 척수의 오름신경로이다.
> • 신체의 한쪽으로부터 오는 감각충격을 소뇌의 같은 쪽으로 전도하는 척수로이다.

① 척수시상로

② 후척수소뇌로

③ 앞겉질척수로

④ 안쪽그물척수로

⑤ 안쪽안뜰척수로

☑ 정답 ②

☑ 문헌 해부학편찬위원회, 사람해부학, 범문에듀케이션, 2019, p.368

☑ 해설

▶ 후(뒤)척수소뇌로는 오름신경로로 뒷뿔에서 기시하여 소뇌에 정지하며 신체의 한쪽으로부터 오는 감각충격을 소뇌의 같은 쪽으로 전도하는 척수로이다.

119 다음 신경들의 공통된 숫자로 옳은 것은?

> • 뇌신경   • 혀밑신경(설하신경)   • 가슴신경(흉신경)   • 최하내장신경

① 4   ② 6   ③ 8   ④ 10   ⑤ 12

☑ 정답 ⑤

☑ 문헌 박희진 외, Paramedics 기초의학, 에듀팩토리, 2019, p.509

☑ 해설

▶ 뇌신경 : 12쌍

혀밑신경(설하신경) : 12번

가슴신경(흉신경) : 12쌍

최하내장신경 : 12흉신경절에서 기시

120 축삭의 활동전위 전달방향으로 옳은 것은?

① 세포체 쪽으로

② 가지돌기 쪽으로

③ 아교세포 쪽으로

④ 세포체에서 축삭 쪽으로

⑤ 세포체와 축삭종말 양쪽으로

☑ 정답 ④

☑ 문헌 박희진 외, Paramedics 기초의학, 에듀팩토리, 2019, p.517

☑ 해설

▶ 활동전위는 세포체에서 축삭 쪽으로 전달된다.

121 중추신경으로부터 오는 흥분 충동으로 인한 지속적인 약한 수축 상태는?

① 강축(Tetanus)　　② 긴장(Tones)　　③ 강직(Rigor)

④ 연축(Twitch)　　⑤ 경련(Cramp)

☑ 정답 ②

☑ 문헌 박희진 외, Paramedics 기초의학, 에듀팩토리, 2019, p.191

☑ 해설

▶ 중추신경으로부터 오는 흥분 충동으로 인한 지속적인 약한 수축 상태를 긴장이라 한다.

122 미각, 연하, 타액분비의 기능을 갖는 뇌신경으로 옳은 것은?

① 삼차신경　　② 미주신경　　③ 얼굴신경(안면신경)

④ 혀밑신경(설하신경)　　⑤ 혀인두신경(설인신경)

☑ 정답 ⑤

☑ 문헌 해부학편찬위원회, 사람해부학, 범문에듀케이션, 2019, p.441

☑ 해설

▶ 혀인두신경은 혼합성으로 인두와 침샘의 지각신경을 지배한다.

123 생명유지에 필수적인 심장, 호흡, 구토, 연하 등을 조절하는 중추로 옳은 것은?

① 소뇌   ② 대뇌

③ 신경교   ④ 숨뇌(연수)

⑤ 중간뇌(중뇌)

☑ 정답 ④

☑ 문헌 이인모 외, BASIC MEDICINE 기초의학, 학지사메디컬, 2019, p.126

☑ 해설

▶ 숨뇌는 뇌줄기의 가장 아랫부분으로 호흡, 구토 등의 중추이다.

124 갈증과 배고픔을 감지하는 부위로 옳은 것은?

① 소뇌   ② 시상

③ 대뇌   ④ 뇌줄기

⑤ 시상하부

☑ 정답 ⑤

☑ 문헌 박희진 외, Anatomy & Physiology, 군자출판사, 2015, p.211

☑ 해설

▶ 시상하부의 기능

- 자율신경계통의 조절로 내장기관 조절

- 내장기관에서 오는 감각의 해석

- 항상성을 유지하기 위한 두 조절계통의 조화

- 갑작스런 위험이나 공포에 대한 생체반응 조절

- 갈증과 배고픔 조절

- 각성과 수면의 조절

- 성적 반응 조절

- 체온조절

125 다음과 같은 원인이나 특징으로 나타나는 쇼크로 옳은 것은?

> • 마취제의 잘못된 사용 • 척수상해로 인해 • 항생제에 대한 특이성 체질

① 저혈량성   ② 저체액성   ③ 심인성
④ 패혈성   ⑤ 신경성

☑ 정답 ⑤

☑ 문헌 이인모 외, BASIC MEDICINE 기초의학, 학지사메디컬, 2019, p.270

☑ 해설

> ▸ 신경성 쇼크는 마취제의 잘못된 사용이나 척수상해로 인한 신경마비 증세 유발시 나타나며, 항생제에 대한 특이성 체질시 일어나는 약물반응도 이 쇼크에 속한다.

126 신경계의 퇴행성 질환으로 옳은 것은?

① 다발성경화증   ② 광범성경화증   ③ 베르니케(Wernicke)뇌증
④ 펠라그라(Pellagra)뇌증   ⑤ 알츠하이머(Alzheimer)병

☑ 정답 ⑤

☑ 문헌 이인모 외, BASIC MEDICINE 기초의학, 학지사메디컬, 2019, p.329

☑ 해설

> ▸ 알츠하이머병은 대뇌피질을 침범하는 변성질환으로 진행성 치매를 나타낸다.

127 낙상에 의해 양쪽 팔이 마비되었다면 의심되는 신경 손상 부위로 옳은 것은?

① C3~C5   ② T1~T3   ③ T3~T5
④ L1~L5   ⑤ S1~S3

☑ 정답 ①

☑ 문헌 해부학편찬위원회, 사람해부학, 범문에듀케이션, 2019, p.374

☑ 해설

> ▸ C3, C4등은 상부 승모근에 신경섬유를 공급한다.

128 중추신경계의 여러 부위에 뉴런의 수초가 파괴되어 일어나는 질환은?

① 다발색전증   ② 다발신경종   ③ 다발성경화증

④ 다발상피종증   ⑤ 다발말초신경염

☑ 정답 ③

☑ 문헌 해부학편찬위원회, 사람해부학, 범문에듀케이션, 2019, p.354

☑ 해설

　▸ 다발말초신경염 : 급성 또는 아급성의 산재성 염증, 또는 대칭적으로 분포한 말초신경의
　　변성.

　　다발신경종 : 다수의 신경종을 특징으로 하는 상태.

　　다발상피종증 : 상피에서 생기는 양성종양이 다발성으로 나타나는 것.

　　다발색전증 : 다수의 작은 색전에 의한 색전증.

　▸ 다발성경화증과 타이-삭스병(Tay-Sachs disease)은 말이집의 퇴행성질환이다.

129 다음과 같은 특징을 보이는 말초신경질환으로 옳은 것은?

• 말초신경 절단에 의한 퇴행성 병변
• 절단된 축삭 바로 위의 랑비에(Ranvier)결절에서부터 먼쪽으로 변성이 일어난다.

① 신경나병

② 악성신경초종

③ 파킨슨(Parkinson)병

④ 왈러(Wallerian)변성

⑤ 길랑–바레(Guillain–Barre)증후군

☑ 정답 ④

☑ 문헌 박희진 외, Paramedics 기초의학, 에듀팩토리, 2019, p.93

☑ 해설

　▸ 신경 손상부에 신경초세포, 축삭이 과잉하게 재생하여 종괴를 이루는 것을 절단 신경종이
　　라 한다.

130 파킨슨(Parkinson) 질환의 증상으로 옳지 않은 것은?

① 구부정한 자세

② 손의 강직과 비가동성

③ 짧고 빠르게 달리는 듯한 걸음

④ 실룩거리는 통제 불능성 움직임

⑤ 한 곳을 응시하며 드물게 눈을 깜박거림

☑ 정답 ④

☑ 문헌 전국응급구조과교수협의회, (사)한국응급구조학회, 응급구조사를 위한 병리학, 메디컬
사이언스, 2018, p.153

☑ 해설

▶ 파킨슨 질환은 느리게 진행되는 뇌의 퇴행성 질환이며, 실룩거리는 통제 불능성 움직임은
헌팅턴무도병(Huntington's chorea)에서 볼 수 있다.

131 다음과 같은 증상을 보이는 정신장애로 옳은 것은?

• 주의력 결여	• 차례 기다리기를 못함
• 몸부림	• 정교한 일을 완수하지 못함

① 자폐증　　　　② 말더듬

③ 틱장애　　　　④ 정신지체

⑤ 주의력결핍 과다활동장애

☑ 정답 ⑤

☑ 문헌 변영순 외, 병태생리학, 정담미디어, 2014, p.437

☑ 해설

▶ 주의력결핍 과잉행동장애(주의력결핍 과다활동장애, attention-deficit hyperactivity
disorder, ADHD)는 주의집중 결여, 과잉행동 그리고 충동성 등이 나타나는 정신건강 장애
이다.

132 베르니케(Wernicke)뇌증과 관련이 있는 비타민으로 옳은 것은?

① A   ② B   ③ C   ④ D   ⑤ E

☑ 정답 ②

☑ 문헌 변영순 외, 병태생리학, 정담미디어, 2014, p.533

☑ 해설

▶ 만성 알코올중독에 의한 비타민 B1(티아민)의 결핍으로 성인에게 나타난다.

133 미나마타병과 관련이 있는 중금속으로 옳은 것은?

① 철   ② 구리   ③ 알루미늄

④ 수은   ⑤ 납

☑ 정답 ④

☑ 문헌 박희진 외, 환경응급, 대학서림, 2013, p.263

☑ 해설

▶ 수은이 함유된 공장 폐수에 오염된 어패류를 섭취한 일본 미나마타만 해안에서 발생한 중독성 신경계 질환.

134 망상장애의 유형으로 옳지 않은 것은?

① 과장   ② 질투   ③ 학대

④ 작화증   ⑤ 성욕이상

☑ 정답 ④

☑ 문헌 박희진 외, 알기쉬운 병리학, 메디컬코리아, 2007, p.467

☑ 해설

▶ 과장 : 자기에 대한 과장된 감각

  질투 : 자기의 성 파트너가 진실하지 못하다고 믿음

  성욕이상 : 누군가와 사랑에 빠졌다고 믿음

  학대, 박해 : 누군가 자기를 몰래 조사한다고 믿음

135 우울증 환자의 특성으로 옳지 않은 것은?

① 항상 활력이 넘친다

② 쉽게 그리고 자주 운다.

③ 자살에 대해 많이 생각 한다

④ 잘 수 없거나 지나치게 잔다.

⑤ 우유부단하고 주변에 관심이 없다.

☑ 정답 ①

☑ 문헌 전국응급구조학과교수협의회, 내과전문응급처치학, 도서출판 한미의학, 2018, p.589

☑ 해설

▶ 즐거운 사건을 즐기지 못한다.

　낮은 에너지 수준을 가지고 있어 항상 피로감을 느낀다.

　쉽게 그리고 자주 운다.

136 조울증의 증상으로 옳지 않은 것은?

① 도취감

② 극단적 흥분성

③ 빠른 사고와 빠른 말

④ 잘못된 것에 대한 거부

⑤ 우유부단하고 주변에 관심이 없다.

☑ 정답 ⑤

☑ 문헌 전국응급구조학과교수협의회, 내과전문응급처치학, 도서출판 한미의학, 2018, p.590

☑ 해설

▶ 증가된 에너지, 활동 그리고 불안 자신의 능력에 대한 비현실적인 신념

137 조현병(schizophrenia)의 증상으로 옳지 않은 것은?

① 망상　　　　　　② 환각　　　　　　③ 긴장증

④ 와해된 언어　　　⑤ 빠른 사고와 빠른 말

☑ 문헌 전국응급구조학과교수협의회, 내과전문응급처치학, 도서출판 한미의학, 2018, p.587
☑ 해설

    ▸ 조현병(schizophrenia)의 증상 : 망상, 환각, 긴장증, 와해된 언어, 정서적 둔마

138 외상 후 스트레스 장애의 증상으로 옳지 않은 것은?

① 우울증

② 약물의존

③ 흥분성과 동요

④ 사회로부터 도피

⑤ 잘못된 것에 대한 거부

☑ 정답 ⑤

☑ 문헌 전국응급구조학과교수협의회, 내과전문응급처치학, 도서출판 한미의학, 2018, p.589

☑ 해설

    ▸ 외상 사건에서 구제된 개인들에 대한 환각재현, 관계 진행과 유지의 어려움을 겪는다.

139 Elisabeth Kubler-Ross에 의한 슬픔의 과정으로 옳은 것은?

① 성냄-부정-우울-타협-수용

② 성냄-타협-우울-부정-수용

③ 부정-성냄-타협-우울-수용

④ 부정-타협-성냄-수용-우울

⑤ 타협-우울-성냄-수용-부정

☑ 정답 ③

☑ 문헌 박희진 외, 알기쉬운 병리학, 메디컬코리아, 2007, p.474

☑ 해설

    ▸ 비탄, 죽음, 임종에 대한 Dr Elisabeth Kubler-Ross의 5단계는 부정-성냄-타협-비탄/우울-수
      용 순이다.

140 다음과 같은 특징을 보이는 신경계질환으로 옳은 것은?

> • 척수신경에 영향을 주는 급성 및 진행성질환이다.
> • 탈수초(demyelination)현상이 나타날 수 있다.
> • 감각이상, 작열감, 발한이상, 동공기능장애 등이 나타날 수 있다.

① 라이(Reye)증후군　　　　　　　　② 윌슨(Wilson) 질환

③ 헌팅톤(Huntington)무도병　　　　　④ 왈러변성(Wallerian degeneration)

⑤ 길레인–바레(Guillain–Barre)증후군

☑ 정답 ⑤

☑ 문헌 전국응급구조과교수협의회, (사)한국응급구조학회, 응급구조사를 위한 병리학, 메디컬
사이언스, 2018, p.152

☑ 해설

▶ 헌팅톤(Huntington)무도병 : 근육조절의 소실을 특징으로 하는 뇌의 진행성퇴행성질환으로
우성유전질환이다.

윌슨(Wilson) 질환 : 구리 대사장애에 의한 질환

왈러변성(Wallerian degeneration) : 말초신경 절단 시 나타나는 퇴행성 병변

라이(Reye)증후군 : 급성뇌질환과 급성바이러스 감염을 일으킬 수 있는 내부장기의 지방
침윤성 질환.

141 중추신경계 억제제로 옳은 것은?

① Busulfan　　　　　　② Aminophylline　　　　　③ Barbiturates

④ Amoxicillin　　　　　⑤ Diphenhydramine

☑ 정답 ③

☑ 문헌 범진필, 임상약리학, 청구문화사, 2016, p.200

☑ 해설

▶ Diphenhydramine : 항히스타민제

Aminophylline : 기관지 확장제

Amoxicillin : 항생제

Busulfan : 항종양제

142 중추신경계 억제제로 옳은 것은?

① Busulfan　　② Lidocaine　　③ Amoxicillin　　④ Tetracaine　　⑤ Benzodiazepine

☑ 정답 ⑤

☑ 문헌 범진필, 임상약리학, 청구문화사, 2016, p.198

☑ 해설

▶ Busulfan : 항암제

　Amoxicillin : 광범위 penicillin류 항생제

　Tetracaine, Lidocaine : 국소마취제

143 마약효능제의 마약성작용으로 옳지 않은 것은?

① 축동　　② 도취감　　③ 호흡억제　　④ 동통의 완화　　⑤ 연동운동 증가

☑ 정답 ⑤

☑ 문헌 범진필, 임상약리학, 청구문화사, 2016, p.249

☑ 해설

▶ 마약효능제의 마약성작용은 동통의 완화, 도취감, 호흡억제, 축동, 진정, 정신의 혼탁, 연동
운동의 감소, 기침반사의 억제, 기립성 저혈압 등이다.

144 작용이 강한 마약성 진통제로 옳은 것은?

① Morphine　　　　② laxatives　　　　③ Hydroxyzine

④ Acetylsalicylic acid　　⑤ Sodium bicarbonate

☑ 정답 ①

☑ 문헌 범진필, 임상약리학, 청구문화사, 2016, p.233

☑ 해설

▶ laxatives : 완하제

　Hydroxyzine : 항히스타민제

　Acetylsalicylic acid : 해열진통제

　Sodium bicarbonate : 제산제

145 10mg 모르핀을 함유한 바이알 2mL가 있을 때, 2.0mg을 IV로 주사할려면 몇 mL를 주사기에 취해야 하는가?

① 0.02　　　② 0.2　　　③ 0.04　　　④ 0.4　　　⑤ 1.0

☑ 정답 ④

☑ 문헌 김세은 외, 응급약리학, 한미의학, 2003, p. 64

☑ 해설

▶ 투여할 용적 = (약품의 부피 × 투여할 량)/약품의 농도 즉, (2mL×2.0mg)/10mg = 4mL/10 = 0.4mL

146 교감신경효능제로 분류 할 수 있는 약물은?

① 디곡신(digoxin)　　　　　　② 도파민(dopamine)

③ 리도카인(lidocaine)　　　　　④ 에스모롤(esmolol)

⑤ 프로프라놀롤(propranolol)

☑ 정답 ②

☑ 문헌 범진필, 임상약리학, 청구문화사, 2016, p.173

☑ 해설

▶ 프로프라놀롤(propranolol), 에스모롤(esmolol) : 교감신경차단제

리도카인(lidocaine) : 항부정맥제

디곡신(digoxin) : 강심배당체

147 마약과용에 의한 증상을 치료하는 마약길항제로 옳은 것은?

① 날록손(naloxone)

② 디지털리스(digitalis)

③ 아세트아미노펜(acetaminophen)

④ 메토프로롤(metoprolol)

⑤ 에스모롤(esmolol)

☑ 정답 ①

☑ 문헌 범진필, 임상약리학, 청구문화사, 2016, p.236

☑ 해설

▶ 날록손은 화학적으로 마약과 유사하며 마약에 대해 길항적 특징을 지닌다.

148 Salicylates의 약리작용으로 옳지 않은 것은?

① 해열작용   ② 항염증작용

③ 야뇨증 완화   ④ 통각수용체 억제작용

⑤ prostaglandin 합성 억제작용

☑ 정답 ③

☑ 문헌 범진필, 임상약리학, 청구문화사, 2016, p.318

☑ 해설

▶ Salicylates의 약리작용

- 해열작용, 통각수용체 억제작용, 항염증작용, prostaglandin의 합성 억제작용, 혈액응고 기전의 인자Ⅲ을 억제.

149 Aspirin 복용 시 위장장애를 일으키는 환자에게 투여할 수 있는 대체약물로 적절한 것은?

① corticosteroid   ② simethicone   ③ benzodiazepine

④ acetaminophen   ⑤ barbiturates

☑ 정답 ④

☑ 문헌 범진필, 임상약리학, 청구문화사, 2016, p.324

☑ 해설

▶ corticosteroid ：호르몬제제

simethicone ：항팽만제

benzodiazepine ：진정수면제

barbiturates ：중추신경계 약물

150 페니토인(phenytoin)의 희석용액으로 적절한 것은?

① 식염수　　　　　　② D5W 포도당　　　　　③ D50W 포도당

④ 당성 교질액　　　　⑤ 비타민 용액

☑ 정답 ①

☑ 문헌 범진필, 임상약리학, 청구문화사, 2016, p.221

☑ 해설

▶ 포도당액은 약물을 침전시킬 수 있으므로 식염수로 희석해야 한다.

151 신경이완제로 분류되는 약물로 옳은 것은?

① 아데노신(adenosine)　　② 할로페리돌(haloperidol)　　③ 베라파밀(verapamil)

④ 메타놀(Methyl alcohol)　⑤ 아세트아미노펜(Acetaminophen)

☑ 정답 ②

☑ 문헌 범진필, 임상약리학, 청구문화사, 2016, p.210

☑ 해설

▶ 아데노신(adenosine) : 항부정맥제

　　베라파밀(verapamil) : 칼슘채널 억제제

　　메타놀(Methyl alcohol) : 소독약

　　아세트아미노펜(Acetaminophen) : 해열진통제

152 클로르프로마진(chlorpromazine)의 적응증으로 옳지 않은 것은?

① 딸꾹질　　　　　　　② 오심과 구토　　　　　③ 칼슘채널 억제제

④ 가벼운 알코올 금단증　⑤ 급성정신병 에피소드

☑ 정답 ③

☑ 문헌 범진필, 임상약리학, 청구문화사, 2016, p.208

☑ 해설

▶ 클로르프로마진(chlorpromazine)은 항정신병제, 신경이완제로 분류할 수 있다.

153 디아제팜(diazepam)의 적응증으로 옳지 않은 것은?

① 골격근 이완   ② 운동성 발작   ③ 급성 불안상태

④ 전간중적 상태   ⑤ 급성심근경색

☑ 정답 ⑤

☑ 문헌 범진필, 임상약리학, 청구문화사, 2016, p.203

☑ 해설

▸ 디아제팜(diazepam)은 항경련제, 항불안제로 스트레스, 불안 등의 치료에 사용된다.

154 세로토닌(serotonin)의 활성증가로 인한 증상으로 옳은 것은?

① 불면   ② 우울증   ③ 공격성행동

④ 사회공포증   ⑤ 불안과 구토

☑ 정답 ⑤

☑ 문헌 범진필, 임상약리학, 청구문화사, 2016, p.194

☑ 해설

▸ 세로토닌(serotonin)의 활성증가로 인한 증상은 정신병이나 불안과 구토을 유발하고 활성 감소로 인한 증상은 우울증, 공격성행동, 사회공포증, 불면, 조루 등이다 .

155 히스타민(histamine)의 기능으로 옳지 않은 것은?

① 각성   ② 성적행동   ③ 혈압조절

④ 통각역치   ⑤ 해열진통

☑ 정답 ⑤

☑ 문헌 범진필, 임상약리학, 청구문화사, 2016, p.271

☑ 해설

▸ 뇌의 히스타민은 각성, 성적행동, 혈압조절, 통각역치, 식음, 전뇌하수체 호르몬 분비조절 등에 관여한다.

156 중추신경 조절물질로 옳지 않은 것은?

① 히스타민(histamine)

② 아미노산(amino acid)

③ 카테콜라민(catecholamine)

④ 아세틸콜린(acetylcholine)

⑤ 아세트아미노펜(Acetaminophen)

☑ 정답 ⑤

☑ 문헌 범진필, 임상약리학, 청구문화사, 2016, p.168

☑ 해설

▶ 아세트아미노펜(Acetaminophen) : 해열진통제

157 전신마취제 투여 시 신경전도 억제의 순으로 옳은 것은?

가. 대뇌피질　　　나. 대뇌기저핵　　　다. 소뇌　　　라. 연수

① 가→나→다→라　　　② 나→가→다→라　　　③ 다→가→나→라

④ 다→나→가→라　　　⑤ 라→다→나→가

☑ 정답 ①

☑ 문헌 박선섭 외, 약리학, 정문각, 2003, p 58

☑ 해설

▶ 전신마취제를 투여하면 먼저 대뇌피질에서 억제되고, 대뇌기저핵, 소뇌, 척수 순으로 억제되며 마지막으로 연수가 억제된다.

158 전신마취제의 폐포내 최저농도(minimum alveolar concentration, MAC)에 관한 내용이다. (A), (B)의 내용으로 옳은 것은?

• 전신마취제의 폐포내 최저농도(minimum alveolar concentration, MAC)란 (A)에서 마취제에 노출된 사람의(B)가 외과적 자극에 반응이 없을 때의 폐포농도이다.

	①	②	③	④	⑤
A	1기압 하	1℃ 하	1기압 하	1℃ 하	실온
B	50%	50%	100%	100%	50%

☑ 정답 ①

☑ 문헌 범진필, 임상약리학, 청구문화사, 2016, p.254

☑ 해설

▶ 보통 0.5~2MAC가 적당한 마취농도이다. ether(1.9%), methoxyflurane(0.16%), isoflurane(1.5%), halothane(0.75%) 등이 이 범위에 속한다.

159 전신마취를 시행하기 전에 투여하는 마취 전 투약의 효과로 옳지 않은 것은?

① 수면   ② 진정   ③ 호흡량 감소

④ 반사성 서맥 예방   ⑤ 기도의 분비억제

☑ 정답 ③

☑ 문헌 박선섭 외, 약리학, 정문각, 2003, p.59

☑ 해설

▶ 수술에 대한 불안감을 덜어주고 마취유도를 빠르게 하며 전신마취제의 부작용을 예방하기
도 한다.

160 흡입마취제로 사용되는 약물로 옳은 것은?

① thiopental   ② halothane   ③ propofol

④ fentanyl   ⑤ midazolam

☑ 정답 ②

☑ 문헌 범진필, 임상약리학, 청구문화사, 2016, p.255

☑ 해설

▶ thiopental, propofol, fentanyl, midazolam은 정맥마취제로 사용되는 약물이다.

161 수면 작용시간이 30분 이내로 초단시간 작용하는 barbiturate 유도체는?

① phenobarbital   ② butabarbital   ③ secobarbital

④ hexobarbital   ⑤ amobarbital

☑ 정답 ④

☑ 문헌 박선섭 외, 약리학, 정문각, 2003, p 65

☑ 해설

   ▶ butabarbital, amobarbital : 3시간(중등도)

    secobarbital : 3시간 이내(단시간)

162 수면 작용시간이 6시간 이상으로 장시간 작용하는 barbiturate 유도체는?

① phenobarbital   ② butabarbital   ③ secobarbital

④ hexobarbital   ⑤ amobarbital

☑ 정답 ①

☑ 문헌 범진필, 임상약리학, 청구문화사, 2016, p.222

☑ 해설

   ▶ phenobarbital : 억제성신경전달물질인 GABA(Gamma aminobutylic acid)작용을 증대 시키며, 흥분성 신경전달물질에 대한 뉴런의 시냅스후막의 감수성을 저하시켜 중추신경을 억제한다.

163 다음과 같은 특징을 갖는 진정수면제로 옳은 것은?

- 정맥주사와 근육주사 등으로 투여가능
- 대발작과 정신운동성 발작치료에 유효
- 뇌간 망상체에 작용하여 진정, 최면을 나타냄
- 6시간 이상의 장시간형 바비튜레이트(barbiturate)

---

① ethyl alcohol   ② phenytoin   ③ temazepam

④ nitrazepam   ⑤ phenobarbital

☑ 문헌 범진필, 임상약리학, 청구문화사, 2016, p.200

☑ 해설

▶ 대표적인 효소유도작용이 있는 약물로 병용투여 약물의 대사를 촉진하여 그 효과를 감소시키고, 남용 시 내성, 의존성중상이 관찰된다.

164 진정수면이나 항경련제로 사용되는 benzodiazepine 유도체로 옳지 않은 것은?

① midazolam   ② flurazepam   ③ temazepam

④ triazolam   ⑤ nitrous oxide

☑ 정답 ⑤

☑ 문헌 범진필, 임상약리학, 청구문화사, 2016, p.198

☑ 해설

▶ benzodiazepine 유도체는 1960년대 개발되어 진정수면이나 항경련제, 근이완제로 사용되며, 불안, 근심, 공포 등을 완화시키는 항불안제로 이용된다.

▶ nitrous oxide : 흡입마취약

165 다음과 같은 특징을 갖는 중추신경계 작용약물로 옳은 것은?

> • acidosis와 시력장애의 중독증상이 나타난다.
> • 대사산물로 formaldehyde와 formic acid 가 생성된다.

① ethyl alcohol   ② phenobarbital   ③ temazepam

④ methyl alcohol   ⑤ disulfiram

☑ 정답 ④

☑ 문헌 박선섭 외, 약리학, 정문각, 2003, p 68

☑ 해설

▶ 시력장애의 원인은 formaldehyde가 망막조직의 효소계, 특히 hexokinase를 저해하여 부종, 변성을 일으키기 때문이다.

166 만성알코올 중독 치료제로 음주를 기피하도록 하는 약물은?

① disulfiram　　　　② phenobarbital　　　　③ temazepam

④ phenytoin　　　　⑤ primidone

☑ 정답 ①

☑ 문헌 범진필, 임상약리학, 청구문화사, 2016, p.202

☑ 해설

　▶ 주로 aldehyde 탈수소효소를 저해함으로써 작용한다.

167 뇌간망상체에서 GABA(gamma aminobutylic acid)의 작용을 증가시켜 경련역치를
상승시키는 항경련제로 옳은 것은?

① hydantoin 유도체　　　② barbital산 유도체　　　③ succinimide 유도체

④ 삼환계 화합물　　　⑤ benzodiazepine 유도체

☑ 정답 ②

☑ 문헌 박선섭 외, 약리학, 정문각, 2003, p 70

☑ 해설

　▶ barbital산 유도체는 성인의 대발작과 부분발작에 유효하나 소아에게는 학습장애를 일으킬
　　수 있으므로 사용하지 않는다.

168 해열 진통제의 약리작용으로 옳지 않은 것은?

① 진통　　　　② 해열　　　　③ 항불안

④ 항염증　　　⑤ 혈소판응집억제

☑ 정답 ③

☑ 문헌 범진필, 임상약리학, 청구문화사, 2016, p.238

☑ 해설

　▶ 해열 진통제의 약리작용 : 요산 배설작용, 항allergy 작용으로 항원항체반응을 억제하며 다량
　　에서 호흡촉진작용이 있다.

169 아스피린(aspirin)계 약물의 진통작용 기전으로 옳은 것은?

① Na$^+$ channel 억압

② 트롬복산(thromboxane)의 합성 억제

③ 아스파테이트(aspartate)의 유리억제

④ 뇌내 GABA(gamma aminobutylic acid)의 증가

⑤ 프로스타글란딘(prostaglandin)의 생합성 억제

☑ 정답 ⑤

☑ 문헌 박선섭 외, 약리학, 정문각, 2003, p 80

☑ 해설

▶ prostaglandin의 생합성 과정에서의 cyclooxygenase를 억제하여 arachidonic acid가 prostaglandin, thromboxane A2, prostacycline으로 전환되는 것을 억제한다.

170 파킨슨(Parkinson)증후군의 치료제로 옳지 않은 것은?

① levodopa ② amantadine ③ selegiline ④ bromocriptine ⑤ isoproterenol

☑ 정답 ⑤

☑ 문헌 범진필, 임상약리학, 청구문화사, 2016, p.225

☑ 해설

▶ 방향족 L-aminoacid decarboxylase 억제약, bromocriptine 등이 있다.

▶ isoproterenol : 혈관확장제

171 중추신경계의 흥분제로 척수에 작용하는 약물로 옳은 것은?

① picrotoxin ② pentetrazol ③ xanthine 유도체 ④ cocaine ⑤ strychnine

☑ 정답 ⑤

☑ 문헌 박선섭 외, 약리학, 정문각, 2003, p 92

☑ 해설

▶ picrotoxin과 pentetrazol은 뇌간작용제이고, xanthine 유도체와 cocaine은 대뇌피질 작용제이다.

172 중추신경계의 흥분제로 대뇌피질에 작용하는 약물로 옳은 것은?

① picrotoxin   ② pentetrazol   ③ xanthine 유도체

④ strychnine   ⑤ doxapram

☑ 정답 ③

☑ 문헌 범진필, 임상약리학, 청구문화사, 2016, p.246

☑ 해설

▶ picrotoxin과 pentetrazol, doxapram은 뇌간작용제이고, strychnine은 척수 작용제이다.

173 Diazepam의 항불안제로써의 약리작용으로 옳지 않은 것은?

① 척수반사를 억제한다   ② 중추신경계를 억제한다.

③ 경련의 역치를 높여준다   ④ 뇌간의 망상체에 작용한다.

⑤ 골격근의 수축을 증진시킨다.

☑ 정답 ⑤

☑ 문헌 범진필, 임상약리학, 청구문화사, 2016, p.203

☑ 해설

▶ Diazepam의 약리작용 : 뇌간의 망상체에 작용, 중추신경계 억제, 척수반사 억제, 근이완을 일으키며 경련의 역치를 높여준다

174 항우울제로 사용되는 약물로 옳은 것은?

① imipramine   ② buspirone   ③ lorazepam

④ meprobamate   ⑤ diazepam

☑ 정답 ①

☑ 문헌 범진필, 임상약리학, 청구문화사, 2016, p.215

☑ 해설

▶ buspirone, lorazepam, meprobamate, diazepam등은 항불안제로 사용된다.

▶ imipramine : 내인성우울증, 퇴행성정신병, 6세 이상 어린이의 유뇨증 치료에 경구 투여한다.

175 국소마취 시행에서 가장 억제되기 쉬운 지각신경은?

① 미각   ② 통각   ③ 시각

④ 촉각   ⑤ 온도감각

☑ 정답 ②

☑ 문헌 범진필, 임상약리학, 청구문화사, 2016, p.259

☑ 해설

▶ 통각이 가장 억제되기 쉽고, 온도감각, 촉각 순이다. 고유감각은 억제되기 어렵다.

176 적용방법이 다음과 같은 국소마취는?

> • 단일신경을 마취하여 그 신경지배하의 영역에 마취를 일으키는 방법
> • procaine, mepivacaine, bupivacaine등이 사용된다.

① 표면마취   ② 침윤마취   ③ 전달마취

④ 척수마취   ⑤ 경막외 마취

☑ 정답 ③

☑ 문헌 범진필, 임상약리학, 청구문화사, 2016, p.261

☑ 해설

▶ 전달마취는 손가락 수술, 치과마취 등의 신경통 치료 등에 사용된다.

177 국소마취제의 이상적인 조건으로 옳은 것은?

① 전신적 독성이 높을 것

② 작용 지속시간이 짧을 것

③ 지용성으로 자비멸균에 견딜 것

④ 국소자극작용이 없고 비가역적일 것

⑤ 과민증을 불문하고 사용할 수 있을 것

☑ 정답 ⑤

☑ 문헌 범진필, 임상약리학, 청구문화사, 2016, p.259

☑ 해설

▶ 국소마취제의 이상적인 조건 :

- 국소자극작용이 없고 작용이 가역적일 것

- 전신적 독성이 낮을 것

- 작용 지속시간이 길 것

- 수용성으로 안정하며 자비멸균에 견딜 것

178 합성 국소마취제 사용시 혈관수축제로 병용하는 약물로 옳은 것은?

① epinephrine　② mescaline　③ cocaine　④ dobutamine　⑤ isoproterenol

☑ 정답 ①

☑ 문헌 범진필, 임상약리학, 청구문화사, 2016, p.260

☑ 해설

▶ epinephrine(1:200,000), norepinephrine, phenylephrine 등이 사용된다.

179 비탈분극성 신경근 접합 차단제로 옳은 것은?

① thiazide　　　② furosemide　　　③ vecuronium

④ decamethonium　⑤ suxamethonium

☑ 정답 ③

☑ 문헌 범진필, 임상약리학, 청구문화사, 2016, p.266

☑ 해설

▶ thiazide, furosemide : 이뇨제 decamethonium, suxamethonium : 탈분극성 차단제이다.

180 α수용체의 에피네프린(epinephrine), 노르에피네프린(norepinephrine), 이소프로테레놀(isoproterenol)에 대한 반응의 강도가 옳은 것은?

① Ep 〉 NE 〉 Isp　　　② Ep 〉 Isp 〉 NE　　　③ NE 〉 Ep 〉 Isp

④ NE 〉 Isp 〉 Ep　　　⑤ Isp 〉 Ep 〉 NE

☑ 정답 ①

☑ 문헌 박선섭 외, 약리학, 정문각, 2003, p 129

☑ 해설

▶ Ahlguist(1948)이래 adrenaline성 수용체는 3개의 catecholamine에 대한 반응의 강도에 따라 α와 β수용체로 분류되었다.

181 β수용체의 에피네프린(epinephrine), 노르에피네프린(norepinephrine), 이소프로테레놀(isoproterenol)에 대한 반응의 강도가 옳은 것은?

① Ep 〉 NE 〉 Isp   ② Ep 〉 Isp 〉 NE   ③ NE 〉 Ep 〉 Isp

④ NE 〉 Isp 〉 Ep   ⑤ Isp 〉 Ep 〉 NE

☑ 정답 ⑤

☑ 문헌 박선섭 외, 약리학, 정문각, 2003, p 129

☑ 해설

▶ Ahlguist(1948)이래 adrenaline성 수용체는 3개의 catecholamine에 대한 반응의 강도에 따라 α와 β수용체로 분류되었다.

182 다음과 같은 특징을 나타내는 천연콜린 효능제로 옳은 것은?

> • 버섯중독의 원인물질이다.
> • 기관에 대한 선택작용은 없다.
> • 부교감신경 종말의 choline성 수용체를 흥분시킨다.

① guanethidine   ② muscarine   ③ acetylcholine

④ pilocarpine   ⑤ atropine

☑ 정답 ②

☑ 문헌 범진필, 임상약리학, 청구문화사, 2016, p.168

☑ 해설

▶ muscarine은 독버섯에 함유된 alkaloid이다.

183 아트로핀(atropine)의 부교감신경에 대한 약리작용으로 옳은 것은?

① 기관지, 소화관평활근 등을 수축시킨다.

② 양을 증가하면 동공 괄약근을 수축시킨다.

③ 소량에서 타액선, 누선 등의 분비를 촉진한다.

④ 콜린에스테라제(cholinesterase)의 활성부위에 결합한다.

⑤ 무스카린(muscarine)성 수용체에서 아세틸콜린(acetylcholine)과 상경적으로 길항 한다.

☑ 정답 ⑤

☑ 문헌 박희진 외, Paramedics 기초의학, 에듀팩토리, 2019, p.538

☑ 해설

▶ 양을 증가하면 동공 괄약근을 이완시켜 산동을 일으키며, 안압을 상승시킨다. 또한 심근에
 작용하여 작용을 증가시키며, 더욱 양을 증가하면 위액분비, 위운동을 억제한다.

184 아트로핀(atropine)을 대량 투여했을 때 중추신경에 나타나는 약리작용으로 옳지 않
은 것은?

① 빈뇨   ② 착란   ③ 혼수   ④ 환각   ⑤ 섬망

☑ 정답 ①

☑ 문헌 박희진 외, Paramedics 기초의학, 에듀팩토리, 2019, p.538

☑ 해설

▶ 보통 치사량으로는 중추작용이 거의 없으나 대량인 경우에는 중추흥분작용을 나타낸다.

185 중추신경계에서 나타나는 강심배당체의 부작용으로 옳지 않은 것은?

① 두통   ② 졸음   ③ 현훈   ④ 피로감   ⑤ 소양증

☑ 정답 ⑤

☑ 문헌 박희진 외, Paramedics 기초의학, 에듀팩토리, 2019, p.339

☑ 해설

▶ 드물게는 정신증상, 시각장애, 경련 등이 일어난다.

186 Aminophylline의 부작용으로 옳지 않은 것은?

① 두통 　　② 흥분 　　③ 담마진 　　④ 불면증 　　⑤ 골격근 이완

☑ 정답 : ⑤

☑ 문헌 박희진 외, Paramedics 기초의학, 에듀팩토리, 2019, p.438

☑ 해설 : 심부정맥, 불면, 고혈압, 설사, 오심, 구토, 발열, 경련 등이 나타난다.

187 다음과 같은 증상을 보이는 환자는 어떤 약물을 남용한 것인가?

> • 치아민(thiamine)의 장내 흡수와 대사 감소
> • 기억력 장애 등의 코르사코프(Korsakoff)징후
> • 언어와 보행장애 등의 베르니케(Wernicke)징후

① 항생제 　　② 니코틴 　　③ 이뇨제 　　④ 알코올 　　⑤ 코카인

☑ 정답 : ④

☑ 문헌 : 박희진 외, Paramedics 기초의학, 에듀팩토리, 2019, p.534

　☑ 해설 : alcohol의 만성적남용에 의한 의학적 영향 : 신경학적 영향, 영양결핍, 베르니케
　　(Wernicke)-코르사코프(Korsakoff)증후군, 위장관 질환, 면역억제 등

188 파킨슨병(Parkinson's disease) 치료에 도파민(dopamine)대신 전구물질인 L-도파 (levodopa)를 투여하는 이유로 옳은 것은?

① 약효 지속시간이 길어서

② 화학적 변성이 없으므로

③ 흡수력이 도파민보다 빠르므로

④ 약효가 도파민보다 훨씬 강하므로

⑤ 혈액–뇌장벽을 통과할 수 있으므로

☑ 정답 ⑤

☑ 문헌 박인국, 생리학, 라이프사이언스, 2003, p.104.

☑ 해설

　▶ L-도파는 혈액-뇌장벽을 통과할 수 있으나 도파민은 통과할 수 없기 때문이다.

189 β2 아드레날린성 수용체에 선택적인 교감신경 효능약으로 만성폐쇄성폐질환(COPD)에 효과적인 약물로 옳은 것은?

① buscopan   ② droperidol   ③ loperamide

④ albuterol   ⑤ aminophylline

☑ 정답 : ④

☑ 문헌 박희진 외, Paramedics 기초의학, 에듀팩토리, 2019, p.534

☑ 해설 : albuterol(ventolin)은 교감신경 효능약으로 기관지천식, COPD, 기관지경축 등에 효과가 있다.

buscopan : 부교감신경차단제

droperidol : 신경이완제

loperamide : 장관운동 억제제

aminophylline : 진정제

001 뇌하수체 뒤엽에서 분비되는 호르몬으로 옳은 것은?

① 프로락틴　　　　　　② 옥시토신　　　　　　③ 성장호르몬

④ 난포자극호르몬　　　⑤ 멜라닌세포자극호르몬

☑ 정답 ②

☑ 문헌 대한해부학회, 알기쉬운 사람해부학, 현문사, 2019. p.389

☑ 해설

▶ 성장호르몬, 프로락틴, 난포자극호르몬, 멜라닌세포자극호르몬은 뇌하수체 앞엽에서 분비된다.

002 내분비계와 분비호르몬의 연결이 옳지 않은 것은?

① α세포–글루카곤　　　　　　② β세포–인슐린

③ 부신속질(수질)–코티솔　　　④ 뇌하수체후엽–항이뇨호르몬

⑤ 부신겉질(피질)–코르티코스테론

☑ 정답 ③

☑ 문헌 최명애 외, 인체의 구조와 기능, 현문사, 2017, p.335

☑ 해설

▶ 부신속질(수질) 호르몬 : 에피네프린, 노어에피네프린 등

003 갑상샘의 해부학적 특징으로 옳지 않은 것은?

① 외측엽의 뒤쪽에 부갑상샘이 있다.

② 기관지와 식도의 사이에 위치한다.

③ 협부와 좌우 2개의 엽으로 구성되어있다.

④ 실질은 여러 개의 불규칙적인 엽으로 세분되어있다.

⑤ 목 앞에 있는 갑상연골 부위의 기관을 앞으로 싸고 있다.

☑ 정답 ②

☑ 문헌 최명애 외, 인체의 구조와 기능, 현문사, 2017, p.333

☑ 해설

▸ 갑상샘은 목 앞에 있는 방패연골(갑상연골) 부위의 기관을 앞으로 싸고 있는 무게 20~30g 의 적갈색 내분비샘이다.

004 중뇌의 뒤쪽 상부에 위치하여 멜라토닌을 분비하는 내분비계로 옳은 것은?

① 갑상샘

② 뇌하수체

③ 시상하부

④ 가슴샘(흉선)

⑤ 솔방울샘(송과체)

☑ 정답 ⑤

☑ 문헌 최명애 외, 인체의 구조와 기능, 현문사, 2017, p.332

☑ 해설

▸ 솔방울샘(송과체)에서 분비하는 호르몬은 일주기조절에 관여한다.

005 이자(췌장)의 해부학적 특징으로 옳은 것은?

① 순환기관이다.

② β세포가 가장 많다.

③ δ세포에서 글루카곤이 분비된다.

④ 이자꼬리 부분이 십이지장 쪽으로 향하고 있다.

⑤ 토리층(사구대)과 다발층(속상대)을 관찰 할 수 있다

☑ 정답 ②

☑ 문헌 대한해부학회, 알기쉬운 사람해부학, 현문사, 2019. p.395

☑ 해설

▸ β세포가 60~80%로 가장 많다.

006 랑게르한스섬의 δ세포에서 분비되어 글루카곤과 인슐린의 분비를 억제하는 신경전
달 물질로 옳은 것은?

① 코르티손(cortisone)

② 에피네프린(epinephrine)

③ 카테콜라민(catecholamine)

④ 소마토스타딘(somatostatin)

⑤ 테스토스테론(testosterone)

☑ 정답 ④

☑ 문헌 기초의학 교재편찬연구회, 인체생리학, 에듀팩토리. 2017 p.272

☑ 해설

　▶ 소마토스타딘(somatostatin)은 이자(췌장)호르몬으로 글루카곤과 인슐린의 분비를 억제한
　다.

007 인체에서 가장 크고, 우상복부에 위치하는 샘장기(선장기)로 옳은 것은?

① 간　　　　　　② 이자　　　　　　③ 쓸개

④ 지라　　　　　⑤ 콩팥(신장)

☑ 정답 ①

☑ 문헌 대한해부학회, 알기쉬운 사람해부학, 현문사, 2019. p.340

☑ 해설

　▶ 간은 약 1.5kg 정도의 샘장기로 적갈색을 띤다.

008 호르몬과 그의 효과가 옳지 않은 것은?

① 옥시토신-자궁수축 촉진

② 가스트린-알칼리 분비촉진

③ 인슐린-글리코겐 형성촉진

④ 에피네프린-아드레날린 작용 촉진

⑤ 알도스테론-Na^+보유와 K^+배설촉진

☑ 정답 ②

☑ 문헌 이인모 외, Basic Medicine, 학지사메디컬, 2019, p.153

☑ 해설

▶ 가스트린은 위에서 분비되어 산 분비를 촉진한다.

009 호르몬과 그의 효과가 옳지 않은 것은?

① 인슐린–포도당 흡수

② 옥시토신–유선수축

③ 항이뇨호르몬–수분보유

④ 글루카곤–글리코겐과 지방 합성

⑤ 부갑상샘호르몬–혈액 Ca^{2+}농도증가

☑ 정답 ④

☑ 문헌 이인모 외, Basic Medicine, 학지사메디컬, 2019, p.159

☑ 해설

▶ 글루카곤은 19개의 아미노산으로 구성되어있으며 글리코겐과 지방분해에 관여한다.

010 스테로이드(steroid) 호르몬을 분비하는 내분비샘은?

① 성선과 부갑상샘

② 부신피질과 성선

③ 부신수질과 성선(생식샘)

④ 뇌하수체 후엽과 부갑상샘

⑤ 뇌하수체 전엽과 부갑상샘

☑ 정답 ②

☑ 문헌 박희진 외, Paramedics 기초의학, 에듀팩토리, 2019, p.577

☑ 해설

▶ 스테로이드(steroid) 호르몬은 부신피질(adrenal cortex)과 성선(생식샘, gonad)에서만 분
비된다.

011 호르몬의 작용에 관한 내용이다. 다음 (A)와 (B)의 용어로 옳은 것은?

> • 두 개 또는 그 이상의 호르몬이 상호 작용하여 어떤 특정 현상을 나타내는 것을
> (A)효과라 하고, 한 호르몬이 다른 호르몬의 작용이나 효과를 억제하는 것을
> (B)효과라고 한다.

	①	②	③	④	⑤
A	허용적	허용적	협동적	협동적	길항적
B	협동적	길항적	허용적	길항적	협동적

☑ 정답 ④

☑ 문헌 박인국, 생리학, 라이프사이언스, 2003, p. 205~206.

☑ 해설

▶ 협동적효과의 예 : 심장에 대한 에피네프린과 노르에피네프린은 각각은 별도로 심장박동
을 증가시키는데, 동시에 작용하면 박동수를 훨씬 크게 증가시킨다.

길항적효과의 예 : 혈액의 에스트로겐 농도가 높으면 프로락틴의 작용과 분비를 억제하므로
임신중 젖의 분비가 억제된다.

허용적효과 : 한 호르몬이 두 번째 호르몬에 대한 표적기관의 반응이나 두 번째 호르몬의 활
성을 증가 시킬 때, 두 번째 호르몬의 작용에 대해 허용적효과를 갖고 있다고
한다. 예를 들어, 자궁을 미리 에스트로겐에 노출시키면 프로게스테론에 대한
수용체 단백질의 형성이 유도되는데, 이는 결국 프로게스테론에 대한 자궁의
반응을 향상시키게 된다

012 황체형성호르몬의 기능으로 옳은 것은?

① 난포성장　　　　　　② 젖분비 촉진

③ 코르티졸의 분비촉진　　④ 조직과 기관의 성장

⑤ 테스토스테론의 분비자극

☑ 정답 ⑤

☑ 문헌 박희진 외, Anatomy & Physiology, 군자출판사, 2015, p.215

▶ 황체형성호르몬(luteinizing hormone)은 여성에서는 배란과 황체형성을 자극하며, 남성에게서는 테스토스테론의 분비를 자극한다.

013 항이뇨호르몬의 작용기전으로 옳은 것은?

① 다량의 소변배설

② 전해질 농도조절

③ 혈액의 점성도 증가

④ 혈액의 수분보유 증가

⑤ 혈액의 수분보유 증가아미노산 이송증가

☑ 정답 ⑤

☑ 문헌 기초의학 교재편찬연구회, 인체생리학, 에듀팩토리. 2017 p.469

☑ 해설

▶ 항이뇨호르몬은 신장에 의한 수분보유를 도모하고, 소변 속의 수분손실을 감소시키고 혈액의 수분보유를 증가시킨다.

014 Na$^+$과 K$^+$의 균형을 조절하는 부신호르몬으로 옳은 것은?

① 에피네프린

② 성스테로이드

③ 노르에피네프린

④ 염류코르티코이드

⑤ 당류코르티코이드

☑ 정답 ④

☑ 문헌 박희진 외, Paramedics 기초의학, 에듀팩토리, 2019, p.577

☑ 해설

▶ 당류코르티코이드는 포도당과 다른 유기분자의 대사를 조절한다.

015 티록신(thyroxine)의 기능으로 옳은 것은?

① 심장박동 증가　　　② 포도당 대사조절　　　③ 기초대사율의 증진

④ Na$^+$과 K$^+$의 균형조절　　⑤ 혈액의 Ca^{2+}농도 저하

☑ 정답 ③

☑ 문헌 최명애 외, 인체의 구조와 기능, 현문사, 2017, p.334

☑ 해설

▶ 갑상샘호르몬은 2종류가 있는데 대부분을 차지하고 있는 것이 티록신[(thyroxine) 또는 tetraiodothyronine(T4)]이고, 소량 존재하는 것은 Triiodothyronine(T3)이다. 티록신은 갑상샘호르몬으로 기초대사율의 증진을 비롯하여 탄수화물, 지질, 단백질의 대사를 원활하게 한다.

016 칼시토닌(calcitonin)의 기능으로 옳은 것은?

① 심장박동 증가　　　② Na$^+$과 K$^+$의 균형조절　　③ 포도당 대사조절

④ 혈액의 Ca^{2+}농도 저하　　⑤ 기초대사율의 증진

☑ 정답 ④

☑ 문헌 김종연 외, 알기쉬운 인체생리학, 고문사, 2018, p.239

☑ 해설

▶ 칼시토닌은 부갑상샘호르몬과 작용하여 혈액의 Ca2+수준을 조절한다.

017 점액수종과 관련이 있는 호르몬질환은?

① 갑상샘기능저하증　　　② 갑상샘기능항진증　　　③ 부신수질기능항진증

④ 부신피질기능저하증　　⑤ 부신피질기능항진증

☑ 정답 ①

☑ 문헌 전국응급구조학과교수협의회, (사)한국응급구조학회. 응급구조사를 위한 병리학, 메디컬사이언스, 2018, p.194

☑ 해설

▶ 갑상샘기능저하증은 점액수종을 일으키는데, 그 증상으로 결합조직의 점액단백질의 축적, 손, 발, 얼굴, 눈 주변 조직의 종기 등을 들 수 있다.

018 갑상샘호르몬의 생리효과로 옳지 않은 것은?

① 골격발달 증진

② 지방 분해작용 촉진

③ 탄수화물 흡수율 증가

④ 혈중 카테콜아민에 대한 반응성 향상

⑤ 혈중 칼슘 수치와 신경근 기능을 정상으로 유지

☑ 정답 ⑤

☑ 문헌 김종연 외, 알기쉬운 인체생리학, 고문사, 2018, p.237

☑ 해설

표적장기	작용기전
심장	혈중 카테콜아민에 대한 반응성 향상
지방조직	지방 분해작용 촉진
장관	탄수화물 흡수율 증가
뼈	정상적 성장 및 골격발달 증진
신경계	정상적 뇌발달 증진

▶ 혈중 칼슘 수치와 신경근 기능을 정상으로 유지하는 기능은 부갑상샘호르몬의 기능이다.

019 갑상샘기능저하증으로 옳지 않은 것은?

① 느린 맥박 ② 느린 반사 ③ 체중 증가

④ 무기력하고 수면증가 ⑤ 더위에 견디기 힘듦

☑ 정답 ⑤

☑ 문헌 김종연 외, 알기쉬운 인체생리학, 고문사, 2018, p.239

☑ 해설

▶ 갑상샘기능저하와 항진의 비교

특 징	기능저하	기능항진
성장	장애	촉진
활동과 수면	무기력, 수면증가	활동증가, 수면감소
온도반응	추위에 견디기 힘듦	더위에 견디기 힘듦
피부	거칠고 마른피부	정상
발한	없음	과다
맥박	느림	빠름
위장증상	변비, 식욕감퇴, 체중증가	설사, 식욕증가, 체중감소
반사	느림	빠름
심리상태	우울, 무관심	신경과민
혈장 T_4 수준	감소	증가

020 뇌하수체가 속하는 계통으로 옳은 것은?

① 근육계통 ② 비뇨계통 ③ 호흡계통

④ 소화계통 ⑤ 내분비계통

☑ 정답 ⑤

☑ 문헌 김종연 외, 알기쉬운 인체생리학, 고문사, 2018, p.233

☑ 해설

▸ 뇌하수체는 내분비계통에 속한다.

021 혈액의 Ca^{2+}수준을 통제하는 호르몬은?

① 성장호르몬 ② 항이뇨호르몬

③ 부신수질호르몬 ④ 부신피질호르몬

⑤ 부갑상샘호르몬

☑ 정답 ⑤

☑ 문헌 최명애 외, 인체의 구조와 기능, 현문사, 2017, p.334

☑ 해설

▸ 부갑상샘호르몬은 칼시토닌과 작용하여 혈액의 Ca2+수준을 조절한다.

022 인슐린분비의 절대적인 결핍이나 효과의 감소로 고혈당과 대사장애를 나타내는 질환은?

① 당뇨병(diabetes)

② 크레틴병(Cretinism

③ 그레이브스병(Graves' disease)

④ 바세도병(Basedow's goiter)

⑤ 호지킨병(Hodgkin's disease)

☑ 정답 ①

　☑ 문헌 전국응급구조학과교수협의회, (사)한국응급구조학회. 응급구조사를 위한 병리학, 메디컬사이언스, 2018, p.196

☑ 해설

　▶ 크레틴병(Cretinism) : 갑상샘기능저하증

　그레이브스병(Graves' disease) : 갑상샘기능항진증

　바세도병(Basedow's goiter) : 갑상샘기능항진증

　호지킨병(Hodgkin's disease) : 악성림프종

023 세포매개성 면역과 관련된 T세포의 생성부위로 옳은 것은?

① 송과샘

② 이자샘

③ 갑상샘

④ 가슴샘

⑤ 부갑상샘

☑ 정답 ④

☑ 문헌 박희진 외, Paramedics 기초의학, 에듀팩토리, 2019, p.103

☑ 해설

　▶ 가슴샘(흉선)은 대동맥 앞과 복장뼈자루(흉골병) 뒤에 위치한 두 개의 엽으로 된 기관으로 T세포를 형성한다.

024 프로스타글란딘(prostaglandin)의 작용으로 옳지 않은 것은?

① 자궁수축

② 난소의 배란

③ 위액분비 억제

④ 신장의 혈류량 감소

⑤ 통증, 발열, 염증과정의 촉진

☑ 정답 ④

☑ 문헌 이강이 외, 인체생리학, 현문사, 2019 p.169

☑ 해설

▸ 콩팥속질(신장수질)에서 생산되어 혈관이완을 일으키며, 콩팥(신장)의 혈류량 증가와 소변 속에 수분과 전해질의 과다한 배설을 일으킨다.

025 부신속질이 교감신경계의 자극을 받았을 때 분비하는 호르몬으로 옳은 것은?

① 인슐린(insulin)

② 글루카곤(glucagon)

③ 아세틸콜린(acetylcholine)

④ 에피네프린(epinephrine)

⑤ 코르티코이드(corticoid)

☑ 정답 ④

☑ 문헌 이강이 외, 인체생리학, 현문사, 2019 p.339

☑ 해설

▸ 에피네프린보다는 덜하지만 노르에피네프린(norepinephrine)도 분비한다.

026 글리코겐의 합성을 증가시키는 호르몬으로 옳은 것은?

① 티록신   ② 인슐린   ③ 글루카곤

④ 에피네프린   ⑤ 아세틸콜린

☑ 정답 ②

☑ 문헌 이강이 외, 인체생리학, 현문사, 2019 p.341

☑ 해설

▶ 인슐린과 당류코르티코이드는 글리코겐의 합성을 증가시킨다.

027 단백질 합성을 증가시키는 호르몬으로 옳은 것은?

① 인슐린　　　　　　② 글루카곤　　　　　　③ 에피네프린

④ 소마토스타틴　　　⑤ 당류코르티코이드

☑ 정답 ①

☑ 문헌 이강이 외, 인체생리학, 현문사, 2019 p.341

☑ 해설

▶ 에피네프린과 글루카곤은 단백질 대사에 직접적인 효과가 없으며, 당류코르티코이드는 단백질 합성을 감소시킨다.

028 췌장(이자)의 랑게르한스섬(Langerhans islet)에 있는 세포에서 분비하는 호르몬으로 옳은 것은?

	①	②	③	④	⑤
α-세포	인슐린	소마토스타틴	글루카곤	인슐린	글루카곤
β-세포	글루카곤	글루카곤	인슐린	소마토스타틴	소마토스타틴
δ-세포	소마토스타틴	인슐린	소마토스타틴	글루카곤	인슐린

☑ 정답 ③

☑ 문헌 이강이 외, 인체생리학, 현문사, 2019 p.340

☑ 해설

▶ glucagon을 분비하는 α-세포는 25%정도, insulin을 분비하는 β-세포는 60%정도이며 somatostatin을 분비하는 δ-세포의 수는 가장 적다.

029 인슐린-의존성 당뇨병(Ⅰ형)의 특징으로 옳지 않은 것은?

① β-세포가 파괴 된다.

② 증상의 발생이 빠르다.

③ 인슐린분비가 감소한다.

④ 케톤산증의 발생이 흔하다.

⑤ 랑게르한스섬(Langerhans islet)의 고갈과 관련이 있다.

☑ 정답 ⑤

☑ 문헌 전국응급구조학과교수협의회, (사)한국응급구조학회. 응급구조사를 위한 병리학, 메디컬사이언스, 2018, p.196

☑ 해설

▶ 인슐린-의존성 당뇨병(Ⅰ형)은 20세 이하에 많으며, 당뇨환자의 10%정도이다.

인슐린-비의존성 당뇨병(Ⅱ형)은 랑게르한스섬(Langerhans islet)의 고갈과 관련이 있다.

030 뇌하수체의 해부학적 특징으로 옳지 않은 것은?

① 전엽이 약 75%를 차지한다.

② 후엽은 신경부와 누두로 구분된다.

③ 나비뼈(접형골)의 터키안에 들어있다.

④ 전엽은 회백색을 띠고, 후엽은 회적색을 띤다.

⑤ 전엽은 태생기 구강천장에서 파생된 상피조직이다.

☑ 정답 ④

☑ 문헌 최명애 외, 인체의 구조와 기능, 현문사, 2017, p.328

☑ 해설

▶ 뇌하수체는 기능이나 발생학적으로 서로 다르다. 즉 전엽은 태생기 구강천장에서 파생된 상피조직이며, 후엽은 간뇌의 밑바닥에서 형성되어 신경뇌하수체라 부른다. 전엽은 회적색을 띠고, 후엽은 회백색을 띤다.

031 뇌하수체 전엽에서 분비되어 소아와 청소년의 성장을 촉진하는 호르몬으로 옳은
것은?

① 티록신(thyroxine)

② 에피네프린(epinephrine)

③ 칼시토닌(calcitonin)

④ 소마토트로핀(somatotropin)

⑤ 노르에피네프린(norepinephrine)

☑ 정답 ④

☑ 문헌 해부학편찬위원회, 사람해부학, 범문에듀케이션, 2019, p.493

☑ 해설

▶ 성장호르몬의 분비는 시상하부에 의해 일어나고 시상하부 하수체계로 분비되는 소마토스
타틴에 의해 억제된다.

032 부갑상샘의 작용에 관한 내용이다. (A)와 (B)에 알맞은 내용은?

> • 부갑상샘이 제거되면 부갑상샘호르몬 결핍으로 (A)을(를) 일으켜 심각한 (B)을(를) 일
> 으킨다

	①	②	③	④	⑤
A	저칼륨혈증	고칼륨혈증	저칼슘혈증	고칼슘혈증	저나트륨혈증
B	골흡수	골형성	근강직	골흡수	근강직

☑ 정답 ③

☑ 문헌 박희진 외, Paramedics 기초의학, 에듀팩토리, 2019, p.577

☑ 해설

▶ 부갑상샘호르몬은 혈액 Ca2+을 정상수준으로 증가시킨다. 부갑상샘 제거로parathormone
이 감소하면 혈중 Ca2+ 농도가 감소하여 정상치의 1/12정도가 되었을때 근육의 경련, 강직
이 일어난다. 이것을 부갑상샘성 tetany라고 한다.

033 갑상샘에서 분비되어 골흡수를 억제하는 호르몬으로 옳은 것은?

① 칼시토닌(calcitonin)　　　　　② 티록신(thyroxine)

③ 소마토트로핀(somatotropin)　　④ 프로스타글란딘(prostaglandin)

⑤ 에스트로겐(estrogen)

☑ 정답 ①

☑ 문헌 해부학편찬위원회, 사람해부학, 범문에듀케이션, 2019, p.495

☑ 해설

　▸ 골다공증으로 인한 척추 골절환자는 칼시토닌 주사를 받는다.

034 폐경 후 나타나는 골다공증과 관련이 있는 호르몬으로 옳은 것은?

① 프로스타글란딘(prostaglandin)

② 옥시토신(oxytocine)

③ 칼시토닌(calcitonin)

④ 에스트로겐(estrogen)

⑤ 소마토트로핀(somatotropin)

☑ 정답 ④

☑ 문헌 변영순 외, 병태생리학, 정담미디어, 2014, p.318

☑ 해설

　▸ 에스트로겐 감소에 의해 남성보다 10배나 많은 골다공증 증상을 보인다.

035 바소프레신(vasopressin)의 생리적 효과로 옳지 않은 것은?

① 자궁 평활근 수축

② 혈압의 항상성 조절

③ 집합관에서 수분 재흡수

④ 뇌와 척수에서 신경전달

⑤ 먼쪽세관에서 수분 재흡수

☑ 정답 ①

☑ 문헌 김종연 외, 알기쉬운 인체생리학, 고문사, 2018, p.179

☑ 해설

   ▶ Vasopressin은 신장집합관의 투과도를 증가시킴으로써 신추체의 고장성 간질로 물이 들어가게 한다.

036 옥시토신(oxytocin)의 생리적 효과로 옳은 것은?

① 신장에 의한 수분확보

② 근상피세포의 이완

③ 자궁 평활근 수축

④ 집합관에서 수분 재흡수

⑤ 뇌와 척수에서 신경전달

☑ 정답 ③

☑ 문헌 김종연 외, 알기쉬운 인체생리학, 고문사, 2018, p.235

☑ 해설

   ▶ Oxytocin은 황체융해에도 관여하나 주로 유방과 자궁에 작용한다.

037 알도스테론(aldosterone)의 분비를 촉진하는 자극 요소로 옳지 않은 것은?

① K^+증가   ② 낮은 혈압

③ 혈액량 감소   ④ 레닌(renin)분비 감소

⑤ 교감신경 활동 증가

☑ 정답 ④

☑ 문헌 김종연 외, 알기쉬운 인체생리학, 고문사, 2018, p.246

☑ 해설

   ▶ 레닌효소의 증가는 안지오텐신(angiotensin)을 증가시키고, 안지오텐신은 부신피질을 자극하여 알도스테론을 분비하게 한다.

038 H⁺와 K⁺을 피질 집합관으로 분비하는 것을 촉진하는 호르몬으로 옳은 것은?

① 안드로겐(androgen)

② 알도스테론(aldosterone)

③ 테스토스테론(testosterone)

④ 코르티졸(cortisol)

⑤ 에스트로겐(estrogen)

☑ 정답 ②

☑ 문헌 김종연 외, 알기쉬운 인체생리학, 고문사, 2018, p.247

☑ 해설

▶ 콘(Conn)증후군이나 원발성 알도스테론증에서 흔히 나타나는 알도스테론의 비정상적인 과다분비는 저칼륨혈증과 대사성 알칼리증을 일으킨다.

039 정소와 난소의 기능을 조절하는 호르몬으로 옳은 것은?

① 성장호르몬   ② 부신피질자극호르몬   ③ 갑상샘자극호르몬

④ 생식샘자극호르몬   ⑤ 젖분비자극호르몬

☑ 정답 ④

☑ 문헌 김종연 외, 알기쉬운 인체생리학, 고문사, 2018, p.234

☑ 해설

▶ 뇌하수체 전엽에 의해 분비되는 생식샘자극호르몬은 생식샘을 자극하여 성스테로이드호르몬을 분비하고, 이 호르몬들은 생식샘자극호르몬의 분비를 억제한다.

040 소년의 사춘기 때 나타나는 제2차 성징에 관여하는 호르몬으로 옳은 것은?

① 안드로겐(androgen)

② 에스트로겐(estrogen)

③ 프로게스테론(progesterone)

④ 테스토스테론(testosterone)

⑤ 알도스테론(aldosterone)

☑ 정답 ④

☑ 문헌 김종연 외, 알기쉬운 인체생리학, 고문사, 2018, p.251

☑ 해설

▶ 안드로겐(androgen), 에스트로겐(estrogen), 프로게스테론(progesterone)등은 소녀의 사춘기 때 나타나는 제2차 성징에 관여한다.

041 남성의 안드로겐(androgen)작용에 해당되지 않는 것은?

① 성 결정 ② 정자형성 ③ 동화효과
④ 제2차 성징 ⑤ 하루주기 리듬조절

☑ 정답 ⑤

☑ 문헌 기초의학 교재편찬연구회, 인체생리학, 에듀팩토리. 2017 p.350

☑ 해설

▶ 동화효과 : 안드로겐의 단백질합성과 근육성장, 뼈성장, 후두를 포함한 다른 기관의 성장작용을 의미한다.

▶ 하루주기 리듬조절 : 낮과 밤의 외부환경을 구별하는 멜라토닌의 작용

042 월경주기 단계 중 배란기(14일)의 생리적변화로 옳은 것은?

① 기초체온의 상승

② 조직삼출액의 유출

③ 난포의 형성과 성숙

④ 자궁내막의 탈락

⑤ 황체형성호르몬(LH)의 증가

☑ 정답 ⑤

☑ 문헌 박희진 외, Paramedics 기초의학, 에듀팩토리, 2019, p.468

☑ 해설

▶ 황체형성호르몬(LH)의 파동은 그라프여포의 벽을 파열시키고, 난소에서는 제2차 난모세포가 방출되어 난관으로 들어간다.

043 혈액이나 소변을 이용하여 임신검사를 할 때 측정하는 호르몬으로 옳은 것은?

① 에스트라디올(estradiol)

② 에스트로겐(estrogen)

③ 황체형성호르몬(LH)

④ 여포자극호르몬(FSH)

⑤ 사람융모성 생식샘자극호르몬(hCG)

☑ 정답 ⑤

☑ 문헌 이인모 외, BASIC MEDICINE 기초의학, 학지사메디컬, 2019, p.195

☑ 해설

▸ hCG는 포배에 의해 분비되며 모체의 내분비선에 의해 분비되지 않기 때문이다.

044 다음과 같은 효과를 나타내는 호르몬으로 옳은 것은?

• 임신 중 자궁내막 유지.	• 생식샘자극호르몬 분비 억제
• 유선 발생 촉진.	• 옥시토신에 대한 자궁 감응성 촉진

① 에스트로겐(estrogen)　　　　　② 프로게스테론(progesterone)

③ 에스트라디올(estradiol)　　　　④ 융모성 생식샘자극호르몬(hCG)

⑤ 융모성 체유샘발육호르몬(hCS)

☑ 정답 ①

☑ 문헌 강병우 외, 응급구조사 기초의학, 군자출판사, 2014, p.410

☑ 해설

▸ 에스트로겐(estrogen)은 프로락틴 분비도 억제한다.

045 분만 시 자궁수축에 관여하는 호르몬으로 옳은 것은?

① 글루카곤(glucagon)　　② 안드로겐(androgen)　　③ 옥시토신(oxytocin)

④ 에스트로겐(estrogen)　　⑤ 에스트라디올(estradiol)

☑ 문헌 이강이 외, 인체생리학, 현문사, 2019 p.327

☑ 해설

▶ 옥시토신 외에 프로스타글란딘(prostaglandin)은 PGF2α와 PGE2가 있다.

046 항이뇨호르몬(antidiuretic hormone)이 작용하는 곳으로 옳은 것은?

① 요관　　　　　　　　　　　② 신우

③ 콩팥잔(신배)　　　　　　　④ 토리주머니

⑤ 먼쪽곱슬세관(원위곡세뇨관)

☑ 정답 ⑤

☑ 문헌 이강이 외, 인체생리학, 현문사, 2019 p.327

☑ 해설

▶ 먼쪽곱슬세관(원위세뇨관) 및 집합관에서 물의 재흡수가 일어나고 이러한 현상은 뇌하수체 후엽에서 분비되는 항이뇨호르몬(ADH, vasopressin)에 의해 영향을 받는다.

047 고환의 간질세포(대부분)와 부신겉질(일부)에서 생성되는 호르몬으로 옳은 것은?

① androgen

② estrogen

③ progesterone

④ parathormone(PTH)

⑤ antidiuretic hormone(ADH)

☑ 정답 ①

☑ 문헌 김종연 외, 알기쉬운 인체생리학, 고문사, 2018, p.247

☑ 해설

▶ 뇌하수체 전엽에서 분비되는 생식샘자극호르몬의 영향을 받아 고환에 있는 간질세포와 부신겉질에서 남성 호르몬인 testosterone을 분비하여 정자형성을 촉진시킨다.

048 호르몬의 작용에 대한 설명으로 옳지 않은 것은?

① 발육과 성장을 조절   ② 내부 환경을 유지 조절

③ 체내 동화와 이화작용   ④ 소량으로서 생체 작용을 조절

⑤ 자율기능 및 본능적 행동의 조정

☑ 정답 ③

☑ 문헌 김종연 외, 알기쉬운 인체생리학, 고문사, 2018, p.34

☑ 해설

▸ 호르몬의 일반적인 기능은 발육 및 성장을 조절, 자율기능 및 본능적 행동의 조정, 전해질 또는 영양소의 대사조절을 통한 내부환경의 유지 조절 등이다.

049 과잉분비 시 어린이에게는 거인증(gigantism)을 일으키고 성인에게는 말단비대증 (acromegaly)을 일으키는 호르몬으로 옳은 것은?

① 성장호르몬   ② 갑상샘자극호르몬   ③ 부신피질자극호르몬

④ 난포자극호르몬   ⑤ 황체형성호르몬

☑ 정답 ①

☑ 문헌 김종연 외, 알기쉬운 인체생리학, 고문사, 2018, p.235

☑ 해설

▸ 성장호르몬은 몸의 발육과 성장을 촉진한다. 만약 어렸을 때부터 과잉분비가 되면 거인증 (gigantism), 말단비대증(acromegaly)이 된다.

050 갑상샘자극호르몬(TSH)의 작용으로 옳지 않은 것은?

① 심박수 증가   ② 수분 재흡수   심근 수축력 강화

④ 혈액 순환속도 증가   ⑤ 자극에 대해 민감함

☑ 정답 ②

☑ 문헌 강병우 외, 응급구조사 기초의학, 군자출판사, 2014, p.405

☑ 해설

▶ 갑상샘호르몬의 생리작용으로는 대사조절 작용과 말초조직에 대한 작용이 있다.

051 먼쪽곱슬세관(원위세뇨관) 및 집합관에서 수분의 재흡수 촉진 및 혈관수축에 의한 혈압상승에 관여하는 호르몬으로 옳은 것은?

① 프로락틴(prolactin)

② 바소프레신(vasopressin)

③ 알도스테론(aldosterone)

④ 여포자극호르몬(follicle-stimulating hormone, FSH)

⑤ 멜라노세포자극호르몬(melanocyte-stimulating hormone, MSH)

☑ 정답 ③

☑ 문헌 김종연 외, 알기쉬운 인체생리학, 고문사, 2018, p.246

☑ 해설

▶ 부신겉질의 토리층(사구대)에서 분비되는 aldosterone은 먼쪽곱슬세관(원위세뇨관)과 집합관에서 Na+의 재흡수를 촉진시키고, 이에 따라 물의 재흡수도 촉진되어 세포외액이 증량되어 혈압 상승

052 갑상샘기능항진증 (Hyperthyroidism)시 나타나는 질환으로 옳은 것은?

① 뼈연화증(osteomalacia)   ② 점액수종(myxedema)

③ 크레틴병(cretinism)   ④ 골다공증(osteoporosis)

⑤ 그레이브스병(Grave's disease, Basedow's disease)

☑ 정답 ⑤

☑ 문헌 전국응급구조학과 교수협의회, (사)한국응급구조학회, 응급구조사를 위한 병리학, 메디컬사이언스, 2018, p.193

☑ 해설

▶ 갑상샘의 기능이 저하되면 점액수종(myxedema)이 나타나고, 기능이 항진되면 안구돌출증 Grave's disease(Basedow's disease)의 증상이 대표적으로 나타난다.

053 혈중 Ca^{2+}농도를 증가 시키는 호르몬으로 옳은 것은?

① 갑상샘자극호르몬

② 부갑상샘호르몬

③ 프로락틴(prolactin)

④ 알도스테론(aldosterone)

⑤ 여포자극호르몬(follicle-stimulating hormone, FSH)

☑ 정답 ②

☑ 문헌 대한해부학회, 알기쉬운 사람해부학, 현문사, 2019. p.393

☑ 해설

▶ 부갑상샘은 parathormone(PTH)이라는 호르몬을 분비하여 혈중 Ca2+ 농도를 일정하게 유
지한다.

054 분비저하 시 저칼슘혈증과 강직(tetany)을 일으키는 호르몬으로 옳은 것은?

① 갑상샘자극호르몬

② 부갑상샘호르몬

③ 프로락틴(prolactin)

④ 알도스테론(aldosterone)

⑤ 여포자극호르몬(follicle-stimulating hormone, FSH)

☑ 정답 ②

☑ 문헌 박희진 외, Paramedics 기초의학, 에듀팩토리, 2019, p.576

☑ 해설

▶ 부갑상샘의 기능이 저하되면 parathormone(PTH)분비 저하로 혈중 Ca^{2+} 농도가 저하하고
인(P)이 일시적으로 증가한 다음 다시 저하되어 근육의 연축, 상·하지의 떨림, 돌연한 전신
성 긴장성경련이 일어난다.

055 부신겉질(adrenal cortex)의 토리층(사구대)에서 분비되고 원위세뇨관에서 Na+의 재흡수촉진, K+분비를 촉진하는 호르몬으로 옳은 것은?

① 알도스테론(aldosterone)

② 부갑상샘호르몬

③ 프로락틴(Prolactin)

④ 항이뇨호르몬(antidiuretic hormone, ADH)

⑤ 여포자극호르몬(follicle—stimulating hormone, FSH)

☑ 정답 ①

☑ 문헌 김종연 외, 알기쉬운 인체생리학, 고문사, 2018, p.246

☑ 해설

▶ 부신겉질의 토리층에서 분비되는 aldosterone은 원위세뇨관과 집합관에서 Na+의 재흡수 K+의 배설촉진

056 의사의 지도 없이 임의로 코르티졸을 장기간 복용한 사람에게서 나타나는 질환으로 옳은 것은?

① 요붕증

② 근무력증

③ 크레틴병(cretinism)

④ 쿠싱병(Cushing's disease)

⑤ 에디슨병(Addison's disease)

☑ 정답 ④

☑ 문헌 김종연 외, 알기쉬운 인체생리학, 고문사, 2018, p.246

☑ 해설

▶ 시상하부 또는 뇌하수체전엽에 종양이 생겨 ACTH분비가 항진되므로 glucocorticoid의 과다 분비를 초래하여 달덩이 얼굴(moon face)이 되고 골다공증(osteoporosis)을 일으킨다.

057 다음과 같은 특징을 갖는 호르몬으로 옳은 것은?

> • 혈관수축을 일으킴
> • 부신속질(adrenal medulla)에서 분비
> • glycogen을 분해하여 혈당 상승을 유도

① 안드로겐(androgen)

② 에피네프린(epinephrine)

③ 알도스테론(aldosterone)

④ 무기질코르티코이드(mineralocorticoid)

⑤ 항이뇨호르몬(antidiuretic hormone, ADH)

☑ 정답 ②

☑ 문헌 대한해부학회, 알기쉬운 사람해부학, 현문사, 2019. p.395

☑ 해설

▶ epinephrine, Norepinephrine은 부신 수질에서 분비되며 심장 활동 촉진, 혈압상승, 글리코 겐 분해 및 혈당 상승, 지질의 유리가 촉진된다.

058 다음과 같은 특징을 갖는 호르몬으로 옳은 것은?

> • 동공산대
> • 소화선 분비억제
> • 부신속질(adrenal medulla)에서 분비

① 에피네프린(epinephrine)

② 알도스테론(aldosterone)

③ 노르에피네프린(norepinephrine)

④ 무기질코르티코이드(mineralocorticoid)

⑤ 항이뇨호르몬(antidiuretic hormone, ADH)

☑ 정답 ③

☑ 문헌 대한해부학회, 알기쉬운 사람해부학, 현문사, 2019. p.395

☑ 해설

▶ norepinephrine은 체내의 모든 소동맥을 수축시켜 말초혈관의 저항은 증대시키나, 소화관의 평활근을 이완시켜 운동을 억제시킨다.

059 부신에서 분비되는 호르몬으로 옳지 않은 것은?

① 안드로겐(androgen) ② 글루카곤(glucagon)

③ 알도스테론(aldosterone) ④ 에피네프린(epinephrine)

⑤ 노르에피네프린(norepinephrine)

☑ 정답 ②

☑ 문헌 김종연 외, 알기쉬운 인체생리학, 고문사, 2018, p.244

☑ 해설

▶ 부신겉질에서 aldosterone, cortisol, androgen을 분비하고, 부신속질에서는 epinephrine, norepinephrine을 분비한다.

060 췌장의 랑게르한스섬(Langerhan's islet)에서 분비되어 혈당을 낮추는 호르몬으로 옳은 것은?

① 인슐린(insulin)

② 안드로겐(androgen)

③ 글루카곤(glucagon)

④ 소마토스타틴(somatostatin)

⑤ 항이뇨호르몬(antidiuretic hormone, ADH)

☑ 정답 ①

☑ 문헌 김종연 외, 알기쉬운 인체생리학, 고문사, 2018, p.240

☑ 해설

▶ 췌장의 베타세포에서는 인슐린을 분비하여 세포의 포도당 유입 촉진, 지질과 글리코겐 생성과 저장을 촉진시켜 혈당을 감소시킨다.

061 강직(tetany)증과 관계있는 호르몬으로 옳은 것은?

① 티록신(thyroxine) ② 코티손(cortisone)

③ 인슐린(insulin) ④ 글루카곤(glucagon)

⑤ 파라토르몬(parathormone)

☑ 정답 ⑤

☑ 문헌 박희진 외, Paramedics 기초의학, 에듀팩토리, 2019, p.577

☑ 해설

▶ 부갑상샘의 기능이 저하되면 parathormone(PTH)분비 저하로 혈중 Ca2+ 농도가 저하하고 인(P)이 일시적으로 증가한 다음 다시 저하되어 근육의 연축, 상·하지의 떨림, 전신성 긴장 성경련이 일어난다.

062 당질코르티코이드(glucocorticoids)분비 조절에 관여하는 호르몬으로 옳은 것은?

① 성장호르몬(growth hormone, GH)

② 황체형성호르몬(luteinizing hormone, LH)

③ 난포자극호르몬(follicle—stimulating hormone, FSH)

④ 갑상샘자극호르몬(thyroid—stimulating hormone, TSH)

⑤ 부신겉질자극호르몬(adrenocorticotrophic hormone, ACTH)

☑ 정답 ⑤

☑ 문헌 박희진 외, Paramedics 기초의학, 에듀팩토리, 2019, p.577

☑ 해설

▶ 부신겉질에서 aldosterone, cortisol, androgen을 분비하고, 부신속질에서는 epinephrine, norepinephrine을 분비한다.

063 결핍 시 분만 중에 진통미약이 올 수 있는 호르몬으로 옳은 것은?

① 옥시토신(oxytocin) ② 안드로겐(androgen)

③ 프로게스테론(progesterone) ④ 에스트로겐(estrogen)

⑤ 항이뇨호르몬(antidiuretic hormone, ADH)

☑ 정답 ①

☑ 문헌 대한해부학회, 알기쉬운 사람해부학, 현문사, 2019. p.389

☑ 해설

▶ 시상하부의 실방핵에서 생산되어 뇌하수체후엽에서 분비되는 Oxytocin은 수유시의 유즙사출작용, 분만시의 자궁수축 작용을 일으킨다.

064 안구돌출증(Grave's disease, Basedow's disease)과 관련이 있는 호르몬으로 옳은 것은?

① 티록신(thyroxine)　　　　　　　② 글루카곤(glucagon)

③ 알도스테론(aldosterone)　　　　④ 안드로겐(androgen)

⑤ 프로게스테론(progesterone)

☑ 정답 ①

☑ 문헌 박희진 외, Paramedics 기초의학, 에듀팩토리, 2019, p.579

☑ 해설

▶ 뇌하수체 전엽에서 분비되는 갑상선 자극호르몬의 과다 분비 시 안구돌출증Grave's disease(Basedow's disease)의 증상이 대표적으로 나타난다.

065 배(embryo) 정소(고환)내 초기 라이디히(Leydig)세포에 의해 분비되는 호르몬으로 옳은 것은?

① 티록신(thyroxine)　　　　　　　② 에스트로겐(estrogen)

③ 옥시토신(oxytocin)　　　　　　　④ 프로게스테론(progesterone)

⑤ 테스토스테론(testosterone)

☑ 정답 ⑤

☑ 문헌 박희진 외, Paramedics 기초의학, 에듀팩토리, 2019, p.578

☑ 해설

▶ 라이디히(Leydig)세포는 임신 약 65일째에 배의 정소에 나타나고 남성호르몬인 안드로겐을 다량 분비하고 주요 안드로겐은 테스토스테론(testosterone)이다.

066 뇌하수체전엽 기능항진증으로 옳은 것은?

① 뇨붕증 ② 핍뇨증 ③ 말단비대증

④ 그레이브스(Graves)병 ⑤ 크레틴병(creatinism)

☑ 정답 ③

☑ 문헌 김종연 외, 알기쉬운 인체생리학, 고문사, 2018, p.235

☑ 해설

▸ 기능항진증으로 과프로락틴혈증, 거인증, 말단비대증 등이 있으며, 말단비대증은 골격의 말단 연조직부분이나 내장이 비대해진다.

067 뇌하수체후엽 기능장애로 옳은 것은?

① 뇨붕증 ② 말단비대증 ③ 과 프로락틴혈증

④ 그레이브스(Graves)병 ⑤ 크레틴병(creatinism)

☑ 정답 ①

☑ 문헌 김종연 외, 알기쉬운 인체생리학, 고문사, 2018, p.288

☑ 해설

▸ 항이뇨호르몬의 결핍으로 인한 질환으로 하루에 5L이상의 소변을 보는 다뇨증, 다음 및 다갈증이 나타난다.

068 혈당을 글리코겐으로 합성하여 당뇨를 낮추어 주는 호르몬으로 옳은 것은?

① 인슐린 ② 글루카곤 ③ 안드로겐

④ 알도스테론 ⑤ 소마토스타틴

☑ 정답 ①

☑ 문헌 김종연 외, 알기쉬운 인체생리학, 고문사, 2018, p.269

☑ 해설

▸ 인슐린은 혈당에서 글리코겐을 만들어 혈당강하에 작용한다.

069 인슐린 비의존형(type Ⅱ)의 설명으로 옳은 것은?

① 소아에서 잘 발생한다.

② 인슐린 투여가 필요하다.

③ 바이러스나 자가면역과 관련이 있다.

④ 인슐린 저항성이 중요한 발병 원인이다.

⑤ 유전적 및 바이러스 등의 환경요인이 원인이다.

☑ 정답 ④

☑ 문헌 강병우 외, 응급구조사 기초의학, 군자출판사, 2014, p.558

☑ 해설

▶ 인슐린 비의존형(type Ⅱ) 당뇨병은 바이러스나 자가면역 등과는 관련이 없으며, 인슐린 저항성이 중요한 발병 원인이다

070 다음다갈증을 유발하는 내분비계통의 질환으로 옳은 것은?

① 요붕증   ② 부신항진증   ③ 단순갑상샘증

④ 뇌하수체저하증   ⑤ 갑상샘기능항진증

☑ 정답 ①

☑ 문헌 박희진 외, Paramedics 기초의학, 에듀팩토리, 2019, p.581

☑ 해설

▶ 요붕증은 다뇨, 또는 과뇨로 특정지어지는 다양한 장애를 일컫는다.

071 그레이브스병(Graves' disease)의 가장 두드러진 특징으로 옳은 것은?

① 말단부 청색증   ② 창백한 얼굴   ③ 굵은 목덜미   ④ 붉은 코   ⑤ 안구돌출

☑ 정답 ⑤

☑ 문헌 변영순 외, 병태생리학, 정담미디어, 2014, p.449

☑ 해설

▶ 눈동자 뒤의 조직 부종으로 인해 안구가 돌출되는 것이다.

072 내분비계통의 이상에 의한 인체의 생리적 변화과정이다. (A)와 (B)의 내용으로 옳은 것은?

> • 부갑상샘의 호르몬분비가 감소하면 혈중 (A)수치가 낮아져, 근육 과민상태인 (B)을 유발한다.

	①	②	③	④	⑤
A	칼륨	염소	나트륨	칼슘	인
B	연축	강축	강직	강직	연축

☑ 정답 ④

☑ 문헌 박희진 외, Paramedics 기초의학, 에듀팩토리, 2019, p.577

☑ 해설

▸ 혈중 칼슘 수치가 낮으면 근육 과민상태인 강직(tetany)을 유발한다. 강직은 얼굴과 손에 영향을 미치고 불수의적인 근수축을 일으킨다.

073 부신겉질(피질)에서 알도스테론(aldosterone)의 과잉분비로 발생하는 질환으로 옳은 것은?

① 쿠싱(Cushing's)증후군

② 콘(Conn's)증후군

③ 에디슨(Addison's)병

④ 그레이브스(Graves')병

⑤ 크레틴병(cretinism)

☑ 정답 ②

☑ 문헌 기초의학 교재편찬연구회, 인체생리학, 에듀팩토리. 2017 p.352

☑ 해설

▸ 콘증후군은 나트륨의 저류를 일으키고 고혈압, 근무력, 다뇨, 다음, 다갈증을 일으킨다.

074 다음과 같은 양상으로 발생하는 내분비계통 증상으로 옳은 것은?

> • 단내 나는 호흡이 일어난다.
> • 당뇨병환자에서 잘 발생한다.
> • 지방과 단백질의 대사산물로 산증을 유발한다.

① 저혈당증　　　　　② 고혈당증　　　　　③ 케톤산증

④ 고칼슘증　　　　　⑤ 저나트륨증

☑ 정답 ③

☑ 문헌 전국응급구조학과 교수협의회, (사)한국응급구조학회, 응급구조사를 위한 병리학, 메디컬사이언스, 2018, p.196

☑ 해설

▶ 포도당이 없으면, 세포는 에너지를 생산하기 위해 지방과 단백질을 이용하는데 조직세포가 지방과 단백질을 대사하게 되면 대사산물로 케톤을 생산한다.

　케톤체의 일부를 차지하는 아세톤은 호흡시 외부로 배출되면서 단내를 풍긴다.

075 당뇨병의 만성 합병증으로 옳지 않은 것은?

① 신부전　　　　　　② 동맥경화증　　　　③ 당뇨성 괴저

④ 구획증후군　　　　⑤ 당뇨성망막병증

☑ 정답 ④

☑ 문헌 전국응급구조학과 교수협의회, (사)한국응급구조학회, 응급구조사를 위한 병리학, 메디컬사이언스, 2018, p.197

☑ 해설

▶ 동맥경화증 : 혈관내에 지방성분이 증가하여

당뇨성 괴저 : 말초혈관 질환에 의해 혈액순환이 원활하지 못하여

당뇨성망막병증 : 망막의 손상으로

신부전 : 신장의 손상으로

076 부신의 코르티솔(cortisol) 분비가 비정상적으로 많아지는 대사 장애로 옳은 것은?

① 윌슨(Wilson) 질환   ② 헐러(Hurler)증후군   ③ 라이터(Reiter)증후군

④ 헌터(Hunter)증후군   ⑤ 쿠싱(Cushing)증후군

☑ 정답 ⑤

☑ 문헌 전국응급구조학과 교수협의회, (사)한국응급구조학회, 응급구조사를 위한 병리학, 메디컬사이언스, 2018, p.195

☑ 해설

▶ 쿠싱(Cushing)증후군 : 뇌하수체 ACTH 과분비, 부신결절성 증식, 부신종양, 당질코르티코이드의 장기간 사용 등으로 나타나는 증후군으로 근무력, 피로감, 복부의 자주색 선조 등이 나타난다.

077 과다분비로 인해 쿠싱증후군(Cushing's syndrome)을 유발시키는 호르몬으로 옳은 것은?

① 인슐린(insulin)   ② 티록신(thyroxin)

③ 코르티솔(cortisol)   ④ 에피네프린(epinephrine)

⑤ 테스토스테론(testosterone)

☑ 정답 ③

☑ 문헌 전국응급구조학과 교수협의회, (사)한국응급구조학회, 응급구조사를 위한 병리학, 메디컬사이언스, 2018, p.195

☑ 해설

▶ 코르티솔 : 부신겉질에서 생성되는 호르몬으로 지방질, 당질, 단백질의 대사에 관여한다.

078 다음과 같은 대사과정에서 나타날 수 있는 (A)에 해당되는 질환으로 옳은 것은?

• 부갑상샘 제거 → 혈중 칼슘 농도 저하 → 혈중 인 농도 증가 → (A)

① 근구축   ② 중증 근무력증   ③ 근위축

④ 긴장   ⑤ 강직

☑ 정답 ⑤

☑ 문헌 박희진 외, Paramedics 기초의학, 에듀팩토리, 2019, p.577

☑ 해설

▶ parathormone이 감소하면 혈중의 칼슘 농도가 감소하여 정상치의 1/2정도가 되었을 때 근육에 경련, 강직이 일어난다. 이것을 부갑상샘성 테타니(tetany)라고 한다.

079 강직의 유발 원인으로 옳은 것은?

① 저칼륨혈증　　　　② 고칼륨혈증　　　　③ 저칼슘혈증
④ 고칼슘혈증　　　　⑤ 고나트륨혈증

☑ 정답 ③

☑ 문헌 박희진 외, Paramedics 기초의학, 에듀팩토리, 2019, p.577

☑ 해설

▶ parathormone이 감소하면 혈중의 칼슘농도가 감소하여 정상치의 1/2정도가 되었을 때 근육에 경련, 강직이 일어난다. 이것을 부갑상샘성 테타니(tetany)라고 한다.

080 인슐린의 주작용으로 옳은 것은?

① 고혈당을 촉진시킨다.

② ATP의 합성을 촉진시킨다.

③ 췌장의 β세포를 활성화시킨다.

④ 지방을 글리세롤로 분해시킨다.

⑤ 포도당과 단당류의 세포내로의 이동을 증가시킨다.

☑ 정답 ⑤

☑ 문헌 김종연 외, 알기쉬운 인체생리학, 고문사, 2018, p.240

☑ 해설

▶ 인슐린은 포도당과 기타 단당류가 수송기구를 통해 지방세포 및 횡문근세포로 이동 되는 것을 촉진한다.

081 경구용 당뇨병제제로 옳은 것은?

① bretylium ② sulfonylureas ③ propranolol ④ dopamine ⑤ epinephrine

☑ 정답 ②

☑ 문헌 범진필, 임상약리학, 청구문화사, 2016, p.397

☑ 해설

▶ 경구용 당뇨병제제 : sulfonylureas, biguanides, alpha-glucosidase inhibitors,

thiazolidinediones, meglitidnes 등

propranolol : β 차단제

bretylium : 심실근 작용제

dopamine, epinephrine : 교감신경흥분제

082 부신겉질호르몬제제로 옳은 것은?

① apomorphine ② disulfiram ③ corticosteroids ④ chenodiol ⑤ thioridazine

☑ 정답 ③

☑ 문헌 범진필, 임상약리학, 청구문화사, 2016, p.318

☑ 해설

▶ apomorphine : 구토제

disulfiram : 알코올 대사 억제제

chenodiol : 담석용해제

thioridazine : 항정신병 약물

083 약물의 진통효과와 관련이 있는 호르몬은?

① androgen ② prostaglandin ③ testosterone ④ estrogen ⑤ progesterone

☑ 정답 ②

☑ 문헌 박희진 외, Anatomy & Physiology, 군자출판사, 2015, p.210

☑ 해설

▶ salicylates, NSAIDs계의 약물은 prostaglandin 생성을 억제하여 진통효과를 나타낸다.

001 혀의 뒤 1/3부위에서 미각과 일반감각을 지배하는 신경으로 옳은 것은?

① 삼차신경, 미주신경

② 삼차신경, 얼굴신경(안면신경)

③ 삼차신경, 아래턱신경(하악신경)

④ 미주신경, 혀인두신경(설인신경)

⑤ 미주신경, 도르래신경(활차신경)

☑ 정답 ④

☑ 문헌 대한해부학회, 알기쉬운 사람해부학, 현문사, 2019. p.225

☑ 해설

▸ 혀의 뒤 1/3부위에 있는 맛봉오리에는 미주신경과 혀인두신경(설인신경)이 미각과 일반감

각을 지배하고 있다.

002 외피계의 기능으로 옳지 않은 것은?

① 배설

② 보호

③ 체온조절

④ 비타민D 생산

⑤ 호르몬생산

☑ 정답 ⑤

☑ 문헌 이인모 외, Basic Medicine 기초의학, 학지사메디컬, 2019, p.198

☑ 해설

▸ 외피계(Integumentary system)는 보호, 체온조절, 배설, 감각, 비타민 D의 생산기능 등이

있다.

003 표피의 4층이다. 내측에서 외측으로의 순서로 옳은 것은?

| 가. 발아층　　나. 과립층　　다. 투명층　　라. 각질층 |

① 가→나→다→라　　　② 가→나→라→다　　　③ 나→가→다→라

④ 다→라→가→나　　　⑤ 라→다→나→가

☑ 정답 ①

☑ 문헌 이인모 외, Basic Medicine 기초의학, 학지사메디컬, 2019, p.199

☑ 해설

▶ 발아층은 기저층이라고도 하며 새 세포가 발아되는 층이다.

004 진피로 분류되는 세포층으로 옳은 것은?

① 발아층　　　　　② 투명층　　　　　③ 각질층

④ 망상층　　　　　⑤ 멜라닌층

☑ 정답 ④

☑ 문헌 이인모 외, Basic Medicine 기초의학, 학지사메디컬, 2019, p.198

☑ 해설

▶ 진피는 상부에 존재하는 표피를 지탱하는 결합조직층으로 유두층과 망상층(그물층)으로 되어있다.

005 생리적으로 항상성을 유지하지 못할 때 나타나는 피부의 이상색조로 옳은 것은?

① 백색증　　　　　② 멜라닌　　　　　③ 청색증

④ 카로틴　　　　　⑤ 몽고반

☑ 정답 ③

☑ 문헌 이인모 외, Basic Medicine 기초의학, 학지사메디컬, 2019, p.200

☑ 해설

▶ 정상색조 : 멜라닌, 카로틴, 헤모글로빈 등

이상색조 : 청색증, 황달, 혈색소증 등

▶ 몽고반 : 진피에서 볼 수 있는 멜라닌색소 침착증

006 고추를 먹고 '맵다'고 느끼는 피부의 감각작용은?

① 통각   ② 압각   ③ 온각

④ 냉각   ⑤ 촉각

☑ 정답 ①

☑ 문헌 이성호 외, 인체해부학, 현문사, 2005, p 58

☑ 해설

▶ 맵다는 것은 통각이며, 떫다는 것은 압각이다.

007 압각을 느끼는 수용기로 옳은 것은?

① 루피니(ruffini)소체

② 크라우제(krause)소체

③ 마이스너(meissner)소체

④ 파시니(pacinian)소체

⑤ 자유신경종말(free nerve ending)

☑ 정답 ④

☑ 문헌 박희진 외, Paramedics 기초의학, 에듀팩토리, 2019, p.599

☑ 해설

▶ 루피니소체 : 온각

크라우제소체 : 냉각

마이스너소체 : 촉각

파시니소체 : 압각

자유신경종말 : 통각

008 귓속뼈(이소골)에서의 소리의 전달 과정으로 옳은 것은?

① 망치뼈(추골)→등자뼈(등골)→모루뼈(침골)→안뜰창(난원창)

② 망치뼈(추골)→모루뼈(침골)→등자뼈(등골)→안뜰창(난원창)

③ 등자뼈(등골)→망치뼈(추골)→모루뼈(침골)→안뜰창(난원낭)

④ 모루뼈(침골)→등자뼈(등골)→망치뼈(추골)→달팽이창(정원창)

⑤ 망치뼈(추골)→모루뼈(침골)→등자뼈(등골)→달팽이창(정원창)

☑ 정답 ②

☑ 문헌 이인모 외, Basic Medicine 기초의학, 학지사메디컬, 2019, p.210

☑ 해설

▶ 망치뼈(추골)는 고막에 붙어있고, 모루뼈(침골)와 관절을 이루며 모루뼈(침골)는 다시 등자뼈(등골)와 관절을 이룬다.

009 피부 표피의 가장 바깥층은?

① 각질층　　　　　　② 과립층　　　　　　③ 바닥층(기저층)

④ 극세포층　　　　　⑤ 투명층

☑ 정답 ①

☑ 문헌 이인모 외, Basic Medicine 기초의학, 학지사메디컬, 2019, p.199

☑ 해설

▶ 각질층은 생명을 잃은 편평상피세포들이 각질화되어 있는 두꺼운 층이다.

010 다음과 같은 특징을 갖는 피부감각종말로 옳은 것은?

> • 손과 입술 등에 많이 분포된 촉각수용기이다.
> • 신경섬유는 나선상으로 구부러지면서 과립상으로 끝난다.

① 마이스너(Meissner)소체　　② 파치니(Pacinian)소체　　③ 크라우제(Krause)소체

④ 자유신경종말　　　　　　　⑤ 루피니(Ruffini)소체

☑ 정답 ①

☑ 문헌 박희진 외, Paramedics 기초의학, 에듀팩토리, 2019, p.599

☑ 해설

▶ 마이스너소체는 진피유두 내에 있는 작은 타원형 소체이다.

011 **다음과 같은 특징을 갖는 피부감각종말로 옳은 것은?**

- 압력의 강도를 감지한다.
- 중심부에는 유수신경 섬유의 종말부가 있다.

① 마이스너(Meissner)소체   ② 파치니(Pacinian)소체

③ 크라우제(Krause)소체   ④ 자유신경종말

⑤ 루피니(Ruffini)소체

☑ 정답 ②

☑ 문헌 박희진 외, Paramedics 기초의학, 에듀팩토리, 2019, p.599

☑ 해설

▶ 파치니소체는 여러층의 편평한 세포가 동심원 상태로 배열되어있다.

012 **다음과 같은 특징을 갖는 표피층으로 옳은 것은?**

- 손바닥과 발바닥에서만 볼 수 있다.
- 세포질안에 엘레이딘(eleidin) 이라는 반유동성물질이 차있다.

① 각질층   ② 투명층   ③ 과립층

④ 종자층   ⑤ 기저층

☑ 정답 ②

☑ 문헌 이인모 외, Basic Medicine 기초의학, 학지사메디컬, 2019, p.199

☑ 해설

▶ 투명층은 각질층 아래의 광택이 나는 층이다.

013 진피층에 속하는 표피층으로 옳은 것은?

① 유두층   ② 투명층   ③ 과립층

④ 종자층   ⑤ 기저층

☑ 정답 ①

☑ 문헌 이인모 외, Basic Medicine 기초의학, 학지사메디컬, 2019, p.199

☑ 해설

  ▶ 진피는 표피 아래층으로 유두층과 망상층으로 되어있다.

014 눈(안구)을 이루는 해부학적 명칭으로 옳지 않은 것은?

① 각막   ② 공막   ③ 비강

④ 홍채   ⑤ 맥락막

☑ 정답 ③

☑ 문헌 대한해부학회, 알기쉬운 사람해부학, 현문사, 2019. p.225

☑ 해설

  ▶ 공막과 각막은 섬유막으로 되어있고, 맥락막과 모양체, 홍채 등은 혈관막으로 되어 있다.

015 안구의 부속구조로 옳지 않은 것은?

① 결막   ② 샛길(누도)   ③ 눈꺼풀(안검)

④ 눈물샘(누선)   ⑤ 후각망울

☑ 정답 ⑤

☑ 문헌 이인모 외, Basic Medicine 기초의학, 학지사메디컬, 2019, p.206

☑ 해설

  ▶ 눈꺼풀(안검) : 안구의 앞을 덮고 있는 판 모양의 연한 부분

    결막 : 각막부를 제외한 전면과 눈꺼풀(안검)의 후면을 덮고 있는 얇고 연한 막

    눈물샘(누선) : 눈물을 분비하는 선

    샛길(누도) : 눈물을 코안(비강)으로 도출하는 부위

016 망막의 광수용기 세포로 옳은 것은?

① 주세포   ② 막대세포   ③ 비만세포

④ 기저세포   ⑤ 형질세포

☑ 정답 ②

☑ 문헌 이인모 외, Basic Medicine 기초의학, 학지사메디컬, 2019, p.205

☑ 해설

▶ 막대세포 : 로돕신(rhodopsin)을 함유하고 어두운 곳에서 시각에 관여한다.

원뿔세포 : 요돕신(iodopsin)을 함유하고 색에 관한 감각에 관여한다.

017 전정계의 기능으로 옳은 것은?

① 청각   ② 음파확대   ③ 평형감각

④ 중력감지   ⑤ 진동감지

☑ 정답 ③

☑ 문헌 이인모 외, Basic Medicine 기초의학, 학지사메디컬, 2019, p.209

☑ 해설

▶ 전정계는 평형 즉, 위치 및 운동감각과 밀접한 관계가 있다.

018 다음과 같은 기능이 있는 기관계로 옳은 것은?

• 체온조절	• 배설 및 흡수
• 체액손실 방지	• 상처로부터 인체내부의 보호

① 외피계   ② 골격계   ③ 근육계

④ 신경계   ⑤ 내분비계

☑ 정답 ①

☑ 문헌 이인모 외, Basic Medicine 기초의학, 학지사메디컬, 2019, p.199

☑ 해설

▶ 외피계는 인체의 표면층으로 상처나 외부침입에 대한 인체 내부 구조를 보호한다.

019 촉각과 압각을 위한 감각충격전도로로 옳은 것은?

① 후척수소뇌로   ② 전척수시상로   ③ 외측척수시상로

④ 전척수소뇌로   ⑤ 후척수시상로

☑ 정답 ②

☑ 문헌 박희진 외, Anatomy & Physiology, 군자출판사, 2015, p.169

☑ 해설

▶ 전척수시상로는 척수의 한쪽에 있는 뒷뿔에서 기시하여 시상과 대뇌피질에 정지하며 촉각
과 압각을 위한 감각충격전도로이다.

후척수소뇌로는 뒷뿔에서 기시하여 소뇌에 정지하며 신체의 한쪽으로부터 오는 감각 충격
을 소뇌의 같은 쪽으로 전도하는 척수로이다.

020 광수용기에 해당하는 감각수용기로 옳은 것은?

① 미뢰   ② 후각세포   ③ 촉각수용기

④ 내이의 모세포   ⑤ 안구의 원뿔세포

☑ 정답 ⑤

☑ 문헌 대한해부학회, 알기쉬운 사람해부학, 현문사, 2019. p.228

☑ 해설

▶ 자극 에너지의 유형에 따라 화학수용기, 광수용기, 온도수용기, 기계적수용기 등이 있다.

021 중력에 대한 적응현상인 정적평형감각을 유지해주는 기관으로 옳은 것은?

① 안뜰   ② 와우   ③ 이석기관

④ 세반고리관   ⑤ 유스타키오관

☑ 정답 ①

☑ 문헌 최명애 외, 인체의 구조와 기능, 현문사, 2017, p.306

☑ 해설

▶ 안뜰계단(전정계)은 난형낭과 구형낭으로 이루어진 이석기관과 반규관의 두 부분으로 구
성되어있다.

022 머리를 돌리거나 회전운동을 할 때 동적평형을 유지해주는 기관으로 옳은 것은?

① 안뜰   ② 와우관   ③ 이석기관

④ 반고리관   ⑤ 유스타키오관

☑ 정답 ④

☑ 문헌 최명애 외, 인체의 구조와 기능, 현문사, 2017, p.306

☑ 해설

▸ 반규관(반고리관)은 입방체의 각 면과 같은 3개의 평면상에 놓여있다.

023 귀의 내부 소기관 이다. 소리의 전달순서로 나열된 것으로 옳은 것은?

가. 고막   나. 이소골   다. 난원창   라. 기저막

① 가→나→다→라   ② 가→나→라→다   ③ 나→다→라→가

④ 나→라→가→다   ⑤ 다→가→나→라

☑ 정답 ①

☑ 문헌 이인모 외, 기초의학, 학지사메디컬, 2019, p.210

☑ 해설

▸ 기저막에 전달된 압력파는 감각모세포의 돌기들을 구부러지게 한다 이것으로 감각모세포
에서 활동전압이 생성되고 활동전압은 감각섬유를 통해 뇌로 전달되어 소리로 해석된다.

024 3개의 가운데귀(중이) 귓속뼈(이소골) 내로 소리가 전달되는 순서로 옳은 것은?

① 망치뼈(추골)→모루뼈(침골)→등자뼈(등골)   ② 추골→등골→침골

③ 침골→추골→등골   ④ 침골→등골→추골

⑤ 등골→추골→침골

☑ 정답 ①

☑ 문헌 이인모 외, Basic Medicine 기초의학, 학지사메디컬, 2019, p.210

☑ 해설

▸ 고막의 진동이 망치뼈(추골)과 모루뼈(침골)을 경유해 등골에 전달된다.

025 동공의 직경을 조절하여 초자체방으로 들어가는 빛의 양을 조절하는 안구부위로 옳은 것은?

① 공막　　　　② 내막　　　　③ 홍채　　　　④ 모양체　　　　⑤ 맥락막

☑ 정답 ③

☑ 문헌 이인모 외, Basic Medicine 기초의학, 학지사메디컬, 2019, p.204

☑ 해설

▸ 홍채는 혈관성 막의 앞부분에 위치하며 빛의 양을 조절한다.

026 먼 곳을 볼 때 수정체(a), 인대(b), 모양체(c)의 구조적인 변화로 옳은 것은?

	①	②	③	④	⑤
a	이완	이완	이완	수축	수축
b	수축	수축	이완	수축	이완
c	수축	이완	수축	이완	이완

☑ 정답 ②

☑ 문헌 박희진 외, Paramedics 기초의학, 에듀팩토리, 2019, p.593

☑ 해설

▸ 먼 곳을 볼 때는 수정체와 모양체가 늘어나고 가까운 곳을 볼 때는 반대이다.

027 빛에 의해 분해 된 로돕신(rhodopsin)의 분해산물 옳은 것은?

① 레티넨(retinene)과 G-단백질

② 옵신(opsin)과 G-단백질

③ 포톱신(photopsin)과 레티넨(retinene)

④ 레티넨(retinene)과 옵신(opsin)

⑤ 포톱신(photopsin)과 옵신(opsin)

☑ 정답 ④

☑ 문헌 박희진 외, Paramedics 기초의학, 에듀팩토리, 2019, p.594

▶ 비타민A의 유도체인 레티넨과 옵신단백질로 분해 된다.

028 색 시각을 담당하는 3종류의 원뿔세포가 가장 잘 흡수하는 가시광선 스펙트럼은?

① 청색, 황색, 적색　　　② 청색, 녹색, 적색　　　③ 황색, 녹색, 적색

④ 백색, 흑색, 녹색　　　⑤ 백색, 흑색, 청색

☑ 정답 ②

☑ 문헌 최명애 외, 인체의 구조와 기능, 현문사, 2017, p.315

☑ 해설

▶ 원뿔세포가 흡수하는 최대파장 420nm는 청색 원뿔세포, 530nm는 녹색 원뿔세포, 562nm 는 적색 원뿔세포에 해당된다.

029 녹내장의 특징으로 옳은 것은?

① 각막충혈　　　② 안압상승　　　③ 수정체 혼탁

④ 당뇨의 합병증　　　⑤ 노화의 합병증

☑ 정답 ②

☑ 문헌 전국응급구조학과교수협의회, 내과전문응급처치학, 도서출판 한미의학, 2018, p.616

☑ 해설

▶ 안압의 정상값은 15~20mmHg인데 이보다 높아지면 동공안쪽이 녹색으로 보인다.

030 백내장의 특징으로 옳은 것은?

① 각막충혈　　　② 안압상승　　　③ 수정체 혼탁

④ 안방수의 배출장애　　　⑤ 사시인 경우에 호발

☑ 정답 ③

☑ 문헌 박희진 외, Paramedics 기초의학, 에듀팩토리, 2019, p.602

☑ 해설

▶ 노년기에 호발하며 선천성은 출생시에 수정체가 백색으로 혼탁해진 것이다.

031 다음과 같은 특징을 보이는 눈의 질환으로 옳은 것은?

> • 학령기 아동들에게서 잘 유행한다.
> • 눈꺼풀 안쪽의 분홍색 막에 나타난 염증이다.

① 결막염   ② 백내장   ③ 각막염   ④ 다래끼(맥립종)   ⑤ 눈꺼풀염

☑ 정답 ①

☑ 문헌 전국응급구조학과교수협의회, 내과전문응급처치학, 도서출판 한미의학, 2018, p.613

☑ 해설

▶ 결막염은 바람, 햇빛, 열, 냉기 등에 과도하게 노출되었을 때 생길 수 있고, 안검은 붉고 붓는다.

032 다음과 같은 특징을 보이는 눈의 질환으로 옳은 것은?

> • 수정체가 흐려진다.
> • 수정체 안의 대사나 영양에 변화가 있을 때 발생한다.

① 결막염   ② 녹내장   ③ 백내장   ④ 다래끼(맥립종)   ⑤ 황반변성

☑ 정답 ③

☑ 문헌 전국응급구조학과교수협의회, 내과전문응급처치학, 도서출판 한미의학, 2018, p.616

☑ 해설

▶ 가장 흔한 원인은 노화이며, 외상, 출생결함, 당뇨 등이다.

033 다음과 같은 특징을 보이는 눈의 질환으로 옳은 것은?

> • 과량의 방수로 안압이 높아진다.
> • 눈 속의 과도한 압력을 특징으로 한다.

① 결막염   ② 녹내장   ③ 백내장   ④ 다래끼(맥립종)   ⑤ 황반변성

☑ 정답 ②

☑ 문헌 전국응급구조학과교수협의회, 내과전문응급처치학, 도서출판 한미의학, 2018, p.616

☑ 해설

▸ 너무 많은 양의 방수가 만들어지거나 적절하게 배출되지 못할 때 눈 속에서 압력이 높아진다.

034 다음과 같은 특징을 보이는 귀의 질환으로 옳은 것은?

> • 중이에 체액이 채워져 발생하는 염증이다.
> • 전도난청, 귀통증, 어지러움 등을 호소한다.

① 중이염　　　　　　② 귀경화증　　　　　　③ 외이도염
④ 귀지전색　　　　　　⑤ 유양돌기염

☑ 정답 ①

☑ 문헌 전국응급구조학과교수협의회, 내과전문응급처치학, 도서출판 한미의학, 2018, p.620

☑ 해설

▸ 장액성 중이염 : 유스타키오관 폐쇄나 비행 중 발생할 수 있는 중이의 압력변화로 인해 장액성 체액이 중이에 채워져 발생한다.

화농성 중이염 : 중이에 세균이 감염되어 화농성 감염을 일으킨 상태이다.

035 다음과 같은 특징을 보이는 피부 질환으로 옳은 것은?

> • 원인균은 varicella–zoster virus이다.
> • 일측성으로 일정한 신경지배영역을 따라 작은 물집이 띠 모양의 병소를 형성한다.

① 대상포진　　　　　　② 단순포진　　　　　　③ 보통사마귀
④ 노인각화증　　　　　　⑤ 편평상피암

☑ 정답 ①

☑ 문헌 이용덕 외, 알기쉬운 인체병리학, 학지사메디컬, 2018, p.469

☑ 해설

▸ 대상포진의 원인균은 수두대상포진바이러스(varicella-zoster virus)이며 일측성으로 일정한 신경지배영역을 따라 작은 물집이 띠 모양의 병소를 형성한다.

036 납중독의 치료에 효과적으로 작용하는 제제로 옳은 것은?

① 수용성 비타민
② acidosis성 이뇨제
③ 탄산탈수효소 길항제
④ 킬레이트(chelate)화합물
⑤ 티아자이드(thiazide)이뇨제

☑ 정답 ④

☑ 문헌 서울대학교 의과대학 약리학교실, 약리학, 고려의학, 1994, p. 826

☑ 해설

▶ 킬레이트(chelate)화합물은 높은 수용성, 대사에 대한 저항도, 금속저장소로의 도달 능력, 빠른 배설, 독성이 적은 금속복합체를 형성하는 성질, 금속이온에 대한 친화성이 커서 금속착화합물을 만든다.

037 수은증기에 심하게 노출되어 오심, 구토를 하는 환자에게 투여할 수 있는 약물로 옳은 것은?

① 리팜핀(rifampin)
② 강심배당체
③ 프로프라노롤(propranolol)
④ 디메카프롤(dimercaprol)
⑤ 설포나마이드(sulfonamide)

☑ 정답 ④

☑ 문헌 서울대학교 의과대학 약리학교실, 약리학, 고려의학, 1994, p. 830

☑ 해설

▶ 심하게 노출되어 증세가 있는 환자는 dimercaprol, 소량 노출되어 증세가 없는 환자에게는 penicillamine등의 킬레이트(chelate)요법이 관례적으로 사용되고 있다.

038 내림프관의 부종으로 어지러움, 오심, 구토를 호소하는 전정기관의 퇴행성 질환으로 옳은 것은?

① 이명
② 이경화증
③ 이하선염
④ 메니에르병
⑤ 노인성 난청

☑ 정답 ④

☑ 문헌 변영순 외, 병태생리학, 정답미디어, 2014. p.222

☑ 해설

▶ 메니에르병(내림프성수종)은 전정기관의 퇴행성 질환으로 갑작스러운 현훈, 발작, 이명, 청력소실 등의 증상을 나타낸다.

039 진통제로 메페리딘(meperidine)을 투여하고자하는데 호흡관련 부작용이 우려된다. 이때 준비해야할 약물로 옳은 것은?

① 산소(oxygen) 　　　　　② 바륨(valium)

③ 날록손(naloxone) 　　　④ 모르핀(morphine)

⑤ 니트로글리세린(nitroglycerin)

☑ 정답 ③

☑ 문헌 전국응급구조학과교수협의회, 기본 응급약리학, 도서출판 한미의학, 2014. p.356

☑ 해설

▶ 진통제 메페리딘(meperidine)은 호흡억제를 일으킬 수 있기 때문에 사용 시마다 날록손을 준비하여야한다.

040 식물성 에르고스테롤(ergosterol0에 자외선을 조사했을 때 생성되는 비타민으로 옳은 것은?

① A 　　　　　② B 　　　　　③ C

④ D 　　　　　⑤ E

☑ 정답 ④

☑ 문헌 범진필, 임상약리학, 청구문화사, 2016. p.411

☑ 해설

▶ 식물성 에르고스테롤(ergosterol0에 자외선을 조사하면 Vitamin D2가 생성되어 피부에 저장되었다가, 자외선에 노출되면 Vitamin D3가 합성된다.

041 에틸알코올(ethylalcohol)의 경우 살균력이 가장 강한 농도로 옳은 것은?

① 30%　　　　　　② 50%　　　　　　③ 70%

④ 90%　　　　　　⑤ 100%

☑ 정답 ③

☑ 문헌 범진필, 임상약리학, 청구문화사, 2016. p.137

☑ 해설

▶ 70% 수용액에서 살균력이 가장 강하며, 균체의 단백질 변성, 지질이 용해, 효소활성을 저해시킨다.

참고문헌

1. 감경윤 외, 알기쉬운 병리학, 메디컬코리아, 2007

2. 강병우 외, 응급구조사 기초의학, 군자출판사, 2014

3. 곽성규 외, 기초병리학, 정문각, 2005

4. 구본기 외, 임상약리학, 정문각, 2005

5. 기초의학 교재편찬연구회, 인체생리학, 에듀팩토리. 2017

6. 김본원 외, 알기쉬운 병리학, 현문사, 2006

7. 김세은 외, 응급약리학, 한미의학, 2003

8. 김종연 외, 알기쉬운 인체생리학, 고문사, 2018

9. 대한해부학회, 알기쉬운 사람해부학, 현문사, 2019

10. 박선섭 외, 약리학, 정문각, 2003

11. 박인국, 생리학, 라이프사이언스, 2003

12. 박희진 외, Paramedics 기초의학, 에듀팩토리, 2019

13. 박희진 외, 알기쉬운 병리학, 메디컬코리아, 2007

14. 박희진 외, 환경응급, 대학서림, 2013

15. 박희진 외, Anatomy & Physiology, 군자출판사, 2015

16. 박희진 외, Paramedics 기초의학, 에듀팩토리, 2019

17. 범진필, 임상약리학, 청구문화사, 2016

18. 변영순 외, 병태생리학, 정담미디어, 2014

19. 서울대학교 의과대학 약리학교실, 약리학, 고려의학, 1994

20. 이강이 외, 인체생리학, 현문사, 2019

21. 이성호 외, 인체해부학, 현문사, 2005

22. 이영돈 외, 해부생리학, 라이프사이언스, 2007

23. 이용덕 외, 알기쉬운 인체병리학, 학지사메디컬, 2018

24. 이인모 외, Basic Medicine 기초의학, 학지사메디컬, 2019

25. 이창현 외, 해부생리학, 메디컬코리아, 2007

26. 이한기 외, 병리학, 수문사, 2005

27. 전국응급구조학과교수협의회, 기본 응급약리학, 도서출판 한미의학, 2014

28. 전국응급구조학과교수협의회, 내과전문응급처치학, 도서출판 한미의학, 2018,

29. 전국응급구조학과교수협의회, 응급환자평가, 도서출판 한미의학, 2018

30. 전국응급구조학과교수협의회, Paramedic을 위한 병리학, 메디컬코리아, 2009

31. 전국응급구조학과교수협의회, (사)한국응급구조학회, 응급구조사를 위한 병리학, 메디컬 사이언스, 2018

32. 정영태 외, 인체생리학, 청구문화사, 2002

33. 정영태 외, 인체해부생리학, 청구문화사, 2004

34. 최명애 외, 인체의 구조와 기능, 현문사, 2017

35. 최인장 외, 인체해부학, 메디컬코리아, 2006

36. 퍼시픽 학술국, Pacific's Human Anatomy, PACIFIC BOOKS. 2012

37. 한국해부생리교수협의회, 해부생리학(제2판), 현문사, 2016

38. 한국해부생리학교수협의회 편, 사람해부학, 현문사, 2012

39. 한국해부생리학교수협의회, 인체해부학, 현문사, 2007

40. 한국해부생리학교수협의회, 인체해부학(제4판), 현문사, 2017

41. 한국해부학교수협의회 편, 생리학, 정담미디어, 2005

42. 해부학편찬위원회, 사람해부학, 범문에듀케이션, 2019

혼자 공부하는
기초의학 문제집

초판 인쇄 2021년 4월 10일
초판 발행 2021년 4월 15일

펴낸이   진수진
펴낸곳   널스랩

주소   경기도 고양시 일산서구 대산로 53
출판등록 2013년 5월 30일 제2013-000078호
전화   031-911-3416
팩스   031-911-3417
전자우편 meko7@paran.com